重订古今名医临证金鉴

小儿咳喘卷

单书健 ◎ 编著

中国医药科技出版社

内 容 提 要

古今名医之临床实践经验，乃中医学术精华之最重要部分。本书选取了古今名医对小儿咳喘的临床经验、医案、医论之精华，旨在为临床中医诊治小儿咳喘提供借鉴。全书内容丰富，资料翔实，具有极高的临床应用价值和文献参考价值，以帮助读者开阔视野，增进学识。

图书在版编目（CIP）数据

重订古今名医临证金鉴. 小儿咳喘卷 / 单书健编著. — 北京：中国医药科技出版社，2017.8

ISBN 978-7-5067-9170-0

Ⅰ. ①重… Ⅱ. ①单… Ⅲ. ①小儿疾病—咳嗽—中医临床—经验—中国 ②小儿疾病—哮喘—中医临床—经验—中国 Ⅳ. ① R249.1

中国版本图书馆 CIP 数据核字（2017）第 055620 号

美术编辑 陈君杞

版式设计 也 在

出版 中国医药科技出版社

地址 北京市海淀区文慧园北路甲 22 号

邮编 100082

电话 发行：010 - 62227427 邮购：010 - 62236938

网址 www.cmstp.com

规格 710×1000mm $\frac{1}{16}$

印张 20 $\frac{3}{4}$

字数 236 千字

版次 2017 年 8 月第 1 版

印次 2021 年 2 月第 2 次印刷

印刷 三河市国英印务有限公司

经销 全国各地新华书店

书号 ISBN 978-7-5067-9170-0

定价 42.00 元

困惑与抉择

——代前言

单书健

　　从 1979 年当编辑起，我就开始并一直在思考中医学术该如何发展？总是处于被证明、被廓清、被拷问的中医学，在现代科学如此昌明的境遇下，还能不能独立发展？该以什么形态发展？

一、科学主义——中医西化百年之困

（一）浑沌之死

　　百年中医的历史，就是一部中医西化的历史……

　　百年来西医快速崛起，中医快速萎缩，临床范围窄化，临床阵地缩小，信仰人群迁移，有真才实学、经验丰富的中医寥若晨星……

　　科研指导思想的偏差。全部采用西医的思路、方法、评价标准。科研成果大部分脱离了中医药学的最基本特点，以药为主，医药背离，皮之不存，毛将焉附？

　　中医教育亦不尽人意。学生无法建立起中医的思维方式，不能掌握中医学的精髓，不能用中医的思维方式去认识疾病，这是中医教育亟待解决的问题。中医学术后继乏人，绝非危言耸听，而是严酷的现实。

　　傅景华先生认为，科学主义首先将科学等同于绝对真理，把近代以来形成的科学体系奉为不可动摇的真理，那么一切理论与实践都要符合"科学"，并必须接受"科学"的验证。一个明显错误的观念，却变成不可抗衡的共识。事实上，这种认识一旦确立，中医已是死路一条。再用笼罩在现代科学光环之下的西医来检验中医则是顺理成章。"用现代科学方法研究中医，实现中医现代化"的方针应运而生，并通过行政手段，使之成为中医事业发展的惟一途径。中医走上了科学化、现代化、实证化、实验化、分析化、还原化、客观化、标准化、规范化、定量化的艰巨而漫长的征程，中医被验证、被曲解、被改造、被消化的命运已经注定。在"现代化"的迷途上，历尽艰辛而长途跋涉，费尽心机地寻找中医概念范畴和理论的"物质基础"与"科学内涵"，最高奢望不过是为了求人承认自己也有符合西医的"科学"成分。努力去其与西医学不相容的"糟粕"，取其西医学能够接受的"精华"，直至完全化入西医，以彻底消亡而告终。

中国科学院自然科学史研究所研究员宋正海先生认为科学是人类社会结构中的一个基本要素。从古至今，任何民族和国家，均存在科学这个要素，所不同的只是体系有类型不同、水平有高低之分。并非如科学主义者所认为的，只有西方体系的近代科学才算是"科学"。[1]

近代科学为西方科学体系所独霸，它的科学观、方法论所形成的科学主义，无限度发展，逐渐在全球形成强势文化，取得了话语权，致使各国民族的科学和文化越来越被扼杀乃至被完全取代。近百年来以科学主义评价中医科学性、以西医规范中医，正促使中医走上一条消亡之路。要真正振兴中医，首先要彻底批判科学主义，让中医先从束缚中走出来。

《庄子·应帝王》中浑沌之死十分深刻，发人深省……

南海之帝为倏，北海之帝为忽，中央之帝为浑沌。倏与忽时相与遇于浑沌之地，浑沌待之甚善。倏与忽谋报浑沌之德，曰："人皆有七

---

[1] 宋正海. 要振兴中医首先要彻底批判科学主义. 中国中医药报社. 哲眼看中医. 北京科学技术出版社, 2005, 71-78.

窍以视听食息，此独无有，尝试凿之。"日凿一窍，七日浑沌死。

《经典释文》："倏忽取神速之名，浑沌以合和为貌。"成玄英疏："夫运四肢以滞境，凿七窍以染尘，乖浑沌之至淳，顺有无之取舍，是以不终天年，中途夭折。""浑沌"象征本真的生命世界，他的一切原本如此，自然而然，无假安排，无须人为地给定它以任何秩序条理。道的根源性在于浑沌。在浩渺的时空中按人的模式去凿破天然，以分析去破毁混融，在自然主义的宇宙观看来，乃是对道的整体性和生命的整体性的斫丧。把自己的价值观强加给中医学，加给多样性的生命世界，中医西化无疑是重演"浑沌"的悲剧！

（二）中医是不为狭义科学见容的复杂性科学

2015 年 10 月 5 日，中国科学家屠呦呦凭发现青蒿素的治疟作用而获得 2015 年诺贝尔生理学与医学奖，这是中国科学家获得的第一个科学类诺贝尔奖。2011 年，屠呦呦获得拉斯克奖（Lasker Award）时曾表示，青蒿素的发现，是团队共同努力的成果，这也是中医走向世界的荣誉。

围绕屠呦呦的获奖，关于中医科学性的争论再次喧嚣一时。然而不管如何争议，中医跨越几千年历史为中华民族乃至全世界的生存做出了不可磨灭的贡献。

朱清时院士认为中医药是科学，是复杂性科学。只是当前流行的狭义的"科学"还不接受。

发源于西方的现代主流科学总是把复杂事物分解为基本组成单元来研究（即以还原论为基础）；以中医为代表的中国传统科学总是把复杂事物看作整体来研究，他们认为，若把事件简化成最基本的单元，就要把许多重要信息都去除掉，如单元之间的连接和组合方式等等，这样做就把复杂事物变样了。

朱清时院士指出，解剖学发现不了经络和气，气实际上是大量细胞和器官相互配合和集体组装形成的一种态势。这种态势正如战争中兵家的部署，士兵组织好了，战斗力就会大增，这种增量就是气。或者像放在山顶上蓄势待下的石头。总之，是一个复杂系统各个部分之间的关系、组装方式决定了它能产生巨大的作用。

英国《自然》杂志主编坎贝尔博士就世界科技发展趋势发表看法说：目前对生命科学的研究仍然局限在局部细节上，尚没有从整个生命系统角度去研究，未来对生命科学的研究应当上升到一个整体的、系统的高度，因为生命是一个整体。

著有《东方科学文化的复兴》的姜岩博士曾著文指出：混沌理论推动了复杂科学的诞生。而复杂科学的问世彻底动摇了还原论——能用还原论近似描述的仅仅是我们世界的很小的一部分。哥德尔不完备性定理断言，不仅仅是数学的全部，甚至任何一个系统，都不可能用类似哥德尔使用的能算术化的数学和逻辑公理系统加以概括。哥德尔的结果是对内涵公理化一个致命的打击。

著名生物学家、生命科学哲学家迈尔强调科学的多元性。他认为，由于近代物理学的进步，"仿佛世界上并没有活生生的有机世界。因此，必须建立一种新的哲学，这种哲学主要的任务是摆脱物理主义的影响"。他指出生物学中还原是徒劳的、没有意义的……生物学领域重要的不是本质而是个体。

诺贝尔奖获得者、杰出现代科学家普利高津说过："物理学正处于结束现实世界简单性信念的阶段，人们应当在各个单元的相互作用中了解整体，要了解在相当长的时间内，在宏观的尺度上组成整体的小单元怎样表现出一致的运动。"而这些观念与中医的学术思想更为接近。美国物理学家卡普拉把现代物理学与中国传统思想作了对比，认为两者在许多地方极其一致。哈肯提出"协同学和中国古代思想在整体性观念上有深刻的联系"，他创立协同学是受到中医等东方思维的启发。以中国古代整体论思想为基础的中医将大大促进医学和科学的发展。

（三）哲学家的洞见

曾深入研究过中医的哲学家刘长林先生指出，当前困扰中医学的不是中医药学术本身，而是哲学。一些流行的认识论观念必须突破、更新，这样才能树立正确的科学观，破除对西方和现代科学的迷信，正确理解中医学的科学价值，划清中医与西医的界限，此乃发展中医学的关键。

刘先生认为：科学多元的客观依据是宇宙的无限性，宇宙和任一具体事物都具有无限多的方面和层面……任何认识方法都是对世界的一种选择，都是主客体的一种特殊的耦合关系。你的方法选择认识这一方面，就不能同时认识那一方面；你建立的耦合关系进入这一层面，就不能同时进入那一层面，因为世界是由各种对立互补的方面、层面所组成的。这就形成了不同的认识方法，而认识方法的不同，导致了认识的结果也就不同，所获规律的形态也不一样，从而形成不同的科学模型，但却都是对这一事物的正确认识。于是形成形态各异的科学体系，这就是科学的多元性。[1]

恩格斯说：一切存在的基本形式是空间和时间。孟庆云先生认为，《内经》的思想主旨是从时间结构的不同内容阐发有机论人体观，提出了关于阴阳始终、藏象经络、四时气化、诊法治则等学说中时间要素的生命特征，具有独特的科学价值。

刘先生指出：西方科学体系以空间为主。空间性实，其特性在于广延和并列。空间可以分割，可以占有。空间关系的特点是相互排斥，突显差别。对空间的深入认识以分解为条件。在空间中，人与物

---

[1] 刘长林. 关于中国象科学的思考——兼谈中医学的认识论实质. 杭州师范大学学报（社会科学版），2009，31（2）：4-11.

是不平等的，人居主位，对物持征服和主宰的态度。因此，主体与客体采取对立的形式……以空间为本位，就会着重研究事物的有形实体和物质构成，这与主客对立的认识方式是统一的。认识空间性质主要靠分析、抽象和有控制条件的实验。抽象的前提是在思维中将对象定格、与周围环境分割开，然后找出具有本质意义的共性。在控制的条件下做实验研究，是在有限的空间范围内（如实验室），在实际中将对象与周围环境分割开，然后寻找被分离出来的不同要素之间的规律性联系。

刘先生还认为：东方科学体系以时间为主。时间性虚，其特性在于持续和变异。时间不能分割，不能占有，只能共享。在时间里，人与人、人与万物是平等、共进的关系。主体与客体采取相融的方式……从时间的角度认识事物，着眼在自然的原本的整体，表现为现象和自然的流行。向宇宙彻底开放的状态，在"因""顺"对象的自然存在和流行中，寻找其本质和规律。用老子的话说，就是"道法自然"，这是总的原则。

"现象联系的本质是'气'，气是万物自然生化的根源。现象层面的规律体现为气的运动，通过气来实现。中医学研究的是现象层面的规律，在认识过程中，严格保持人和万物的自然整体状态，坚持整体决定和产生部分，部分受整体统摄，因而要从整体看部分，而不是从部分看整体。西医学研究的是现象背后的实体层面，把对象看作是合成的整体，因而认为部分决定整体，整体可以用部分来说明，故主要采取还原论的方法。"

"现象表达的是事物的波动性，是各种功能、信息的联系。现象论强调的是事物的运动变易，即时间方面。庄子说：'与物委蛇，而同其波。'（《庄子·庚桑楚》）'同其波'，就是因顺现象的自然流变，去发现并遵循其时间规律。所以中医学研究的是整体。而西医学以实体为支撑事物存在的本质，将生命活动归结为静态的物质形体元素，故西医学研究的是'粒子'的整体。"

"中医学认为：'器者，生化之宇。'（《素问·六微旨大论篇》）而生化之道，以气为本。'气始而生化，气散而有形，气布而蕃育，气终而象变，其致一也。'（《素问·五常政大论篇》）可见，中医学以无形的人体为主要对象，着意关注的是气化，把人看作是气的整体。而西医学则以有形的人体为对象，研究器官、细胞和分子对生命的意义，把人看作是实体的整体。"

刘先生进而指出：时间与空间是共存关系，不是因果关系。人无论依靠何种手段都不可能将时空两个方面同时准确测定，也不可能从其中的一个方面过渡到另一方面。量子力学的不确定性原理告诉我们，微观粒子的波动特性的关系也是这样。它们既相互补充，又相互排斥。

部分决定整体和整体决定部分，这两个反向的关系和过程同时存在。但是，观测前者时就看不清后者，观测后者时又看不清前者，所以我们只能肯定二者必定相互衔接，畅然联通，但却永远不能弄清其如何衔接，如何联通。这是认识的盲区，是认识不可逾越的局限。要承认这类盲区的存在，因为世界上有些不可分割的事物只是共存关系，而没有因果联系。

刘先生从哲学的高度对中西医把握客观事物认识论原理，燃犀烛微，深刻剖析，充满了哲学家的洞见，觉闻清钟，发人深省。

李约瑟曾经指出：中西医结合在技术层面是可以探讨的，理论层面是不可能的。刘长林先生也认为：人的自然整体（中医）与合成的整体（西医），这两个层面之间尽管没有因果联系，但却有某种程度的概率性的对应关系。寻求这种对应关系，有利于临床。我们永远做不到将两者真正沟通，就是说，无论用中医研究西医，还是用西医研究中医，永远不可能从一方走到另一方。

早在 20 世纪 80 年代，傅景华先生就形成了中医过程论思想。傅先生认为：中医不仅包括对有形世界的认识，而且具有对自然和生命本源以及发生演化过程的认识。中医的认识领域主要在生命过程与枢机，而不仅是人体结构与功能，中医是"天地人和通、神气形和通"的大道。傅先生认为中医五脏属于五行序列，分别代表五类最基本的生命活动方式。《素问·灵兰秘典论篇》喻以君主、相傅、将军、仓廪、作强之官，形象地反映出五类生命运动方式的特征。在生命信息的运行机制中，心、肺、肝、脾、肾恰似驱动、传递、反馈、演化、发生机制一样，立足于生命的动态过程，而非实体器官。针对实体层面探求中医脏腑经络实质已走入死胡同，傅景华先生以"中医过程论"诠释中医实质，空谷足音，振聋发聩，惜了无唱和。笔者曾多次和傅景华讨论，好像那时他并不知道怀特海的过程哲学，只是基于对《周易》等典籍中过程思想的理解，能提出如此深刻的见解，笔者十分敬佩他深邃的洞见。十几年后，怀特海的过程哲学已在中国传播，渐至大行其道了。

怀特海明确地说过，他的过程哲学与东方思想更加接近！而不是更接近于西方哲学。杨富斌教授指出，怀特海过程哲学的"生成"和"过程"思想，与中国哲学关于生成和变易的思想相接近。

怀特海的有机体概念，通常是指无限"绵延"（持续）的宇宙运动过程的某一点上包含了与其他点上的事物的相互关系，因而获得自身的具体现实规定性的事物。意在取代以牛顿物理学绝对时空观为基础的机械唯物论宇宙观中的"物质"或"实在"观，即宇宙观问题。在他看来，传统的机械论宇宙观中所说的"物质"或"实在"实际上都是处于过程之中的存在物或实有（entity），都是与其他存在物相互作用、相互影响、相互依赖的，并在此过程中获得自身的规定性，不是单纯的、永恒的、具有绝对意义的东西，而是具有过程性、可变性和相对性的复杂有机体；认识过程中的主体和客体也是同一运动（认识）过程中彼此相关、相互渗透和相互依赖的两个有机体，因而并没有完全自主、自足的"主体"，也没有绝对不受主体影响的、具有绝对意义的客体，因此对于主体与客体的关系，也应当从二者的相互作用、相互影响和相互渗透及其与周围的关系等方面来考察。而中国古代哲学追求超现象的本质、超感觉的概念、超个体性的普遍性（同一性）为哲学的最高任务。在中国哲学家看来，天地人相通，自然与社会相通，阴阳相通相合。《黄帝内经》通过揭示自然变化对人体生理的影响，自然变化与疾病、自然环境与治疗的关系，认为"人与天地相参也，与日月相应也。"（《灵枢·岁露论》）怀特海的有机体思想与中国哲学的天人合一确有相通之处。

（四）医学不是纯粹的科学

除了极少数的哲学家、科学家认为中医是科学，而中医不是科学几乎成为世人之共识。但医学哲学家同样拷问：西医学是科学吗？

西医学之父威廉姆·奥斯勒说，"医疗行为是植根于科学的一种艺术"，进而他解释道，"如果人和人都一样，那医学或许能成为一门科学，而不是艺术。"

1981 年 6 月密苏里大学哲学系的罗纳尔德·穆森在《医学与哲学》（The Journal of Medicine and Philosophy）发表了 25 页的长文"为什么医学不可能是一门科学"，医学圈里为之哗然，因为文章发表在暑月，因此常常被称为"暑月暴动"。依照穆森的观点，"医学是科学"缺乏有说服力的论证；从历史和哲学上可以论证医学"不是""不应该是"也"不可能是"（单一的、纯粹的）科学。在愿景、职业价值、终极关怀、职业目的与职业精神上，医学与科学之间是有冲突的；医学一旦成为科学，就会必然遮蔽偏离医学的职业愿景、价值、终极关怀、目的与精神。科学的基本目的是获得新知，以便理解这个世界和这个世界中的事物，医学的目的是通过预防或治疗疾病来增进人们的健康；科学的标准是获得真理，医学的标准是获得健康和疗效；科学的价值旨向为有知、有理（客观、实验、实证、还原）、有用、有利（效益最大化）；医学的价值旨向为有用、有理、有德、有情、有根、有灵，寻求科学性、人文性、社会性的统一。针对人的医学诉求和服务，科学存在严重的"缺损配置"。

穆森的结论是：尽管医学（知识）大部分是科学的，但它并不是、也不可能成为一门科学。

范瑞平先生指出，不能完全按照当代科学性与科学化的指标、方法与价值来衡量医学，裁判中西医之争，在当代科学万能和科学至上的意识形态中，技术乌托邦的期盼遮蔽了医学的独立价值，穆森的文章力矫时弊。

医学的原本是人学，这是众所周知的事实，其性质必须遵循人的属性而定。穆森和拥护者所做的，其实是站在我们所处的时代——医学有离科技更近、离人性更远，离具体更近、离整体更远的趋势——发出的"重拾医学人性"的呼吁。

我们还用为中医是不是科学而捶胸顿足地大声疾呼吗？

二、理论–实践脱节与"文字之医"

理论–实践脱节，即书本上的知识（包括教科书知识），并不能完全指导临床实践，这是中医学术发展未能解决的首要问题。形成理论–实践脱节的因素比较复杂，笔者认为欲分析解决这一问题，必须研究中医学术发展的历史，尤其是正确剖析文人治医对中医学术的影响。

迨医巫分野后，随着文人治医的不断增多，中医人员的素质不断提高，因为大量儒医的出现，极大地提高了医生的基础文化水平。文人治医，繁荣了中医学，增进了学术争鸣，促进了学术发展。通医文人增加，对医学发展的直接作用是形成了以整理编次医学文献为主的学派。由于儒家济世利天下的人生观，促使各阶层高度重视医籍的校勘整理、编撰刊行，使之广为流传。

文人治医对中医学术的消极影响约有以下诸端：

（一）尊经崇古阻碍了中医学的创新发展

两汉后，在儒生墨客中逐渐形成以研究经学、弘扬经书和从经探讨古代圣贤思想规范的风气，后人称之为"经学风气"。

儒家"信而好古""述而不作"一直成为医学写作的指导思想，这种牢固的趋同心理，削磨、遏制了医家的进取和创新。尊经泥古带给医坛的是万马齐喑，见解深邃的医家亦不敢自标新见，极大地禁锢了人们的思想，导致了医学新思想的难以产生及产生后易受抑压，也导致了人们沿用陈旧的形式来容纳与之并不相称的新内容，从而限制了新内容的进一步发展，极大地延缓了中医学的发展。

（二）侈谈玄理，无谓争辩

一些医学家受理学方法影响，以思辨为主要方法，过分强调理性作用，心外无物，盲目夸大了尽心明性在医学研究中的地位，对医学事实进行随意的演绎推理，以至于在各家学说中掺杂了大量的主观臆测、似是而非的内容（宋代以前文献尚重实效，宋代以后则多矜夸偏颇、侈谈玄理、思辨攻讦之作）。

无谓争辩中的医家，所运用的思辨玄学的方法，使某些医学概念外延无限拓宽，无限循环，反而使内涵减少和贫乏，事实上思辨只是把人引入凝固的空洞理论之中。这种理论似乎能解释一切，实际上却一切都解释不清。它以自然哲学的普遍性和涵容性左右逢源，一切临床经验都可以成为它的诠注和衍化，阻碍和束缚了人们对问题继续深入的研究。理论僵化，学术惰于创新，通过思辨玄学方法构建的某些理论，不但没有激起后来医家的创新心理，反而把人们拉离临床实践的土壤。命门之争，玄而又玄，六味、八味何以包治百病？

（三）无病呻吟，附庸风雅的因袭之作

"立言"的观念在文人中根深蒂固，一些稍涉医籍的文人，也常附庸风雅，编撰方书，有的仅是零星经验，有的只是道听途说，因袭之作，俯拾皆是。

（四）重文献，轻实践

受经学的影响，中医学的研究方法大抵停留在医书的重新修订、编次、整理、汇纂，呈现出"滚雪球"的势态。文献虽多，而少科学含量。从传统意义上看，尚有可取之处，但在时间上付出的代价是沉重的，因为这样的思想延缓了中医学的发展。

伤寒系统，有人统计注释《伤寒》不下千余家，主要是编次、注释，但大都停留在理论上的发挥和争鸣，甚或在如何恢复仲景全书原貌等问题上大做文章，进而争论诋毁不休，站在临床角度上深入研究者太少了。马继兴先生对《伤寒论》版本的研究，证明"重订错简"几百年形成的流派竟属子虚乌有。

整个中医研究体系中重经典文献，轻临床实践是十分明显的。

一些医家先儒而后医，或弃仕途而业医，他们系统研究中医时多已年逾不惑，还要从事著述，真正从事临床的时间并不多，其著作之实践价值仍需推敲。

苏东坡曾荐圣散子方。某年大疫，苏轼用圣散子方而获效，逾时永嘉又逢大疫，又告知民众用圣散子方，而贻误病情者甚伙。陈无择《三因方》云：此药实治寒疫，因东坡作序，天下通行。辛未年，永嘉瘟疫，被害者不可胜数。盖当东坡时寒疫流行，其药偶中而便谓与三建散同类。一切不问，似太不近人情。夫寒疫亦自能发狂，盖阴能发燥，阳能发厥，物极则反，理之常然，不可不知。今录以备寒疫治疗用者，宜审究寒温二疫，无使偏奏也。

《冷庐医话》记载了苏东坡孟浪服药自误：士大夫不知医，遇疾每为庸工所误。又有喜谈医事，孟浪服药以自误。如苏文忠公事可惋叹焉……

文人治医，其写作素养，在其学问成就上起到举足轻重的作用。而不是其在临床上有多少真知灼见。在中医学发展史上占有重要地位的医学著作并非都是经验丰富的临床大家所为。

《温病条辨》全面总结了叶天士的卫气营血理论，成为温病学术发展的里程碑，至今仍有人奉为必读之经典著作。其实吴鞠通著《温病条辨》时，从事临床只有六年，还不能说是经验宏富的临床家。《温病条辨》确系演绎《临证指南》之作，对其纰谬，前哲今贤之驳辨批评，多为灼见。研究吴鞠通学术思想，必须研究其晚年之作《医医病书》及其晚年医案。因《温病条辨》成书于 1798 年，吴氏 40 岁，而《医医病书》成于道光辛卯（1831）年，吴氏时已 73 岁。仔细研究即可发现风格为之大变，如倡三元气候不同医要随时变化，斥用药轻描淡写，倡治温重用石膏，从主张扶正祛邪，到主张祛除邪气，从重养阴到重扶阳……

《证治准绳》全书总结了明代以前中医临床成就，临床医生多奉为圭臬，至今仍有十分重要的学术价值。但是王肯堂并不是职业医生、临床家。肯堂少因母病而读岐黄家言，曾起其妹于垂死，并为邻里治病。后为其父严戒，乃不复究。万历十七年进士，选翰林院庶吉士，三年后受翰林院检讨，后引疾归。家居十四年，僻居读书。丙午补南行人司副，迁南膳部郎，壬子转福建参政……独好著书，于经传多所发明，凡阴阳五行、历象……术数，无不造其精微。著《尚书要旨》《论语义府》《律例笺释》《郁冈斋笔尘》，雅工书法，又为藏书大家。曾辑《郁冈斋帖》数十卷，手自钩拓，为一时刻石冠。

林珮琴之《类证治裁》于叶天士内科心法多有总结，实为内科之集大成者，为不可不读之书，但林氏在自序中讲得清清楚楚：本不业医。

目尽数千年，学识渊博，两次应诏入京的徐灵胎，亦非以医为业，如《洄溪医案》多次提及：非行道之人。

王三尊曾提出"文字之医"的概念（《医权初编》上卷论石室秘录第二十八）：

夫《石室秘录》一书，乃从《医贯》中化出。观其专于补肾、补脾、疏肝，即《医贯》之好用地黄汤、补中益气汤、枳术丸、逍遥散之意也。彼则补脾肾而不杂，此又好脾肾兼补者也……此乃读书多而临证少，所谓文字之医是也。惟恐世人不信，枉以神道设教。吾惧其十中必杀人之二三也。何则？病之虚者，虽十中七八，而实者岂无二三，彼只有补无泻，虚者自可取效，实者即可立毙……医贵切中病情，最忌迂远牵扯。凡病毕竟直取者多，隔治者少，彼皆用隔治而弃直取，是以伐卫致楚为奇策，而仗义执言为无谋也……何舍近而求远，尚奇而弃正哉。予业医之初，亦执补正则邪去之理，与隔治玄妙之法，每多不应。后改为直治病本，但使无虚虚实实之误，标本缓急之差，则效如桴鼓矣……是书论理甚微，辨症辨脉则甚疏，是又不及《医贯》矣……终为纸上谈兵。

"文字之医"实际的临床实践比较少，偶而幸中，不足为凭。某些疾病属于自限性疾病，即使不治疗也会向愈康复。偶然取效，即以偏概全，实不足为法。

"文字之医"为数不少，他们的著作影响并左右着中医学术。

笔者认为理论与实践脱节，正是文人治医对中医学术负性影响的集中体现。

必须指出，古代医学文献临床实用价值的研究是十分艰巨的工作。笔者虽引用王三尊之论，却认为《石室秘录》《辨证录》诸书，独到之处颇多，同样对非以医为业的医家，如王肯堂、徐灵胎、林珮琴等之著作，亦推崇备至，以为不可不读。

三、辨病下的辨证论治

笔者师从洪哲明先生临诊时，先生已近八旬。尝见其恒用某方治某一病，而非分型辨治。小儿腹泻概以"治中散"（理中丸方以苍术易白术）治之，其效甚捷；产后缺乳概用双解散送服马钱子；疝气每用《金匮》蜘蛛散。辨病还是辨证？

中医是先辨病再辨证，即辨证居于第二层次。《伤寒论》"辨太阳病脉证并治""辨阳明病脉症论治"……已甚明了。后世注家妄以己意，曲加发挥，才演绎出林林总总的"六经辨证"，已背离仲师原旨。

1985年，有一次拜谒张琪先生，以中医是辨病下的辨证论治为题就教，张老十分高兴地给我讲了一个多小时：同为中焦湿热，淋病、黄疸、湿温有何不同，先生毫分缕析，剀切详明。张老十分肯定中医是辨病下的辨证论治。

徐灵胎《兰台轨范》序：欲治病者，必先识病之名，能识病名，而后求其病之由生，知其所由生，又当辨其生之因各不同，而病状所由异，然后考其治之之法。一病必有主方，一方必有主药。或病名同而病因异，或病因同而病症异，则又各有主方，各有主药，千变万化之中，实有一定不移之法。

中医临床流派以经典杂病派为主流，张石顽、徐灵胎、尤在泾为其代表人物，《张氏医通》为其代表作。张石顽倡"一病有一病之祖方"，显系以辨病为纲领。细读《金匮要略》，自可发现仲景是努力建立辨病体系的，一如《伤寒论》。

外感热病中温病学派，临证每抓住疫疬之气外犯，热毒鸱盛这一基本病因病机，以祛邪为不易大法，一治到底，同样是以辨病为主导的。

《伤寒论》是由"三阴三阳"辨"病"与"八纲"辨"证"的两级构成诊断的。如"太阳病，桂枝证"（34条）、"太阳病……表证仍在"（128条）。首先是通过辨病，从整体上获得对该病的病性、病势、病位、发展变化规律以及转归预后等方面的全面了解，从而把握贯穿该病过程的始终，并明确其发生、发展的基本矛盾，然后才有可能对各个发展阶段和不同条件（如治疗、宿疾等）影响下所表现出来的症候现象做出正确的分析和估价，得出符合该阶段病理变化性质（即该阶段的主要矛盾）的"证"诊断，从而防止和克服单纯辨证的盲目性。只有首先明确"少阴病"的诊断，了解贯穿于少阴病整个发展过程中的主要矛盾是"心肾功能低下，水火阴阳俱不足"，才有可能在其"得之两三日"仅仅出现口燥咽干的情况下判断为"邪热亢盛，真阴被灼"，果断地用大承气汤急下存阴。正确的辨证分析，必须以明确的"病"诊断为前提，没有这个前提就难以对证候的表现意义做出应有的估价，势必影响辨证的准确性。

辨"病"诊断的意义在于揭示不同疾病的本质，掌握各病总体矛盾的特殊性；辨"证"诊断的意义在于认识每一疾病在不同阶段、不同条件下矛盾的个性和各病在一定时期内的共性矛盾，做到因时、因地、因人制宜。首先，辨病是准确诊断的基础和前提；结合辨证，则是对疾病认识的深入和补充。二者相辅相成，缺一不可。

"六经辨证"的说法之所以是错误的，就在于把仲景当时已经区分出的六个不同外感病种，看成了一种病的六个阶段，即所谓的太阳病是表证阶段，阳明病是里证阶段，少阳病是半表半里阶段等。这种认识混淆和抹杀了"病"与"证"概念区别，既与原文事实相违背，又与临床实际不相符合。按照这种说法去解释原文，就难免捉襟见肘，矛盾百出。"六经辨证"说认为太阳病即是表证，全不顾太阳病还有蓄血、蓄水的里证；认为阳明病是里证，却无视阳明病还有麻黄汤证和桂枝汤证。既为阳明病下了"里证"定义，却又有"阳明病兼表证"之说。试问阳明病既为里证，何以又能兼表证，则阳明病为里证之说又何以成立？

张正昭先生指出："六经辨证"说无端地给三阴三阳的名称加上一个"经"字，无形中把"三阴三阳"这六个抽象概念所包括的诸多含义变成了单一的经络含义，使人误认为"三阴三阳"病就是六条经络之病，违背了《伤寒论》以"三阴三阳"病名的原义。可见，把"三阴三阳"病说成"六经病"固属不妥，而称其为"六经证"就更是错误的了。

李心机先生鉴于《伤寒论》研究史上"注不破经，疏不破注"的顽固"误读传统"，就鲜明地指出"让伤寒论自己诠释自己"。

四、亚健康不是"未病"是"已病"

近年来，较多的中医学者把亚健康与中医治未病、欲病等同起来，亚健康不是中医的未病，机械的对应、简单的比附，不仅仅犯了逻辑上的错误，于全面继承中医学术精华并发扬光大十分不利。

（一）中医"未病"不能等同于亚健康

《素问·四气调神大论篇》："圣人不治已病，治未病，不治已乱，治未乱，此之谓也。夫病已成而后药之，乱已成而后治之，譬犹渴而穿井，斗而铸锥，不亦晚乎。"体现了治未病是中医对摄生保健的指导思想，强壮身体，防于未病之先。

"未病"是个体尚未患病，应注意未病先防。中医的"未病"和"已病"，是相对概念，健康属于未病，疾病属于已病。

《难经·七十七难》："上工治未病，中工治已病者，何谓也？然所谓治未病者，见肝之病，则知肝当传之与脾，故先实其脾气，无令得受肝之邪，故曰治未病焉。"此时，未病是以已病之脏腑为前提，以已病脏腑之转变趋向为依据，务先安未受邪之地。

《灵枢·官能》中有"正邪之中人也微，先见于色，不知于其身。"指出病邪初袭机体，首先见体表某部位颜色的变化，而身体并未感到任何不适，然机体的气血阴阳已出现失衡，仅表现一些细微病前征象的状态便为未病状态。由健康到出现机体症状，发生疾病，并非是卒然出现的，而是逐渐形成，由量变到质变的过程。

《灵枢·顺逆》也指出，"上工刺其未生者也；其次，刺其未盛者也……上工治未病，不治已病，此之谓也"。

《素问·八正神明论篇》："上工救其萌芽，必先见三部九候之气，尽调不败而救之，故曰上工。下工救其已成，救其已败。"显示早期诊断，把握时机，早期治疗，既病防变之意。

唐孙思邈的《千金方》中有"古之医者，上医治未病之病，中医治欲病之病，下医治已病之病"的论述，明确地将疾病分为"未病""欲病""已病"三个层次。未病指机体已有或无病理信息，未有任何临床表现的状态或不能明确诊断的一种状态，是病象未充分显露的隐潜阶段。

中医的治未病是一种原则和指导思想，既包涵未病先防的养生防病、预防保健思想，也包涵既病防变、早期治疗、控制病情的临床治疗原则。

亚健康无论如何都是有明显身体不适而又不能符合（西医的）某种疾病诊断标准的状态，把未病和亚健康等同起来，是毫无道理的。

（二）亚健康是中医的已病

作为"中间状态"的亚健康，应包括三条：首先，没有生物学意义上的疾病（尚未发现躯体构造方面的异常）及明确的精神心理障碍（属"疾病"）；其次，它涉及躯体上的不适（如虚弱、疲劳等非特异性的，尚无可明确躯体异常、却偏离健康的症状或体验，但还够不上西医的"疾病"）；再次，还可涉及精神心理上的不适（够不上精神医学诊断上的"障碍"），以及社会生存上的适应不良。以亚健康状态常见的头痛、头晕、失眠等为例，均已构成中医"病"的诊断。多数亚健康个体，其体内的病机已启动，已经出现了阴阳偏盛偏衰，或气血亏损，或气血瘀滞，或有某些病理性产物积聚等病机变化。

"亚健康状态"指机体正气不足或邪气侵犯时机体已具备疾病的一些病理条件或过程，已有一些或部分病症（证）存在，但是未具备西医学疾病的诊断标准。我们不能采取把中医的"病"的概念与西医"疾病"的概念等同起来的思考和研究方式。

笔者认为全部中医的"病"只要还不具备西医学疾病诊断的证据，均属亚健康范畴。

中医生存和发展有一最关键的因素，就是临床范围日益窄化，中医文化基础日渐式微，信仰人群的迁移，观念的转变，后继乏人。很多研究都表明，人群中健康状态占 10%，疾病状态占 15%，75% 属于亚健康状态。西医还没有明确的方法和药物治疗亚健康。中医学在亚健康状态方面的潜在优势，不仅可拓展中医学术新的生存空间，而且必将促进整个世界医学的进化与发展，从而为全人类的健康做出新的贡献。

闫希军先生所著《大健康观》中提出了大健康医学模式。在大健康医学模式中，中医被赋予十分重要的地位，而拥有了更加广阔的空间。中医理论与系统生物学及大数据方法契合，并将与系统生物学和生态医学等领域取得的成果相互交通，水乳交融，这是未来西方医学和中医学发展必然的走向。

五、正本清源，重建中医范式

范式是某一科学共同体在某一专业或学科中所具有的共同信念，这种信念规定了它们的共同的基本观点、基本理论和基本方法，为它们提供了共同的理论模式和解决问题的框架，从而成为该学科的一种共同的传统，并为该学科的发展规定了共同的方向。

库恩认为"范式"是成熟科学的标志，由于"范式"的存在，科学家们一方面可以在特定领域里进行更有效率的研究，从而使他们的研究更加深入；而另一方面，"范式"也意味着该领域里"更严格的规定"，"如果有谁不肯或不能同它协调起来，就会陷于孤立，或者依附到别的集团那里去"。因此，同一范式内部，研究者拥有相同的世界观、研究方法、理论、仪器和交流方法，但在不同"范式"之间却是不可通约的。不同"范式"下的研究者对同一领域的看法就像是两个世界那样完全不同。这也是造成"一条定律对一组科学家甚至不能说明，而对另一组科学家有时好像直观那样显而易见"的原因。

李致重等学者从具体研究对象、研究方法及基础理论等方面论述了中西医范式的不可通约性。而且，中、西医关系的特殊之处还在于，它们不只是同一领域的两个不同"学派"，更是基于两种完全不同的文化而发展起来的，这也使得二者之间的不可通约性表现得尤其明显和强烈。正是由于这种不可通约性导致了中西医之争。屈于特定历史条件下"科学主义"的强势地位，中医最终被迫部分接受了西医"范式"。"范式丢失"是近现代中医举步维艰、发展停滞、甚至后退的根本原因。

任何一门科学的重大发展，都表现在基本概念的更新和范式的变革上……变革范式，是现时代中医理论发展的必经之路。

如何正本清源，重建范式？

正本清源是中医范式或重建的基础，这是一项十分艰巨浩大的工程。正本首先是建立传统范式。必须从经典著作入手，梳理还原，删汰芜杂，尽呈精华。

（一）解释学·语言能力与重建

东汉许慎在《说文解字·叙》中说："盖文字者，经艺之本，王政之始，前人所以垂后，后人所以识古。故曰：本立而道生。"给予中国古典解释学以崇高的地位。

解释学把生命哲学、现象学、存在主义分析哲学、语言哲学、心理学、符号学等理论融合在一起，强调语言的本体论地位，认为我们所能认识的世界只能是语言的世界，人与世界的关系的本质是语言的关系，不仅把解释当作人文科学的方法论基础，而且是哲学的普遍方法。

狭义解释学特指现代西方哲学领域中的解释学理论，它经过狄尔泰、海德格尔、伽达默尔、利科、哈贝马斯等思想巨匠在理论上的构建和推动，形成了哲学释义学；广义解释学则不限于西方哲学领域，一切关于文本的说明、注解、解读、校勘、训诂、修订、引申及阐释的工作都属于解释活动，都要依靠相应的解释方法和解释理论来完成，因而都可以称作解释学。中医书籍中只有少部分是经典原著，而其余大部分都属于关于经典原著的解释性著作。

从当代解释学观点看，任何现代理论或现代文化都发轫于传统，传统文化的生命力则在于不断的解释和再解释之中。传统文化和现代文化并不是对立的，而是统一的，确切地说，是对立统一。人类文化是一条河流，它从传统走来，向未来走去，亦如黑格尔所说，离开其源头愈远，它就膨胀得愈大。

拉法格相信：《老子》在其产生之初，在它的著者与当时的读者之间存在着一种共识，这种共识便是《老子》的初始意义，《老子》著者传达的是它，当时的读者从中读懂的也是它。那么，这种共识又是从何而来的呢？拉法格认为：处于同一时代同一环境中的人可能会在词义的联想、语言结构的使用、社会问题的关注上具有共同之处，所以他们之间能够彼此理解。拉法格采用语言学家乔姆斯基的"语言能力"一词来指代这种基于共有的语言与社会背景的理解能力。在他看来，这种"语言能力"是历史解释学的关键，是发现历史文本原始意义的途径。他建议读者利用多种传统方法增强自己理解《老子》的语言能力，如古汉语字词含义的研究、历史事件与古代社会结构的分析，其他古代思想家思想的讨论等。也就是说，旨在发现《老子》原始意义的现代读者应尽可能地将自己置于《老子》所处的时代，将当时的社会背景、语言现象等历史的事物内化为自己的"语言能力"。

历史的解释者的任务是利用历史的证据重新将《道德经》与它产生的背景联结起来，在该背景下对其进行分析研究。解释者首先必须去掉成见，不可以将我们现代的思想强加于古人，或用现代思想批判古人。

历史解释学方法是中医经典著作、传统理论研究的基本方法。其要旨在于忠实细密地根据经典话语资料和现代方法对原典重新解读。旧有的词语和概念通过词语组合方式和语境组件方式的特殊安排，突显出原典文本固有的基本意义结构。通过意义结构分析，探询其原始涵义、历史作用和现代意义。

（二）解构与重建

理解分析就是"解构"，而"解构"旨在重建，使新的理论概念或理论结构因此建立。自然科学家就是依循这一程序不断地改弦更张，发展其理论系统的……解构和重建与科恩所说的"范式变革"有所类同。何裕民先生认为：对原有理论概念或规则的重新理解和分析，对传统中医理论体系进行解构和重建，是现阶段中医理论发展的切实可行的最佳选择。

事实的确认和概念的重建是重建的途径与环节。

严肃的科学研究应以经验事实为基础，而不仅仅是古书古人的描述，古人的认识充其量只是帮助人们寻找经验事实，并在研究中给予一定的启示。

概念的重建与事实的确认可以说是互为因果的两大环节。梳理每个名词术语的历史演变和沿革情况、分析它们眼下使用情况及混乱原因，这两者有助于旧术语的解构；组织专家集体研讨以期相对清晰、合理地约定每一概念（名词术语）的特征和实质。

阴阳五行学说对传统中医理论之建构，具有决定性的作用。它们作为主导性观念和认识方法渗入中医学，有的又与具体的学术内容融合成一体，衍生出众多层次低得多的理论概念。藏象、经络、气血津液等可视作中医理论体系的第二层次，第三层次的是众多较为具体的概念或术语，其大多与病因病机、治法及"证"相关联。最低层次的是一些带有经验陈述性质的论述。形成这些概念，司外揣内、援物比类等起着主要作用，不少是从表象信息直接跳跃到理论概念的，许多概念与实体并不存在明确的对应关系，其内涵和外延有时也颇难作出清晰的界定。

一些学者主张：与学术内容融合在一起的阴阳五行术语，应通过概念的清晰化、实体化和可经验化而清理出去。亦即使哲学的阴阳五行与具体（中医）的科学理论分离……愚意以为不可，以其广泛渗透而不可剥离，阴阳五行已成为不可或缺的纲领框架，当以中医学理视之，而不仅仅视为居于指导地位的古典哲学思想。

（三）方法

正本清源，重建范式，必须有良好的方法。我们反对科学主义，但我们崇尚科学精神，我们必须学习运用科学方法，尤其是科学思维方法，科学观察方法，科学实证方法（不仅仅是实验室方法）。

"医林改错，越改越错"，《医林改错》中提出的"心无血，脉藏气"之说，显然是错误的。为什么导致错误的结论？主要是他不知道，观察是有其一定条件，一定范围的。离开原来的条件、时间、地点，观察结果会有很大差异。运用观察结论做超出原条件、原范围的外推时，必须十分审慎。他所观察的都是尸体，由于动脉弹力大，把血驱入静脉系统。这是尸体的条件，不可外推到活着的人体。对观察结果进行理解和处理时，必须注意其条件性、相对性和可变性。

在广泛占有资料的基础上，还必须要有正确的思维方法。对于马王堆汉墓出土的缣帛及竹木简医书成书年代的推定和对该批资料的运用，我国的有关专家认为："如果从《黄帝内经》成书于战国时期来推定，那么两部灸经的成书年代至少可以上溯到春秋战国之际甚至更早。"而日本山田庆儿先生认为，这种"推论的方法是错误的。不管我们最后会达到什么样的结论，我都不应该根据所谓《黄帝内经》是战国时期的著作这个还没有确证的假定，去推断帛书医书的成书年代，而必须相反地从关于后者已经确证了的事实出发，来推断前者成书的过程和年代"。山田庆儿先生基于"借助马王堆医书之光，可以逐渐看清中国医学的起源及其形成过程"。

吴坤安认为：喻嘉言、吴又可、张景岳辈，治疫可谓论切治详，发前人所未发。但景岳宜于汗，又可宜于下，嘉言又宜于芳香逐秽，三子皆名家，其治法之所以悬绝若此，以其所治之疫各有不同。景岳所论之疫，即六淫之邪，非时之气，其感同于伤寒，故每以伤寒并提，而以汗为主，欲尽汗法之妙，景岳书精切无遗。又可所论之疫，是热淫之气，从口鼻吸入，伏于募原，募原为半表半里之界，其邪非汗所能达，故有不可强汗、峻汗之戒；附胃最近，入里尤速，故有急下、屡下之法。欲究疫邪传变之情，惟又可之论最为详尽，然又可所论之疫，即四时之常疫，即俗名时气症也。若嘉言所论之疫，乃由于兵荒之后，因病致病，病气、尸气混合天地不正之气，更兼春夏温热暑湿之邪交结互蒸，人在气交中，无隙可避，由是沿门阖境，传染无休，而为两间之大疫，其秽恶之气，都从口鼻吸入，直行中道，流布三焦，非表非里，汗之不解，下之仍留，故以芳香逐秽为主，而以解毒兼之。是三子之治，各合其宜，不得执此而议彼。

学术研究中，所设置的讨论的问题必须同一，必须是一个总体，这是比较研究的基本原则。执此而议彼，古代医家多有此弊，六经辨证与卫气营血辨证、三焦辨证之争论，概源于方法之偏颇。

六、提高疗效是中医学术发展的关键

中医药学历数千年而不衰，并不断发展，主要依靠历代医学家临床经验的积累、整理提高。历代名医辈出，多得自家传师授。《周礼》有"医不三世，不服其药"，可见在很早人们即已重视了老中医经验。

以文献形式保留在中医典籍之中的中医学术精华仅仅是中医学术精华的一部分。为什么这样说？这是因为中医学术精华更为宝贵的部分是以经验的形式保留在老中医手中的。这是必须予以充分肯定、高度重视的问题。临床家，尤其是临床经验丰富、疗效卓著者，每每忙于诊务，无暇著述，其临床宝贵经验，留下来甚少。叶天士是临床大家，《外感温热篇》乃于舟中口述，弟子记录整理而成。《临证指南医案》，亦弟子侍诊笔录而成，真正是叶天士自己写的东西又有什么？

老中医经验，或禀家学，或承师传，通过几代人，或十几代或数百年的长期临床实践，反复验证，不断发展补充，这种经验比一般书本中所记述的知识要宝贵得多。老中医经验是中医学术精华的重要组成部分，舍全面继承，无法提高疗效。

书中的知识要通过自己的实践，不断摸索不断体会，有了一些感受，才能真正为自己所利用。真正达到积累一些经验，不消说对某些疾病能形成一些真知灼见，就是能准确地把握一些疾病的转归，亦属相当困难，没有十年二十年的长期摸索，是不可能的。很显然，通过看书把老中医经验学到手，等于间接地积累了经验，很快增加了几十年的临床功力，这是中青年医生提高临床能力的必由之路。全面提高中医队伍的临床水平，必将对中医学术发展产生极大的推动作用。

老中医经验中不乏个人的真知灼见，尤其是独具特色的理论见解、自成体系的治疗规律都将为中医理论体系的发展提供重要的素材。尤其是传统的临床理论并不能完全满足临床需要时，理论与临床脱节时，老中医的自成规律的独特经验理论价值更大。

在强大的西医学冲击下，中医仍然能在某些领域卓然自立，是因为其临床实效，西医学尚不能取而代之。这是中医学赖以存在的基础，中医学的发展亦系之于此。无论如何，提高临床疗效都是中医学术发展的战略起点和关键所在。

中医以其疗效，被全世界越来越多的人认可，仅在英国就有3000多家中医诊所（这已是多年前的数字）。在美国有超过30%的人群，崇尚包括中医在内的替代医学自然疗法。在医学界也认为有一些疾病，西医学是束手无策的，应从中医学中寻求解决的办法。美国医学会在1997年出版的通用医疗程序编码中特别增加两个针灸专用编码，对没有解剖结构，没有物质基础的中医针灸学予以承认；在2015年实施的"国际疾病分类"ICD-11，辟专章将中医纳入其中。我们应客观地对待百年中医西化历史，襟怀大度地包容对中医的批评，矜平躁释，心态平和，目标清晰，化压力为动力，寓继承于创新，与时俱进。展望未来，我们对中医事业发展充满了信心。

单书健

2016 年 12 月

序

十年前出版之《当代名医临证精华》丛书，由于素材搜罗之宏富，编辑剪裁之精当，一经问世，即纸贵洛阳，一版再版，被医林同仁赞为当代中医临床学最切实用、最为新颖之百科全书。一卷在手，得益匪浅，如名师之亲炙，若醍醐之灌顶，沁人心脾，开慧迪智，予人以钥，深入堂奥，提高辨治之水平，顿获解难之捷径，乃近世不可多得之巨著，振兴中医之辉煌乐章也，厥功伟矣，令人颂赞！

名老中医之实践经验，乃中医学术精华之最重要部分，系砥炼卓识，心传秘诀，可谓珍贵至极。今杏林耆宿贤达，破除"传子不传女，传内不传外"之旧规，以仁者之心，和盘托出；又经书健同志广为征集，精心编选，画龙点睛，引人入胜。熟谙某一专辑，即可成为某病专家，此绝非虚夸。愚在各地讲学，曾多次向同道推荐，读者咸谓得益极大。

由于本丛书问世迄已十载，近年来各地之新经验、新创获，如雨后春笋，需加补充；而各省市名老中医珍贵之实践经验，未能整理入编者，亦复不少，更应广搜博采，而有重订《当代名医临证精华》之议，以期进一步充实提高，为振兴中医学术，继承当代临床大家之实践经验，提高中青年中医辨治之水平，促进新一代名医更多涌现，发展中医学术，作出卓越贡献。

与书健同志神交多年，常有鱼雁往还，愚对其长期埋首发掘整理老中医学术经验，采撷精华，指点迷津，详析底蕴，精心编辑，一心为振兴中医事业而勤奋笔耕，其淡泊之心志，崇高之精神，实令人钦佩。所写《继承老中医经验是中医学术发展的关键》一文，可谓切中时弊，力挽狂澜，为抢救老中医经验而呼吁，为振兴中医事业而献策，愚完全赞同，愿有识之士，共襄盛举。

顷接书健来函，出版社嘱加古代医家经验，颜曰：古今名医临证金鉴。愚以为熔冶古今，荟为一帙，览一编于某病即无遗蕴，学术发展之脉络了然于胸，如此巨构，实令人兴奋不已。

书健为人谦诚，善读书，且有悟性，编辑工作之余，能选择系之于中医学术如何发展之研究方向，足证其识见与功力，治学已臻成熟，远非浅尝浮躁者可比。欣慰之余，聊弁数语以为序。

八二叟朱良春谨识
时在一九九八年夏月

凡　例

1.明清之季中医临床体系方臻于成熟，故古代文献之选辑，以明清文献为主。

2.文献来源及整理者，均列入文后。未列整理者，多为老先生自撰。或所寄资料未列，或转抄遗漏，间亦有之，于兹恳请见谅。

3.古代文献，间有体例欠明晰者，则略作条理，少数文献乃原著之删节摘录，皆着眼实用，意在避免重复，简而有要。

4.古代文献中计量单位，悉遵古制，当代医家文献则改为法定计量单位。一书两制，实有所因。药名多遵原貌，不予划一。

5.曾请一些老先生对文章进行修改或重新整理素材，使主旨鲜明，识邃意新；或理纷治乱，重新组构，俾叶剪花明，云净月出。

6.各文章之题目多为编纂者所拟，或对仗不工，或平仄欠谐，或失雅训，或难概全貌，实为避免文题重复，勉强而为之，敬请读者鉴谅。

7.凡入药成分涉及国家禁猎和保护动物的（如犀角、虎骨等），为保持方剂原貌，原则上不改。但在临床运用时，应使用相关的替代品。

8.因涉及中医辨证论治，故对于普通读者而言，请务必在医生的指导下使用，切不可盲目选方，自行使用。

目　录

咳嗽　咳喘

钱　乙	咳嗽药证直诀 ……………………………………………………	8
张景岳	小儿总论 ……………………………………………………………	9
万　全	咳嗽证治方药 ………………………………………………………	11
万　全	咳喘证治发挥 ………………………………………………………	15
佚名氏	咳嗽论 ………………………………………………………………	18
乔　垛	咳嗽心裁 ……………………………………………………………	25
王肯堂	幼科咳嗽准绳 ………………………………………………………	29
王肯堂	幼科喘证准绳 ………………………………………………………	50
夏　鼎	咳嗽铁镜 ……………………………………………………………	54
郑重光	痧后阴伤咳泻案 ……………………………………………………	56
吴　谦	咳嗽心法 ……………………………………………………………	57
陈复正	咳嗽证治 ……………………………………………………………	58
冯兆张	小儿咳嗽秘录 ………………………………………………………	66
许豫和	顿咳发微 ……………………………………………………………	68
黄　岩	咳嗽辨治精要 ………………………………………………………	70
程文圃	咳嗽案说 ……………………………………………………………	72
吴鞠通	痰涎涌塞咳呕案 ……………………………………………………	74

温载之	小青龙汤治疗肺闭顽咳案	76
费伯雄	小儿风邪咳嗽两案	77
陈良夫	脾咳胃咳案	78
张山雷	钱乙咳嗽论治笺正	80
薛 己	喘嗽撮要	82
秦昌遇	喘嗽金针	83
叶天士	春温风温喘咳要略	84
丁甘仁	麻杏石甘汤治疗风温重症喘咳案	85
张际春	肺闭喘嗽案	87
张锡纯	外寒束热小青龙方，二石贝蒌开痰降逆	89
周小农	宣痹泄热，通气涤痰治疗小儿喘咳	92
董廷瑶	小儿咳嗽证治方药	97
林钦廉	治咳四法，宣、肃、润、温	106
王静安	证分风热湿热，治宜宣化降逆	110
汪秀峰	证分三端兼热为多，秘方精妙针药并用	114
区少章	治咳效方	119
汪鑫涛	薄前汤治疗小儿风热咳嗽	121
蒲辅周	腺病毒肺炎治疗八法	123
刘弼臣	小儿肺炎治宜辛开苦降	131
黎炳南	异中寓同，自拟痉咳良方	
	同中有异，不拘一方一法	133
贺耀庭	痉咳五证	139
查少农	沙车瓜蜜汤治百日咳	143
唐步祺	感寒伤热辨痉咳，阳虚水湿亦需明	145
徐小圃	百日咳，法仲景	151
江育仁	百日咳的效方	155

丁伯荪　痉咳达药，蝗虫功伟 …………………………………… 157

徐梓柏　重痰理脾，妙用竺黄 …………………………………… 158

赵心波　小儿咳喘证治挈要 ……………………………………… 161

郑颉云　治喘大法，宣清补固 …………………………………… 168

贺本绪　婴幼咳喘病属胎风，疏风解毒扶阳治肺 ……………… 173

陈　和　小儿咳喘运脾消积 ……………………………………… 176

谢仁甫　清金一贯饮治疗麻疹合并肺炎喘嗽 …………………… 180

孙一民　小儿肺炎痰喘胀，化裁葶苈五子方 …………………… 183

马新云　轻开救三法治疗小儿肺炎喘咳 ………………………… 188

李少川　勿惑于炎症，滥施寒凉

　　　　审寒热虚实，辨证治之 …………………………………… 192

王鹏飞　肃肺降逆化痰热，银黛功殊疗咳喘 …………………… 194

周伯川　宣肺为大法，化裁用三拗 ……………………………… 201

贾　堃　咳喘六证，要在理肺涤痰 ……………………………… 205

哮　喘

王肯堂　嗽而呀呷作声、龟龄证治准绳 …………………………… 212

冯兆张　小儿哮喘秘录 …………………………………………… 216

陈复正　哮喘证治集成 …………………………………………… 221

吴　鞠　阳虚土败龟龄案 ………………………………………… 225

郁文俊　平息发作亦需扶正，七分治肺三分脾肾 ……………… 226

刘韵远　发时祛邪，缓时扶正，详明用药法度 ………………… 231

胡翘武　气闭痰瘀升降蠲涤，斟酌寒热峻药缓投 ……………… 237

黎炳南　顽固性哮喘治疗体会 …………………………………… 241

王玉玲　开壅泄痰滞，麻杏苈桑汤 ……………………………… 247

姚子杨	豁痰验方小儿浣痰散	248
王　烈	哮喘三期治，要在化血瘀	249
冯视祥	哮喘肾虚虽为本，宣肺降逆每并举	253
孙谨臣	善调升降，妥施补泻	260
秦廉泉	宣肺蠲痰，化瘀通腑	269
肖正安	夙根诱因析病详明，发时涤痰根治培元	275
王士福	根治哮喘，三程疗法	279
李浚川	平喘本不难，根治是关键	281
马莲湘	哮喘效方与肺炎痰喘汤	285
丁光迪	小儿咳喘效方百花膏与止哮豆	291

述　要

现存最早的医籍《五十二病方》记载了婴儿病痉、婴儿痫、婴儿瘈三种疾病。

《内经》记载了多种儿科疾病，诸如咳喘、腹泻、癫痫、营养不良等，于证候、脉象、病因病机等均有提示。如《素问·通评虚实论篇》："乳子中风热，喘鸣息肩者……"描述了婴儿外感风热后，以气急喘息、喉中痰鸣、张口抬肩为主症的疾病。

东汉末年，张仲景之医学成就对儿科学术发展产生了深刻的影响，如麻杏石甘汤至今仍为儿科使用频率极高的名方。《汉书·艺文志》已载有《妇人婴儿方》19卷；《七录》《隋书经籍志》载录之儿科著作已达10余种。如《俞氏疗小儿方》4卷、徐叔响《疗少小百病杂方》37卷，惜均亡佚。

中医儿科学奠基于隋唐时期。《诸病源候论·小儿杂病诸候》6卷，凡255候。后世儿科之护养多宗巢氏。《千金要方》有"少小婴孺方"，于儿科之生理、新生儿之护理论述尤详。

中医儿科学之形成乃肇始于北宋钱乙之《小儿药证直诀》，书中系统论述了儿科之生理病理，儿科疾病的诊法，及辨治方药。《四库全书总目提要》云："小儿经方千古罕见，自乙始别为专门，而其书亦为幼科之鼻祖。"

《小儿药证直诀·咳嗽》曰："夫嗽者，肺感微寒。八、九月间，肺气大旺，病嗽者，其病必实，非久病也。其症面赤、痰盛、身热，法当以葶苈丸下之。若久者，不可下也。十一月、十二月嗽者，乃伤风嗽也，风从背脊第三椎肺俞穴入也，当以麻黄汤汗之。有热证，面赤、饮水、涎热、咽喉不利者，宜兼甘桔汤治之。若五七日间，其症身热、痰盛、唾黏者，以褊银丸下之。有肺盛者，咳而后喘，面肿，欲饮水，有不饮水者，其身即热，以泻白散泻之。若伤风咳嗽五七日，无热证而但嗽者，亦葶苈丸下之，后用化痰药。有肺虚者，咳而哽气，时时长出气，喉中有声，此久病也，以阿胶散补之。痰盛者，先实脾，后以褊银丸微下之。涎退即补肺，补肺如上法。有嗽而吐水，或青绿水者，以百祥丸下之。有嗽而吐痰涎、乳食者，以白饼子下之。有嗽而咯脓血者，乃肺热，食后服甘桔汤。久嗽者，肺亡津液，阿胶散补之。咳而痰实不甚，喘而面赤，时饮水者，可褊银丸下之。治嗽大法：盛即下之，久即补之，更量虚实，以意增损。"详细阐述了各种咳嗽证候的治法及选方。

《普济方·婴孩咳嗽喘门·总论》曰："治嗽之法：肺脉实为气壅内热，宜清利行之；肺脉濡散为肺虚，宜补肺以安之。其间久嗽曾经解利，以致脾胃虚寒，饮食不进，则用温中助胃，加以和平治嗽之剂调理。然诸气诸痰嗽喘之类，惟用枳壳为佳。此药不独宽中，且最能行气，气下则痰下，他证自平矣。"

《婴童类萃·咳嗽论》曰："大凡热则泄之，寒则散之，有余者泻之，不足者补之。发散必以辛甘，涌泄系乎酸苦"。

《医镜·小儿咳嗽》曰："小儿咳嗽，风热居多，而寒者间或有之。以其为纯阳之体，其气常热，而不甚惧寒也。凡肌肉肥白者，易于惹风。色赤而结实者，易于感热。惟虚弱瘦损，面青不实，乃易感寒焉……药剂以清为佳，而服药亦不宜太骤，逐匙进之，不尽剂。"

《活幼精要·咳嗽》说："凡见咳嗽，须究表里。有热解表，温平顺气。和顺三焦，滋润肺经，化痰退热，避风慎冷。不可妄汗，不可妄下。鼻流清涕，面白痰薄，日轻夜重，微有邪热，冷嗽之因。鼻热面赤，痰稠脉数，日重夜轻，热嗽之源。治嗽之法，先实脾土，脾土得实，肺自和平。"

宋代张季明《医说·治齁喘》指出饮食因素与喘的关系，他说："因食盐虾过多，遂得齁喘之疾。"其后曾世荣《活幼心书·明本论中卷·咳嗽十一》指出："有风生痰，痰实不化，因循日久，结为顽块，圆如豆粒，遂称痰母……风痰潮紧，气促而喘，乃成痼疾。"至明代鲁伯嗣《婴童百问·第五十六问》云："小儿有因暴惊触心，肺气虚发喘者；有伤寒肺气壅盛发喘者；有感风咳嗽肺虚发喘者；有因食咸酸伤肺气，发虚痰作喘者；有食热物毒物，冒触三焦，肺肝气逆作喘者。"《万氏秘传片玉心书·哮喘门》："哮喘之症有二，不离痰火。由卒感风寒而得者，有曾伤盐水而得者，有伤醋汤而得者，至天阴则发，连绵不已。"

《幼幼集成·哮喘证治》说："夫喘者，恶候也。肺金清肃之令不能下行，故上逆而为喘……哮者，喉中如拽锯，若水鸡声者是也。喘者，气促而连属，不能以息者是也。故哮以声响言，喘以气息名。凡喉如水鸡声者为实，喉如鼾声者为虚。虽由于痰火内郁，风寒外束，而治之者不可不分虚实也。"

是卷汇集咳嗽、喘嗽、哮喘古今名医临证经验。

董廷瑶先生对外感咳喘，证别风寒、风热、燥热；内伤咳喘，尤重痰湿、食积、寒饮。董氏乃宁波儿科世家，家学渊源，寿臻期颐，临证70余载，造诣精深，方药简约淳和，实乃大家风范。

孙谨臣先生业儿科达69年，积验宏富，于小儿咳喘之治，掌握呼出吸入之机，善调升降，或宣肺以疏其表，或通腑以降痰浊；明确肺恶寒畏火之性，法有尺度，量有分寸，谨用寒温无使其过。握持小儿易虚易实之病机要点，而妥施补泻，治实慎防转虚，治虚谨虑成实，细密严谨，尤需细心揣摩。

徐梓柏先生临证 70 余载，他认为小儿咳喘痰浊为要，每以天竺黄为治痰首选之品，体会竺黄一用而兼三得：其一，化痰而兼除风热；其二，清心定惊，防其痰热抽搐之变；其三，甘寒而不伤脾胃。

著名儿科专家刘弼臣教授乃孙谨臣先生高足，治疗小儿肺炎，每主以辛开苦降，以芩连之苦降，清泄肺胃郁热内闭，姜夏辛开，宣通内郁痰浊，莱菔逐痰破结导滞，俾里结客邪无所依附而自解，以宣通肺气之闭。

李少川先生体会治疗小儿咳喘初期贵在疏风散寒，切勿为"炎症"所惑，妄投苦寒凉遏，惟审寒热虚实，辨证治之。

王鹏飞教授治疗小儿咳喘，每用自拟验方银黛合剂，以银杏青黛为主，随证化裁，疗效卓著；孙一民先生治疗肺炎痰喘胀，每以葶苈五子汤化裁，疗效亦佳。

痉咳之治，黎炳南先生拟有百马方，以百部、马兜铃为主药。儿科大师徐小圃先生则师法仲景，每以干姜、细辛、五味子为常用之药，随证化裁，肺热则治以麻杏石甘汤。唐步棋先生亦擅用经方，伤热之百日咳，治以麻杏石甘汤，感寒之百日咳，则以麻黄汤发散表邪，于阳虚证每用麻黄附子细辛汤、四逆加麻黄汤，水湿为患者，则又出入于小半夏加茯苓汤、四逆加茯苓汤，于百日咳重视水湿，实乃空谷足音，不随流俗。

江育仁先生乃徐小圃先生入室弟子，为经验宏富的儿科大家。主张初期开宣肺气，祛邪肃肺，方用麻黄、杏仁、甘草、天竺子、天将壳、百部，痉咳期已生痰化火，重在泻肺涤痰降火，恢复期则每以润燥养阴为主。

哮喘乃儿科顽症，根治殊难。发作时以攻邪为急，缓解后以扶正为主，向来为不易之大法。郁文骏教授指出，本病之发，非单纯外邪之故，单纯治肺，疗效不甚理想，主张七分治肺，三分脾肾，祛邪兼扶正气。冯视祥先生亦体会"发时治肺，攻邪为主"之治则，对病程长，症状重及持续性哮喘患儿疗效多不理想，主张发作期亦标本同治，攻补兼施，宣降纳并举，自有见地，为持续性哮喘治疗又辟蹊径。

著名临床家胡翘武先生临证每以升降散化裁，速启闭壅肺气，蠲涤胶固之痰。

陈和先生治疗小儿咳喘，恒重运脾消积，杜其生痰之源，处方用药，配伍精妙，足资师法。

王烈先生认为气虚血瘀痰积乃哮喘之病机关键，每以活血化瘀为主，三期分治，于用药颇多独到之处。

咳嗽

咳喘

钱 乙

咳嗽药证直诀

钱乙（1032~1113），字仲阳，宋代儿科学家

夫嗽者，肺感微寒。八、九月间，肺气大旺，病嗽者，其病必实，非久病也。其症面赤、痰盛、身热，法当以葶苈丸下之。若久者，不可下也。十一月、十二月嗽者，乃伤风嗽也，风从背脊第三椎肺俞穴入也，当以麻黄汤汗之。有热证，面赤、饮水、涎热、咽喉不利者，宜兼甘桔汤治之。若五七月间，其症身热、痰盛、唾黏者，以褊银丸下之。有肺盛者，咳而后喘，面肿，欲饮水，有不饮水者，其身即热，以泻白散泻之。若伤风咳嗽五七日，无热证而但嗽者，亦葶苈丸下之，后用化痰药。有肺虚者，咳而哽气，时时长出气，喉中有声，此久病也，以阿胶散补之。痰盛者，先实脾，后以褊银丸微下之。涎退即补肺，补肺如上法。有嗽而吐水，或青绿水者，以百祥丸下之。有嗽而吐痰涎、乳食者，以白饼子下之。有嗽而咯脓血者，乃肺热，食后服甘桔汤。久嗽者，肺亡津液，阿胶散补之。咳而痰实不甚，喘而面赤，时饮水者，可褊银丸下之。治嗽大法：盛即下之，久即补之，更量虚实，以意增损。

（《小儿药证直诀·咳嗽》）

张景岳

小 儿 总 论

张景岳（1563~1640），名介宾，明代医家

小儿之病，古人谓之哑科，以其言语不能通，病情不易测，故曰：宁治十男子，莫治一妇人；宁治十妇人，莫治一小儿。此甚言小儿之难也。然以余较之，则三者之中，又以小儿为最易，何以见之？盖小儿之病，非外感风寒，则内伤饮食，以至惊风吐泻，及寒热疳痫之类，不过数种，且其脏气清灵，随拨随应，但能确得其本而撮取之，则一药可愈。非若男妇损伤，积痼痴顽者之比，余故谓其易也。第人谓其难，谓其难辨也；余谓其易，谓其易治也。设或辨之不真，则诚然难矣。然辨之之法，亦不过辨其表里寒热虚实，六者洞然，又何难治之有？

故凡外感者，必有表证而无里证，如发热头痛，拘急无汗，或因风搐搦之类是也；内伤者，止有里证而无表证，如吐泻、腹痛、胀满、惊疳、积聚之类是也；热者必有热症，如热渴躁烦，秘结痈疡之类是也；寒者必有寒症，如清冷吐泻，无热无烦，恶心喜热者是也。凡此四者，即表、里、寒、热之证，极易辨也。然于四者之中，尤惟虚实二字最为紧要。

盖有形色之虚实，有声音之虚实，有脉息之虚实。如体质强盛与柔弱者有异也，形色红赤与青白者有异也，声音雄壮与短怯者有异

也，脉息滑实与虚细者有异也，故必内察其脉候，外观其形气，中审其病情，参此数者而精察之，又何虚实之难辨哉！必其果有实邪，果有火证，则不得不为治标。然治标之法，宜精简轻锐，适当其可，及病则已，毫毋犯其正气，斯为高手。但见虚象，便不可妄行攻击，任意消耗。若见之不真，不可谓姑去其邪，谅亦无害，不知小儿以柔嫩之体，气血未坚，脏腑甚脆，略受伤残，萎谢极易，一剂之谬，尚不能堪，而况其甚乎？剐以方生之气，不思培植，而但知剥削，近则为目下之害，远则遗终身之羸，良可叹也。凡此者实求本之道，诚幼科最要之肯綮，虽言之若无奇异，而何知者之茫然也？故余于篇端首以为言，然非有冥冥之见者，固不足以语此，此其所以不易也。

（《景岳全书》）

万　全

咳嗽证治方药

万全，字密斋，明代儿科学家

凡咳嗽发热后不止，或有未发散，看其兼症，以法治之。

咳嗽气上逆，喘嗽有痰者，此肺咳也，宜清肺饮主之。喘甚者，葶苈丸下之。

咳嗽，喉中介介有声，面赤、发热、心烦，或咽喉痛、声哑者，此肺病兼见心症也，以清宁散。咽喉痛，宜清心汤加桔梗；心闷惊悸者，以钱氏安神丸主之。

咳嗽面黄，痰涎壅塞，或吐痰，或吐乳食者，食少喜卧，此肺病兼脾症也。大抵咳嗽属肺脾者多，肺主气，脾主痰也。

咳嗽痰涎壅塞，搐咳不转，瞪目直视，此肺病兼肝症也，不治则发搐，宜豁痰丸主之。转者，琥珀抱龙丸主之。

咳嗽久不止，吐痰涎水，此肺病兼肾症也，宜大阿胶丸主之。

凡咳嗽有热者，宜东垣凉膈散加泻白散主之。大小便不利者，加大黄、风化硝；咳嗽气盛者，宜加减苏子降气汤。

加减苏子降气汤

真苏子　半夏曲　炙甘草　前胡　陈皮　厚朴姜汁炒　肉桂去皮　大腹皮　桑白皮各等份

水煎服，兼治面浮肿。

咳嗽声不止，口鼻出血者，此气逆血亦逆也，只宜止咳为主，加味人参款花膏主之。

加味人参款花膏

人参　五味子　天冬　麦冬　款冬花　贝母　桑白皮炒　阿胶炒，各一钱　黄芩　黄连　炙甘草　桔梗　当归各钱半

炼蜜为丸，圆眼大，每服1丸，陈皮汤化下。

久嗽不止，咯唾血者，如前治之。唾脓血腥臭者，此肺痈也，多死。欲治此者，无如桔梗汤。

桔梗汤

桔梗　当归　贝母　栝楼　汉防己　甘草炙　杏仁炒　百合　枳壳炒　薏苡仁　黄芪　桑白皮炒　玄参等份

入生姜煎，频服。

如咳嗽久，连声不已，口鼻出血，茅花汤主之。

久咳不止，胸高骨起，其状如龟者，谓之龟胸，此肺热也。

天门冬去心，焙　杏仁去皮、尖，微炒　百合水洗　木通　桑白皮炒　葶苈隔纸炒　石膏各等份

蜜丸，芡实大，服一丸，紫苏汤下。

嗽者者，如龟胸已成，乃终身之痼疾也。

久咳不已经验方，名提金散，此劫剂也。用罂粟壳（水润去其筋膜，晒干）二两，乌梅（择肥者，水洗，去烟，取肉，焙干）、甘草、陈皮（去白）各七钱，苏州薄荷叶二两。蜜丸，圆眼大，卧时令嚼化一丸，炒。

要知治嗽大法，依时认症扶持，春天外感症无疑，夏是炎上火气，秋则肺伤湿热，冬为风冷相随，相时而动作良医，对症依方用剂。

大抵实者当下，虚则补药为宜，寒者温散药中推，热症清凉为贵。

风则尤当发散，停痰消逐宜施，初间止涩莫投之，总要化痰顺气。

小儿伤风咳嗽，其症身热憎寒，自汗躁烦不安然，日夜嗽声无遍。时常鼻流清涕，咽喉不利，痰涎，脉浮，头痛症多端，治则宜乎发汗。

咳嗽或伤寒症，此因饮冷形寒，冬月坐卧湿地间，抑被冷风吹犯。其症脉紧无汗，烦躁不渴恶寒，治宜发散汗为先，药用参苏饮，验。

若是咳嗽伤热，其症面赤躁烦，饮水不止膈咽干，咳唾稠黏症现。甚则急喘而嗽，痰涎必生喉咽，潮热手足或冰寒，小儿多有此患。

咳嗽若患火症，决然咯唾血脓，甚者七窍血流通，此是肺热火动。若吐青绿白水，胃冷停饮相攻，嗽吐痰涎乳食中，宿滞不消取用。

因于痰者，或母乳多涌出，儿小吞咽不及，呛出而成痰嗽者；或因儿啼声未息，气未平，强以乳哺，气逆而嗽者，此乳夹痰而嗽也，宜玉液丸主之。

有痰甚气弱不可下，宜润下丸主之。

经曰：秋伤于湿，冬生咳嗽。乃太阴湿土之病也。凡咳嗽有痰有气，痰出于脾，气出于肝，皆饮食之所化，脾总司之也。饮食入胃，脾为传化，水谷之精气为荣，悍气为卫，周流一身，昼夜不息。虚则不能运化精悍之气以成荣卫，其糟粕之清者为饮，浊者为痰，留于胸中，滞于咽嗌，其气相搏，浮涩作痒，介作声，而发为咳嗽也。故治痰咳，先化其痰，欲化其痰者，先理其气，陈皮、枳壳以理肺中之气，半夏、茯苓以理脾中之痰，此治咳之大略也。若夫虚则补之，阿胶散；实则泻之，葶苈丸、祖传玉液丸。

肾者水脏也，受五脏六腑之津液而藏之，入心为汗，入肺为涕，入脾为涎，入肾为精，入肝为泪。凡咳嗽之多吐痰，乃肾之精液不归元也。宜补肾，地黄丸主之，加巴戟、杜仲（盐水炒）、肉苁蓉（酒洗去甲）、小茴香（炒）、破故纸（炒），研末蜜丸，煎麦门冬汤下。

或因乳得之，凡儿喘哭未定，不可以乳强入口，乳气相搏而逆，必呛出也。胃气既逆，肺气不和，发为痰嗽，咳则吐乳是也。宜顺气和胃，加减大安丸主之。

初伤乳者，未得顺气化痰，以致脾胃俱虚，乃成虚嗽，宜健脾补肺消乳化痰，三奇汤主之。

久嗽不已，胸高起如龟壳，此名龟胸，难治，宜家传寒房丸主之。咳止者吉，不止者发搐必死。

久嗽不已，服上诸药不效者，宜神应散主之。气弱者，必用之剂也。如气实者不可服，宜家传葶苈丸主之。

（《万氏家藏育婴秘诀》《万氏秘传片玉心书》）

万　全

咳喘证治发挥

万全，明代儿科医家

肺主喘嗽，喘有顺逆，嗽有新旧，须辨明之。

喘顺者，或因风寒而发，不然则无是病也，此属外感。宜发散，五虎汤主之。

或有喘病，遇寒冷而发，发则连绵不已，发过如常，有时复发，此为宿疾，不可除也。初发之时，且勿治之，待其少衰，宜苏陈九宝汤主之。慎勿用砒霜轻粉诸毒药攻之，与其巧而无益，不若拙而行其所无事也。

逆者，大病与诸危笃病，但气喘急，痰涎有音，皆恶候也，不治。惟肿胀之病，常有喘者，宜苏子降气汤主之。

嗽新者，因风寒中于皮毛，皮毛者，肺之合也。肺受风寒之邪，则发为咳嗽，其症或鼻流清涕，或鼻塞者是也，宜发散，华盖散作丸服之，即三拗汤加减法也。

或因乳得之，凡儿啼哭未定，不可以乳强入口。乳气相搏而逆，必呛出也。胃气既逆，肺气不和。发为痰嗽，咳则吐乳是也，宜顺气和胃，加减大安丸主之。

初伤乳者，未得顺气化痰，以致脾胃俱虚，乃成虚嗽，宜健脾补肺消乳化痰，三奇汤主之。

久嗽者，初得病时，因于风者，未得发散，以渐而入于里，肺气益虚，遂成虚嗽。宜润肺兼发散，人参润肺散主之。

久嗽不已，服上诸药不效者，宜神应散主之。气弱者必用之剂也，如气实者不可服，宜家传葶苈丸主之。

久嗽不已，嗽而有血者，此肺损也，宜茜花汤主之。

久嗽不已，胸高起如龟壳，此名龟胸，难治。宜家传葶苈丸主之。咳止者吉，不止者发搐必死。

久嗽不已，日渐羸弱，又发搐者，此慢惊风，不治。如不发搐，但羸瘦者，此名疳瘦，宜人参款花膏合阿胶丸主之。

久嗽不已而浮肿者，五皮汤加紫苏叶主之。

久嗽咯唾脓血者，此肺痈也，宜桔梗汤主之。复嗽不止，发搐者，死。

小儿初生至百日内嗽者，谓之百晬内嗽。痰多者，宜玉液丸。肺虚者，阿胶散主之，此名胎嗽，最为难治。如喘嗽气逆，连声不止，以致发搐，必死。

华盖散　治肺感风寒，痰壅咳嗽。

麻黄去节　杏仁去皮尖　苏子炒　橘红去白　桑白皮蜜炒　茯苓各等份　甘草减半

上为末，蜜丸弹子大，每一丸，姜枣煎水服。

人参款花膏　治久咳肺虚。

款冬花　百合　桑白皮蜜炙　五味子　人参各等份

上为末，蜜丸芡实大，每一丸，紫苏叶煎汤下。

加减三奇汤　治伤乳嗽，痰涌吐乳。

桔梗　陈皮去白　白茯苓　青皮　苏子炒　人参　桑白皮炒，各五钱　半夏面炒，七钱　枳实炒　甘草炙，各三钱　杏仁十枚

上为末，姜汁煮神曲糊丸，黍米大，滚白水下。

九宝汤

陈皮　麻黄　薄荷各一钱　桂枝　苏叶　杏仁　大腹皮　桑白皮　甘草各二钱　乌梅一枚　生姜三片

上用水煎。一本有桔梗、人童便。

五虎汤　治肺喘。

麻黄七分　杏仁一钱　甘草四分　腊茶叶八分　石膏一钱五分

上作一服，水煎，本方去茶、石膏，加紫苏叶、桑皮等份，名家传五拗汤。

家传葶苈丸

葶苈丸去防己、牵牛，加苏子炒，陈皮去白等份，枣肉丸是也。

加减大安丸　治伤乳喘嗽，此保和丸加减法也。

陈皮去白　半夏　白茯苓　白术　枳实炒　桔梗各等份　苏子炒　甘草炙　莱菔子炒，各减半

上为末，姜汁煮神曲糊丸，麻子大，淡姜汤下。

桔梗汤　治肺痈。

桔梗　生贝母　当归　瓜蒌仁　枳壳炒　薏苡仁炒　桑白皮　防己各二分　黄芪分半　甘草节生用　杏仁去皮尖　百合各一分

上锉，生姜水煎。

神应散　治一切虚嗽。

粟壳去筋蒂酒炒　杏仁去皮尖，炒　白胶香　人参　阿胶　麻黄去根节　乌梅去核，各二两　桑白皮炒　款冬花各一两　甘草炙，两半

上为末，量人加减，姜枣煎服。

某　女，四岁。

嗽久不止，胸高起状如龟壳，嗽则其骨煽动。母之父知医，治之不效，问予何如？予曰：此肺热而胀，成龟胸也。常闻诸父教云：龟胸龟背，方书皆有之，无治法也。后嗽不止，发搐而死。

（《幼科发挥》）

咳 嗽 论

　　夫咳嗽者,《内经》以为肺感微寒而所作也。若七八月之间,肺气旺盛之时,病嗽者,其病必实,非久病也。其症面赤痰盛而身热,治当下之,钱乙用葶苈丸。若病久者,不可下。若十一月十二月嗽者,乃伤风寒嗽也,风寒从背第三椎肺俞穴入,其症烦闷恶风憎寒,昼轻夜甚,治当汗之,钱乙用麻黄汤。若有热症,则面赤饮水,涎壅咽喉不利,钱乙兼用甘桔汤。若嗽于五六月间,其病身热痰盛唾黏,或痰盛不甚喘,面赤或时饮水,钱乙并以褊银丸下之。若肺盛,嗽而后喘,身热闷乱面肿,或饮水不饮水者,钱乙用泻白散。昔钱乙治张氏孙儿九岁,病肺热咳嗽,前医以珠、犀、龙、麝、牛黄药治之,一月不愈,其症咳嗽喘急闷乱,饮水不止,全不能食,召乙治之。乙用使君子丸、益黄散。张曰:本有热,何又行温药?他医用凉药攻之,一月尚无效。乙曰:凉药久则胃寒不能食,小儿虚不能食,当与补脾,候饮食如故,即泻肺经,病必愈矣。服补脾药二日,其子欲饮食,以泻白散泻肺遂愈。张曰:何以不虚?乙曰:先实其脾,然后泻肺,故不虚也。

　　又伤风寒咳嗽,无热症而但嗽者,钱乙用麻黄汤及化痰药治之。若肺虚,而嗽有哽气,时时长出,喉中有声者,此久病当补也,钱乙用阿胶散。昔钱乙治杜氏子五岁，自十一月病嗽，至三月未止，始得嗽而吐痰，乃风寒入肺也。风在肺中，故嗽而吐痰，宜以麻黄辈发散，后用凉药压之即愈。他医却以诸药下之，其肺即虚而嗽甚，至春三月间尚未愈，乃召钱氏看之。其候面青而光，嗽而喘促哽气，又时长出气。钱曰：病困十已八九矣，所以然者，面青而光，乃肝气旺也。春三月者，肝之位，肺衰之时也。嗽者，肺之病，自十一月至三月久，即肺虚痿。又妄下之，脾肺子母俱虚，复为肝所胜，此为逆也，故嗽而喘促哽气，长出气也。乙急与泻青丸泻肝后，与阿胶散实肺，次日面青而不光。乙又与补肺，其嗽如前。又与泻肝，未已，而又加肺虚，唇白如练。乙曰：此病必死，不可治也，何者？肝大旺而肺虚绝，肺病不得时，而肝胜之。今三泻其肝，而肝病症不退，三补其肺，而肺病尤虚，此不久生，故言死也。此症病于秋者，十救三四；病于春夏者，十难救一。果大喘而死。

又肺气不足，谓寒邪所干，咳嗽喘满短气者，治补肺。昔钱乙治李转运孙八岁，病嗽而喘满短气。他医以为肺经有热，用竹叶汤、牛黄膏治之，三日加喘。召乙治之，乙曰：此肺气不足，复有寒邪，即便喘满，当补肺脾，勿服凉药。李曰：已服竹叶汤、牛黄膏。乙曰：何治也？前医至曰：退热退涎。乙曰：何热所作？医曰：肺经热而生嗽，嗽久不除生涎。乙曰：本虚而风寒所作，何热也？或作肺热，何不治肺，而反调心也？竹叶汤、牛黄膏皆治心药也！医有惭色。乙依所论而治愈。

又咳嗽咯脓血者，肺热也，钱乙用甘桔汤。若嗽而吐痰涎喘者，先实其脾，钱乙用益黄散，后微下之，钱乙用褊银丸，涎退即补肺，乙用阿胶散。昔乙治段斋郎子四岁，病嗽身热，吐痰数日咯血，前医以桔梗防己丸治之，不愈，涎上攻，吐喘不止。请乙治之，乙下褊银丸一大服，复以补脾药治之。或问此子咯血肺虚，何以下之？乙曰：

肺虽咯血，有热故也，久则虚痿，今涎上潮而吐，当下其涎，若使不吐涎，便为甚，盖吐涎能虚，又生惊也，痰实上攻，亦使发搐，故依法只宜先下其痰为顺，此治先下后补，与前论先补后下，其意相反者。经以谓病有缓急，治有先后也。治病证如钱乙，所以得圣人之旨趣，学者宜为法耳。嗽而吐青白绿水者，此胃冷有停饮也，乙用百祥丸下之。嗽而吐痰涎乳食者，此有伤宿滞不化也，乙用白饼子下之。

若久嗽肺虚亡津液者，乙用阿胶散补之。治嗽大法，盛则下之，久则补之，风则散之，更量大小虚实，以意施治。是以慎护小儿，须常着夹背心。虽夏月热时，于单背心上当背更添衬一重，盖肺俞在背上，恐风寒伤而为嗽，嗽久不止，亦令生惊。若百晬内儿病嗽者，十中一二得全，亦非小疾矣。

又有停饮作痰者，由儿乳饮失宜，致脾胃不和，停滞其饮不散，留结成痰，若随气上干于肺而嗽者，此为痰嗽，若不嗽者，则肺壅不利，咽塞唾涎，胁腹膈滞。

又脾胃冷热不调，涎不归胃，致涎流口角，而无休止。冷者鼻上色青，及大便青白；热者鼻上赤色，及大便赤黄。以上除钱乙所用方，本集载之外，今叙诸方于后。

金华散　治婴小咳嗽。

郁金半两　防风去芦及叉枝，一分　半夏一分　巴豆二十一粒　皂角一挺

以上水一升，于银器用煮诸药，至水干，去巴豆皂角。每婴孩一字，二三岁半钱，四五岁上者一钱。薄荷蜜水调下，不拘时候。

藿香散　治不因风寒所得，肺胃气不和而咳嗽。

藿香去土，二十一叶　枳壳去穰，湿纸裹煨，令熟，二片　蚌粉枳壳大，一块

上为细末，婴小服一字，二三岁半钱。蜜水调下，不过二三服安，儿大以意加之。无时。

紫金丸　治诸咳嗽，坠化痰涎。

上以叶子雌黄不拘多少，研细，入锅子内，微火中烧令成汁，候冷取出，再研细软，饮和丸萝卜子大，热水下丸二个。临睡。

杏仁煎　治小儿咳嗽上气。

上以去皮尖炒黄杏仁一升，熟捣，用蜜三合，先入一合，捣令细，次入一合，捣如膏，又入一合捣熟。每食后用少许，喂儿口中，含化咽之。日三次，无时。

生姜煎　治幼小咳嗽。

生姜一两　干姜炮，六钱　桂心一分　甘草炙，四钱　杏仁去皮，稍炒黄，一两　款冬花去枝梗　紫菀各四钱

上为末，以蜜一两，入药在内，微火上煎之如饴，量大小多少与含化咽，百日儿如枣核大。日三，甚效。

款冬花丸　治小儿咳嗽，日瘥夜甚，初不得息，不能复啼。

款冬花　紫菀各一两半　桂心半两　伏龙肝一分

上同为细末，炼蜜和如泥，每服枣核大，敷乳上，令儿吮之，渐渐令儿饮，一日三次。

麦门冬汤　治初生儿十日上至五十日，卒得謦咳吐乳，呕逆暴嗽，昼夜不息。

麦门冬去心，一两　紫菀去芦，三分　甘草二钱半　桂枝半两

上为末，每服二钱，水一盏，煎至七分，以绵蘸，滴儿口中，昼夜四五遍，仍节乳哺。

五味子汤　治小儿风冷入肺，咳嗽气逆，面青喘迫，昼夜不息，饮食不下。

五味子去枝梗　当归去芦，各半两　麻黄去节　干姜炮　桂心　人参去芦　紫菀　甘草各一分　细辛去苗，半分　大枣三枚

上为粗末，每服二钱，水一盏，煎至半盏，去滓温服，量儿

大小。

人参半夏汤　治小儿痰逆，咳嗽不止。

人参去芦　半夏曲　白芷各半两　藿香叶去土，一分　丁香　杏仁霜各半分

上为细末，每服二钱，水一盏，生姜五片，陈粟米五十粒，煎至七分，去滓，时时呷服，日三四。忌醋咸炙煿生冷。

款肺散　治小儿风壅痰盛，咳嗽气急，壮热颊赤，昏愦呕吐，面目浮肿，乳食减少。

白僵蚕净洗，去丝、头、足，焙干，五两　玄胡索去皮，三两

上为末，每服一字或半钱，淡齑汁温调服之，无时。婴孩只乳汁调半字。

又　治小儿咳嗽声不出。

杏仁汤浸，去皮、尖及双仁者，以水一盏，绞取汁，一两　紫菀去芦，洗去土为末，半两

上将紫菀末入杏仁汁中，更入蜜一合，同煎成膏，每服半茶匙，清粥饮调下，无时。

皂荚豉汤　治小儿咳嗽。

上以皂荚烧灰，研细末，每服半钱或一钱，豉汤调下。无时。

露蜂房散　治小儿咳嗽。

上以露蜂房二两，净洗，去蜂粪尘土，以快火烧为灰，研末，每服一字，米饮下，无时。

葶苈散　治小儿咳嗽。

甜葶苈炒，半两　麻黄去根节，一分　甘草炙，一分　贝母去心，炒，一分　杏仁去皮、尖，炒黄，研，一分

上为细末，每服半钱，水半盏，煎至三分，去渣温服，无时。

诃子膏　治小儿咳嗽。

上以诃子一两，每个分作两片，甘草一分，水一大盏，煮至水尽为度，焙干为末，炼蜜和膏鸡头子大，每用一大豆许，薄荷熟水化下，无时。

生姜浴汤 治小儿咳嗽。

上以生姜四两，煎汤沐浴。

一捻金散 治风痰咳嗽，颊赤痰盛，喘促气急，吐呕浮肿，乳食减少。

白僵蚕直者，去丝、嘴，一两　甘草炙，半两　玄胡索去皮，一分

上为细末，每服一捻，齑汁调下。婴孩只乳汁调下半字。食后。

惺惺散 治伤寒风热，痰壅咳嗽。

桔梗去芦　细辛去叶　人参去芦　甘草锉，炒　白茯苓去皮　白术　栝楼根各半两

上为细末，每服二钱，水一盏，薄荷五叶，煎至半盏，温服。如要和气，更入生姜三片同煎。一方更有防风一分。

保肺丸 治肺胃受风热，痰盛、咳嗽、喘吐，连声不止，及治久嗽不愈。

白僵蚕去丝、嘴，炒，二两　山药半两　白茯苓去皮，一两　紫苏叶一两　藿香去土，一两　百部半两　黄芩一两　防风去芦，一两　杏仁去皮、尖，麸炒，一两　百合半两　五味子去枝梗，一两

上为细末，炼蜜和丸鸡头大，每服半丸一丸，煎桔梗汤化下，食后临卧服。

贝母汤 治肺感风邪，咳嗽喘满。

贝母去心，炙黄，一两　半夏白矾汤洗七次，焙干，一两　干姜炮，半两　麻黄去根节，半两　款冬花去枝梗，半两　甘草炙，半两

上为细末，每服一钱，水一小盏，生姜三片，杏仁二个，去皮尖，同煎五分，去渣温服，不拘时。

菖蒲煎　治肺中风邪，肩息喘鸣，或发咳嗽。

石菖蒲一寸九节者良，一两　款冬花去枝梗，一两　紫菀去土，净洗，焙干，一两　人参去芦，一两　桂心一两

上为细末，炼蜜和剂，入石臼中，杵一二百下，丸皂子大，每服一粒，煎糯米饮化下，食后临卧服。

绛朱丹　治惊风涎痰，咳嗽喘满。

天南星炮，二两　半夏汤洗七次，去滑，二两　枯白矾一两半　滑石火煅通赤，二两　铅白霜一分

上为细末，面糊和丸麻子大。朱砂为衣，每服十粒，姜汤送下。食后临卧服。

（《小儿卫生总微论方》）

乔 埰

咳 嗽 心 裁

乔埰，字善来，明代医家

肺乃五脏华盖，皮毛易感风寒。初医发汗最为先，杏仁、麻黄最验，薄荷、石膏、甘草，黄芩、桔梗、人参，前胡、枳壳、腊茶煎，一服风寒发散。

久嗽不宜发散，化痰顺气为宜，润下玉液有神奇，不效再行汤剂。贝母、陈皮、枳壳，茯苓、甘草、芩、栀，前胡、薄荷、杏仁泥，有热石膏堪取。

久嗽痰壅发热，看他二便何如。若还清利是中虚，只把抱龙丸处；如果秘结实热，葶苈、五色丸驱除。要分虚实不须拘，此是婴儿命主。

久嗽连声出血，清金降火为佳。芩、连、甘、桔、款冬花，知母、二冬多下，去白陈皮、枳壳，前胡、地骨、霜瓜，茯苓、玄参、茅根汁，此个方儿无假。

大凡咳嗽治法，必先清化痰涎，化痰顺气最为先，气顺痰行咳减。顺气陈皮、枳壳，化痰半夏、天南，黄芩、栀子火邪干，桔梗、茯苓开渗。

久嗽连声不止，面青目窜长吁，胸高肩息汗如珠，脸白唇青背曲，骨瘦如柴潮热，鼻干发燥神虚，哑嘎惊搐悉逢之，纵有灵丹莫济。

虚嗽时常作热，面黄气短无神。当归、陈皮、白茯苓、栀子、黄芩、桔梗、知母、前胡、天冬、甘草、枳壳、人参，再加黄柏效如神，煎用生姜作引。

咳嗽治法有三：有发汗，有下泻，有清补。

如初起挟风寒外感，轻则苏陈九宝汤，重则五虎汤，一服如神。伤风后咳嗽喘促、唇红颊赤、发渴作饮，泻白散主之。

如嗽久，身热喘急者，此肺中伏火也，以葶苈丸利之。

如嗽久肺虚，连声不已者，阿胶散主之。即当补肺。

如嗽久连声不已，口鼻出血者，茅根汤主之，甚效。

如夏月咳嗽，加味白虎汤主之。

如咳嗽痰盛者，利痰丸主之。喘急，泻白散加减用之。

如咳嗽呕吐者，二陈汤主之，加姜汁。

如咳嗽久成龟胸者，葶苈丸治之。

如咳嗽咽痛声哑者，甘桔汤主之。

苏陈九宝汤　此发散之药也。

桑白皮去土　甘草　大腹皮　官桂　麻黄不去节　薄荷　苏叶　陈皮　杏仁等份

加乌梅一个，水一盅，姜一片，煎服。取微汗为度，忌见风。

五虎汤（五拗汤）　此发散之上药也。

麻黄七分　杏仁一钱　甘草四分　细茶炒，八分　石膏一钱五分

水煎服，取微汗，忌风。

葶苈丸　泄肺喘，通水道。

甜葶苈炒　黑丑炒　杏仁去皮尖，炒黄，另研　汉防己等份

上为末，入杏仁泥，和匀，枣肉为丸，淡姜汤送下。

阿胶散　此补肺之药也。

阿胶炒成珠　牛蒡子　马兜铃　甘草　杏仁　百合　糯米

水煎服。

茅根汤

陈皮去白　茯苓　甘草　天冬　片芩　山栀仁　麦冬　贝母　知

母　石膏　生地　杏仁泥　瓜蒌霜

水煎，以茅根汁和服。

加味白虎汤

知母　石膏　甘草　滑石　杏仁泥　竹叶七片

水煎服。

甘桔汤

桔梗一钱　甘草五分　杏仁泥三个

水煎，入竹沥半碗，和之，细细咽下。

玉液丸　捷法治嗽，只用玉液丸，细茶调送下。

寒水石火煅，水飞过，三钱　半夏皂角、芒硝共煮十沸，一钱　枯矾一钱

上为末，水丸粟米大，淡姜汤下。

咳嗽日久，面色㿠白，目无神彩，气急痰壅，百十声不已，昼夜

如是，人体虚弱作渴者，不治。

凡咳嗽日久，面青无光，其气喘急，哽气时多，出气唇白如练，

此肺气绝而肝木旺，不治。

凡嗽日久，面白或青，胸高而喘，掮动胸胁，更加惊搐者，

不治。

凡嗽日久，潮热喘急，一咳之时，面黑青，目上窜，血从口鼻中

出者，此木火旺盛而肺已绝，不治。

凡嗽日久，面白或青，唇白，目闭，闷乱，头摇，手摆，此肺将

绝也，不治。

凡咳嗽喉舌生疮，其声哑者，不治。

泻白散

桑白皮蜜炙，一两　地骨皮　甘草各五钱

共为末，每服一二钱，入粳米百粒，水煎服。

（《幼幼心裁》）

王肯堂

幼科咳嗽准绳

王肯堂（1549~1613），字宇泰，明代医家

《内经》曰：五脏六腑皆令人咳，非独肺也。皮毛者，肺之合也。皮毛先受邪气，邪气听从其令也。五脏之咳久乃移于六腑。又《素问病机气宜保命集》云：咳谓无痰而有声，肺气伤而不清也。嗽谓无声而有痰，脾湿动而为痰也。咳嗽，谓有声有痰也，因伤于肺气，动于脾湿，故咳而嗽也。又，《生气通天论》云：秋伤于湿，冬必咳嗽。大抵素秋之气，宜清而肃，反动之，则气上冲而为咳嗽，甚则动于脾湿而为痰也。盖风乘肺者，日夜无度，汗出头痛，痰涎不利。热乘肺者，急喘而嗽，面赤潮热，手足寒冷，小儿多有之。火乘肺者，咳嗽上壅，常唾出血，甚者七窍血溢。燥乘肺者，气壅不利，百节内痛，头面汗出，寒热往来，皮肤干燥，细疮燥痒，大便秘涩，涕唾稠黏。寒乘肺者，或因形寒饮冷，冬月坐卧湿地，或受冷风。春秋之气，或因外感。夏是火气炎上，最重。秋是湿热伤肺，冬是风寒外来也，宜各随其证而治之。

钱氏法 夫嗽者，肺感微寒，八九月间，肺气大旺，病嗽者必实，非久病也。其症面赤痰盛身热，法当以葶苈丸下之。若久者，不可下也。十一月、十二月嗽者，乃伤风嗽也，风从背脊第三椎肺俞穴入也，当以麻黄汤汗之。有热证，面赤、饮水、涎热、咽喉不利者，

宜兼甘桔汤治之。若五七月间，其症身热、痰盛、唾黏者，以褊银圆下之。有肺盛者，咳而后喘，面肿，欲饮水，有不饮水者，其身即热，以泻白散泻之。若伤风咳嗽五七日，无热证而但嗽者，亦葶苈圆下之，后用化痰药。有肺虚者，咳而哽气，时时长出气，喉中有声，此久病也，以阿胶散补之。痰盛者先实脾，后以褊银圆微下之，涎退即补肺，补肺如上法。有嗽而吐水，或青绿水者，以百祥圆下之。有嗽而吐痰涎乳食者，白饼子下之。有嗽而咯脓血者，乃肺热，食后服甘桔汤。久嗽者，肺亡津液，阿胶散补之。咳而痰实不甚，喘而面赤，时饮水者，可褊银圆下之。治嗽大法：盛即下之，久即补之，更量虚实，以意增损。杜氏子五岁，自十一月病嗽，至三月未止。始得嗽而吐痰，乃外风寒蓄入肺经，令肺病嗽而吐痰，风在肺中故也，宜以麻黄散辈发散，后用凉药压之即愈。时医与珠粉丸、半夏丸、褊银丸，诸法下之，其肺即虚而嗽甚，至春三月间尚未愈。召钱视之，其候面青而光，嗽而喘促哽气，又时时长出气。钱曰：病困十已八九，然所以面青而光者，肝气旺也，春三月者，肝之位，肺衰之时也。嗽者，肺之病，自十一月至三月，肺即虚痿，又妄下之，脾肺子母俱虚，复为肝所胜，此为逆也，故嗽而喘促哽气，长出气也。钱急与泻青丸泻之，后与阿胶散实肺，次日面青而不光，钱又用补肺，而嗽如前，又与泻肝，未已而又加肺虚，唇白如练。钱曰：此病必死，不可治之。何者？肝太旺而肺虚绝，肺病不得时而肝胜之。今三泻肝而肝病症不退，三补肺而肺病尤虚，此不久生，故言死也。此症病于秋者十救三四，病于春夏者十难救一，果大喘而死。京东转运使李公，有孙八岁，病嗽而胸满短气。医者言肺经有热，用竹叶汤、牛黄膏各二服治之，三日加喘。钱氏曰：此肺气不足，复有寒邪，即便喘满当补肺脾，勿服凉药。李曰：医已用竹叶汤、牛黄膏。钱曰：何治也？医曰：退热退涎。钱曰：何热所作？曰：肺经热而生嗽，嗽久不除生涎。钱曰：本虚而风寒所作，何热也？若作肺热，何不治其肺，而反调心？盖竹叶汤、牛黄膏治心药也。医有惭色。钱治愈。东都张氏孙九岁，病肺热。他医以犀、珠、龙、麝、生牛黄治之，一月不愈，其症嗽喘闷乱，饮水不止，全不能食。钱氏用使君子丸、益黄散。张曰：本有热，何以又行温药？他医用凉药攻之，一月尚无效。钱曰：凉药久则寒不能食，小儿虚不能食，当补脾，候饮食如故，即泻肺经，病必愈矣。服补脾药二日，其子欲饮食，钱以泻白散泻肺，遂愈。张曰：何以不虚？钱曰：先实其脾，然后泻肺，故不虚也。

洁古法肺之生病而成嗽，大抵秋冬则实，春夏则虚，更详五脏兼见之证，以辨虚实。若实，则面赤饮水，身热痰涎盛，涕唾稠黏，咽干不利，喘嗽面肿吐食，皆当先补脾益黄散，后泻肝泻青丸。若咯脓血，是肺痿也，用清肺散治之。若虚，则面白脱色，气少不语，喉中有声，唾痰清利，法当阿胶散补之。若亡津液，用白术散主之。嗽而两胁痛者，属肝经，用小柴胡汤（发热）。咳而呕苦水者，属胆经，用黄芩半夏生姜汤。咳而喉中如梗者，属心经，用甘桔汤。咳而失气者，属小肠，用芍药甘草汤。咳而右胁痛者，属脾经，用升麻汤。咳而呕长虫者，属胃经，用乌梅汤。咳而喘息吐血者，属肺经，用麻黄汤。咳而遗屎者，属大肠，用赤石脂汤。咳而腰背痛甚则咳涎者，属肾经，用麻黄附子细辛汤。咳而遗尿者，属膀胱，用茯苓甘草汤。咳而腹满不欲食，面肿气逆者，属三焦，用异功散（吐泻）。

曾氏法　咳嗽者固有数类，但分冷热虚实，随证疏解。国中时，未有不因感冒而伤于肺。《内经》曰：肺之令人咳何也？岐伯曰：皮毛者，肺之合也。皮毛先受邪气，邪气得从其合。故《难经》云：形寒饮冷则伤肺。使气上而不下，逆而不收，冲壅咽膈，淫淫如痒，习习如梗，是令嗽也。乍暖脱着，暴热遇风，邪气侵于皮肤，肺先受之，而为咳嗽。若初得时面赤唇红，气粗发热，嗽来痰鸣，此是伤风壅痰作嗽，用清肺饮、五拗汤及小柴胡汤、羌活散（伤寒）皆可解表，次青木香汤（阴肿）。有小儿汗出未干，遽尔戏水，亦致伤风咳嗽，外证眼胞微浮，额汗痰鸣，亦宜清肺饮、泻肺汤，与之疏风化痰，解利邪热，小柴胡汤亦可。若嗽日久，津液枯耗，肺经虚矣。肺为诸脏华盖，卧开而坐合，所以卧则气促，坐则稍宽，乃因攻肺下痰之过，名为虚嗽，声连不断，喉中痰鸣，气息欲绝，嗽罢则吐白沫，或干呕，此肺虚而气不顺也。面唇皆白而惨，嗽过额上多汗，哽气长出，乳食减少，致脾虚而胃亦虚，宜其有吐，投茯苓厚朴汤（吐）及藿香饮（不乳食），次温脾润肺，理中汤（吐泻）加杏仁、北五味子，水煎服。盖此药补脾而益肺，藉土气以生金，则自愈矣。或嗽而颊红有紫黯色，于理中汤内再加干姜为用，亦良法也。有脾虚亦能作嗽，当投补剂，用醒脾散（慢惊）、茯苓厚朴汤（吐），令脾气实，然后间以清肺饮煎服，疏解肺经风寒，及藿香饮助脾养胃，亦救子益母之法也。有一证咳嗽至极时，顿呕吐乳食与痰俱出，尽方少定，此名风痰壅盛，肝木克脾土，宜以白附饮（吐）投之即效。

薛氏法 若咳嗽流涕，外邪伤肺也，先用参苏饮。喘嗽面赤，心火刑肺也，用人参平肺散及六味地黄丸（肾）。嗽而吐青绿水，肝木乘脾也，用异功散加柴胡、桔梗。嗽而吐痰乳，脾肺气伤也，用六君子加桔梗。若嗽唾脓痰者，热蕴于肺而成肺痈也，用桔梗汤。凡风邪外伤，法当表散而实腠理，其用下药，非邪传于内及胃有实热者，不宜轻用。面色白，脉短涩者，肺之本证也，易治。面色赤，脉洪数者，火刑金也，难治。

发　表

麻黄汤　治太阳证头疼发热，身痛恶风，无汗喘满，脉浮紧，八九日不解，当发汗，汗已，烦闷瞑目者，必衄，衄乃解，所以然者，阳气重故也。

甘草半两　麻黄去节，一两半　桂枝一两　杏仁去皮，三十五个

上每服三钱，水煎。

三拗汤　治感冒风邪，鼻塞声重，语音不出，或伤风头疼目眩，四肢拘倦，咳嗽多痰，胸满气短。

麻黄不去节　杏仁不去皮　尖甘草生用，各等份

上锉散。每服三钱，水一盏，生姜三片，煎至六分，去滓温服，取汗为度。一方，加荆芥、桔梗。嗽甚，加五味子、细辛各减半。又方，麻黄去节，杏仁去皮尖，甘草炙，名三和汤，治喘嗽尤妙。加减在乎活法，有热加前胡，伤风加荆芥，有痰加半夏。

加减三拗汤

麻黄去根节，水煮，去沫，焙干，三钱　桂枝二钱　杏仁去皮尖，炒黄，另研如膏，七个　甘草炙，一钱

上为粗末，入杏膏拌匀。每服一钱，水六分，煎至四分，去滓，温服无时，以汗出为度，量大小加减。若自汗者，不宜服之。

五拗汤　治感风湿及形寒饮冷，痰嗽咳逆，连声不已。

麻黄不去根节　杏仁不去皮尖　荆芥不去梗　桔梗蜜水拌，炒，各五钱　甘草二钱半

上每服二钱，水一盏，煎至七分，无时温服。

百部丸　治小儿肺寒壅嗽，微喘有痰。

百部炒　麻黄去节，各三两　杏仁去皮尖，微炒，研入，四十枚

上为末，煮熟枣子，丸如皂子大。温水下二三丸，无时，日三四服。此本方也，仲景加松子仁五十个，蜜丸，更加胡桃肉，含化大妙。一方加甘草二钱。

九宝饮　治小儿嗽，是肺脏感寒，须表散，却服嗽药。

麻黄去节　薄荷　大腹皮　紫苏各半两　陈皮　杏仁去皮尖　桑白皮炙　肉桂　枳壳各二钱半　甘草一钱半

上锉散。每服二钱，生姜、乌梅煎服。冷证，去薄荷。热证，去陈皮、桂。

华盖散　治肺感寒邪，咳嗽上气，胸膈烦闷，项背拘急，声重鼻塞，头目昏眩，痰气不利。

麻黄去节　紫苏子隔纸炒　桑白皮蜜炙　杏仁去皮尖，炒　赤茯苓去皮　陈橘皮去白，各半两　甘草炙，二钱

上锉散。每服二钱，水半盏，煎至三分，去滓，量大小加减，食后温服。

金沸草散　治伤风化痰，头目昏痛，颈项强急，往来寒热，肢体烦疼，胸膈满，痰涎不利，咳嗽喘满，涕唾稠黏，及治时行寒疫，壮热恶风。

荆芥四两　前胡去芦　麻黄去节　旋覆花各三两　甘草炙　半夏汤洗七次，姜汁浸　赤芍药各一两

上锉散。每服二钱，水一盏，生姜三片，枣一枚，同煎六分，去滓温服，不拘时。有寒邪则汗出嗽甚，加杏仁、五味子。

麦煎散　治小儿夹惊伤寒，吐逆壮热，表里不解，气粗喘急，面赤自汗，或狂语惊叫，或不语无汗，及瘾疹遍身赤痒，往来潮热，时行麻痘疹子，余毒未尽，浑身浮肿，痰涎咳嗽，或变急慢惊风，手足搐搦，眼目上视，及伤风头疼，并治之。

滑石　地骨皮　赤芍药　石膏　白茯苓　杏仁　知母　甘草　葶苈子炒　人参各半两　麻黄去节，一两半

上为末。每服一钱，麦子煎汤调下。如初生牙儿感冒风冷，鼻塞身热，喷嚏多嚏，每一字，用麦子煎汤调下。一方，去地骨皮、滑石，加羌活、川芎、薄荷煎汤调下。

小青龙汤 治伤寒表不解，恶寒体热，水停心下，干呕发热而嗽，或渴或利，小便不利，或噎，小腹满喘。

麻黄去皮，微利者去麻黄，加荛花如弹子大，炒令赤色，若噎者去麻黄，加附子半钱炮，若小便不利者加茯苓一两，若喘者去麻黄，加杏仁（去皮尖）、赤芍药、半夏（泡），若渴者，去半夏加栝楼根、细辛、干姜（炮）、肉桂（去粗皮）、甘草各七钱半、五味子半两。

上锉散。每服三钱，水一盏，煎七分，去滓，加减服。

清肺饮 治肺受风邪客热，嗽声不断，气促喘闷，痰壅鼻塞，流涕失音，及解时行疹毒痘疮，涎多咳嗽，咽痛烦渴。

柴胡净洗，二两　人参去芦，半两　杏仁汤泡，去皮尖　桔梗锉，炒　赤芍药　荆芥　枳壳去穰，麸炒　微黄　桑白皮锉，炒　北五味子　麻黄去节，汤泡滤过，锉，焙　半夏汤煮透，滤，仍锉，焙干，各一两　旋覆花五钱　甘草一两半

上锉。每服二钱，水一盏，姜二片，葱一根，煎七分，无时温服。或入薄荷同煎。

解表散 主伤风感冷，咳嗽痰喘，呕吐泻利，惊悸，有热证在表里，并宜可投。

麻黄制法同上　杏仁汤泡去皮尖　赤茯苓去皮，各一两　川芎　防风去芦　枳壳制法同上，各一两半　甘草半生半炙，七钱半

上锉。每二钱，水一盏，姜二片，葱白一茎，煎七分，温服无时。有热，入薄荷同煎。

和解汤 治小儿四时感冒寒邪，壮热烦躁，鼻塞多涕，惊悸自汗，肢体疼痛。及疮疹已发未发，皆可服。

羌活　防风　人参　川芎各一两　干葛　升麻　甘草　芍药各半两

上锉散。每服三钱，姜枣煎服。加荆芥。无汗，加麻黄；咳嗽者，加杏仁、五味子、桔梗。

攻　里

钱氏葶苈丸　治乳食冲脾，伤风咳嗽，面赤痰盛，身热喘促。

甜葶苈去土，隔纸微炒　黑牵牛微炒　杏仁去皮尖，炒，另研如膏　汉防己各一两

上为末，研入杏膏拌匀，蒸陈枣肉和，再捣为剂，丸如麻子大。每服五丸至七丸，淡生姜汤下，乳食后，或临夜服，量儿大小加减。

洁古人参荆芥散　治身热痰嗽，胸膈不利，宜下痰去热。

人参半两　荆芥穗一两　大黄二钱

上为细末，水煎，调槟榔、木香，细末五分，轻粉一字，乳后服。如身热潮热，宜服清凉饮子去大黄，三服之后，一二日，却入大黄服之，令疏利则愈，不可便动脏腑。

褊银丸　治风涎膈实上热，及乳食不消，腹胀喘粗。

巴豆去油膜皮心，细研，半两　水银五钱　黑铅同水银炒结沙，二钱半　麝香另研，五分　好墨火烧醋焠，研，八钱

上将巴豆末并墨再研匀，和入砂子麝香，陈米粥和丸，如绿豆大，捻褊。一岁儿一丸，三二岁二三丸，五岁以上五六丸，煎薄荷汤，放冷送下，不得化破，更量虚实加减，并食后服。虚人先以益黄散，实脾后，以此方下之，下后补肺。

凉　剂

泻肺汤　主伤风后五心烦热，咳嗽喘促，唇红颊赤，发渴引饮。

桑白皮锉，炒　地骨皮净洗，焙干，各一两　甘草炙，三钱

上㕮咀。每服二钱，水一盏，粳米百粒，煎七分，食后、临卧温服，或不拘时。

圣惠天门冬散 治小儿心胸烦闷，体热咳嗽。

天门冬去心，焙桑根白皮锉 赤茯苓 柴胡去苗 百合 紫菀洗，去苗土 蓝叶 甘草炙微赤，锉，以上各半两

上件捣，罗为散。每服一钱，以水一小盏，入生姜少许，煎至五分，去滓，量儿大小，以意分减温服。

圣惠百部散 治小儿咳嗽烦热，令乳母服。

百部 贝母煨微黄 紫菀洗去苗土 葛根锉，各一两 石膏二两

上件捣，罗为散。每服三钱，以水一小盏，入竹叶二七片，煎至六分，去滓，每于食后服。令儿饮乳甚佳。

黄芩散 治小儿嗽。

黄芩不拘多少，用童子小便浸三日，取出，锉碎，焙干

上为细末。每服一字或半钱，白汤少许调下，乳食后服。

柴胡石膏汤 治时行瘟疫，壮热恶风，头疼体疼鼻塞，心胸烦满，寒热往来，咳嗽涕唾稠黏。

桑白皮 黄芩各三钱半 升麻二钱半 石膏 前胡 赤芍药 干葛 柴胡各五钱 荆芥穗三钱

上为末。每服一二钱，姜二片，淡豉十粒，水煎。

温　　剂

张涣养肺汤 温养脾胃。

紫菀洗去土，焙干 半夏汤洗七遍 款冬花 真阿胶炙，各一两 人参去芦 桂心各半两

上件捣，罗为细末，每服一钱，水一小盏，入生姜二片，糯米五粒，煎至五分，去滓放温，时时服。

菖蒲煎 治肺中风邪，喘鸣肩息。

石菖蒲一寸九节者　款冬花　紫菀去土，洗，焙干　人参去芦　桂心各一两

上件捣，罗为细末，炼蜜同石臼中捣一二百下，和如皂子大。每服一粒，煎糯米饮化下。

木香半夏丹　治胃寒咳嗽。

木香　半夏汤洗七次，焙干　肉豆蔻各一两　藿香叶　丁香　白术各半两

上件捣，罗为细末，取生姜自然汁和，如黍米大。每服十粒，煎人参汤下，量儿大小加减。

顺肺汤　治心肺不利咳嗽。

紫苏叶　半夏汤洗七遍，焙，各一两　五味子　款冬花　陈橘皮汤浸，去白　桂心　木香各半两

上件捣，罗为细末，每服一钱，水八分，入生姜、人参各少许，煎四分，去滓温服。

平　剂

圣惠陈橘皮散　治小儿咳嗽，胸中满闷，不欲乳食。

陈橘皮汤浸，去白，焙　桔梗去芦　鸡苏　杏仁汤浸，去皮尖，麸炒微黄　人参去芦，各一分　贝母煨微黄，半两

上件捣，罗为粗散，每服一钱，以水一小盏，入灯心十茎，煎至五分，去滓温服，日三四服，量儿大小，以意加减。

麦门冬煎　治小儿咳嗽壮热，胸膈壅滞。

麦门冬去心，一两　生姜半两，取汁　酥蜜各二合　杏仁汤浸，去皮尖双仁，二两

上件药，先以水一大盏煎麦门冬及杏仁至四分，入砂盆内研，绞

取汁，却入银器中，次纳生姜汁，以慢火熬成膏，收于瓷器中。每服以清粥饮调下半茶匙，日三服，夜一服，量儿大小，以意加减。

茅先生奶豆膏

栝楼穰　蜜各半盏　人参　铅白霜各半两　陈槐花一分　栝楼子百二十枚

上将栝楼穰及蜜炼成膏，入诸药末同为膏。每服一大黄豆大，用杏仁煎汤调服。

注唇膏　治小儿诸般咳嗽。

郁金三个大者，锉细，用生姜汁浸一宿　白僵蚕直者，七条　铅白霜研，半钱　脑子一字

上件，为细末，炼蜜为膏。用绿豆大注孩儿唇上，二三岁桐子大，十岁以上皂子大，薄荷生姜汤化下。

蜜瓜膏　治小儿嗽。

瓜蒌皮不拘多少，用蜜涂，慢火上炙焦赤色

上为末，每服一钱，蜜调成膏。时时抹儿口内。

生犀散　治咳嗽，解时气痰逆喘满，心松怔惊悸，风热。

杏仁去皮尖，炒　桔梗各二钱　茯苓　甘草　人参　半夏各一钱　五味子　前胡各一钱半

上锉散。生姜、薄荷煎服。有热加羌活，或加麻黄、细辛。

保肺汤　治肺胃受风热，痰盛咳嗽，喘吐不止，及治久嗽不愈。

山药　白茯苓　紫苏叶　黄芩　防风　杏仁去皮尖，麸炒　五味子　桔梗　百部各六分　藿香　百合各五分　白僵蚕去丝嘴，炒，二钱

上水煎，食后服。

天麻防风丸　治惊风咳嗽，身体壮热，多睡惊悸，手足抽掣，精神昏愦，痰涎不利，及风邪温热。

天麻　防风　人参　辰砂　雄黄　麝香　甘草炙，各钱半　全蝎

炒　僵蚕炒，各半两　牛黄少许　一方有牛胆南星，无麝香。

上为末，炼蜜丸桐子大。每服一二丸，薄荷汤下。

下　气

紫苏子散　治小儿咳逆上气，因乳哺无度，内挟风冷，伤于肺气；或小儿啼气未定，与乳饮之，与气相逆，气不得下。

紫苏子　诃子去核　杏仁去皮尖，炒　萝卜子炒　木香　人参去芦，各三两　青皮　甘草炒，各一两半

上为细末。每服二钱，水一盏，生姜三片，煎至五分，去滓，不拘时服，量儿加减。

《肘后》疗小儿咳嗽方

紫菀六分　贝母二分　款冬花一分

上捣为散。每服如豆大，着乳头上；令儿和乳咽之，日三四。乳母忌食大咸醋物。《圣惠》用清粥饮调一字。

张涣马兜铃丹　治小儿肺壅咳嗽，大便不利。

马兜铃　紫苏子　人参去芦头，各一两　款冬花　木香并为细末，各半两　杏仁汤浸，去皮尖，另细研，七钱半

上件，同拌匀，炼蜜和，如黍米大。每服十粒，煎生姜汤下，量儿大小加减。

化　痰

人参半夏丹　消痰饮，止嗽。

人参去芦　半夏汤洗七遍，焙干　白术　川面姜　天南星微炮，各一两

上件捣，罗为细末，取生姜汁打面糊和，如黍米大。每服十粒，煎生姜汤下。月内百晬婴儿如针头大，沾在乳头上，令儿吮之。

贝母汤　治肺中风，咳嗽喘满。

贝母炒黄色　半夏白矾汤洗七遍，焙干，各一两　干姜　麻黄去根节　款冬花　甘草炙，各半两

上件捣，罗为细末，每服一钱，水一小盏，入生姜三片，杏仁二粒去皮尖，同煎至五分，去滓温服。

补　　虚

洁古黄芪汤　治小儿咳嗽喘逆，身热鼻干燥者，是热入肺经，为客热，呷呀有声。

黄芪二两　人参二钱半　地骨皮五钱　桑白皮三钱　甘草二钱半

上㕮咀。水煎。放温，频频服之。

海藏加味四君子汤　治涎嗽。

人参　白术　白茯苓　甘草　杏仁　桑白皮各等份　半夏曲减半

水煎服。

又治咳嗽，用四君子末，煎紫苏汤调下。

张涣蝉壳汤　治肺气不利病。

蝉壳微炒　五味子汤洗七次，焙干　人参去芦，各一两　陈橘皮汤浸，去白，焙干　甘草炙，各半两

上件捣，罗为细末。每服半钱，煎生姜汤调下。

白术五味汤　治咳逆气逆上喘。

五味子　白术　丁香　人参去芦头　款冬花各半两　细辛去土，一分

上件捣，罗为细末。每服一钱，水八分，入生姜三片，煎至四分，去滓放温，令时时呷之。

人参平肺散　治心火克肺，咳嗽喘呕，痰涎壅盛，胸膈痞满。

人参　橘红　甘草炙　地骨皮各五分　茯苓　知母炒，各七分　五味子炒　天门冬去心　青皮各四分　桑白皮炒，一钱

上，每服一二钱，水煎。

收　涩

细辛五味子汤　治肺经不足，胃气怯弱，或冒风邪，或停寒有饮，咳嗽倚息，不得安卧，胸满短气，干呕作热，嗽唾结痰，或吐涎沫，头目昏眩，身体疼重，语声不出，痛引胸胁，不问新久，并宜服之。

细辛去苗土　半夏汤泡，各一两　罂粟壳去带盖，炒　五味子各三两　乌梅去核　甘草炙，各一两半　桑白皮炒，六钱

上锉散。每服二钱，水一盏，生姜五片，煎至六分，去滓温服。

分　经

黄芩半夏生姜汤　治胆腑咳呕苦水若胆汁。

黄芩　生姜各一钱　甘草炙　芍药各六分　大枣二个　半夏一钱五分

上，水煎服。

甘桔汤　治心脏咳，咳而喉中如梗，甚则咽肿喉痹。

粉草　苦梗各一钱

上，水煎，食后服。

芍药甘草汤　治小肠腑咳，咳而失气。

芍药　甘草炙，各一钱

上，水煎服。

升麻汤　治脾脏咳，咳而右胁下痛，痛引肩背，甚则不可以动，动则咳涎。

乌梅丸　治胃腑咳，咳而呕，呕甚则长虫出。

乌梅三十个　细辛　附子制　桂枝　人参　黄柏各六钱　干姜　黄连各一两　当归　蜀椒各四两

上为末，用酒浸乌梅一宿，去核蒸之，与米饭捣和，丸如桐子大。每服十丸，白汤下。

赤石脂禹余粮汤　治大肠咳，咳而遗屎。

赤石脂　禹余粮各二两

上并打碎，每服二钱，水煎。

麻黄附子细辛汤　治肾脏咳，咳则腰背相引而痛，甚则咳涎。又治寒邪犯齿，致脑齿痛，宜急用之，缓则不救。

麻黄　细辛各二钱　附子一钱

上，每服一钱，水煎。

茯苓甘草汤　治膀胱咳，咳而遗溺。

茯苓二钱　桂枝二钱半　生姜五大片

上，每服二钱，水煎。

百晬内嗽

此名乳嗽，实难调理，亦恶证也，当审虚实而施治焉，实者散之，虚者补之。其证气粗痰盛，口疮眼热，发散后，可利之，比金圆（惊痫）等药主之，散其实也。其证呕吐，嗽后惊悸，困倦自汗者，当用补肺散、益黄散、天麻散补其虚也。大抵治惊嗽，琥珀散主之。天麻圆乃要药也，用天麻、蝉蜕、僵蚕、人参、川芎、甘草、硼砂、天竺黄、胆制南星、白附子、坯、雄黄、金箔末之，炼蜜圆如鸡头大，金箔为衣，每服一圆，薄荷汤化下，治未满百晬，咳嗽不止，远胜诸药。

〔曾〕百日内婴孩，偶咳嗽痰壅，睡中不宁，亦因产后感风而得，但不可过用发散之剂，先以解表散（见前）一二服，次投贝母汤及惺惺散治。

〔薛〕若脾胃内热者用抱龙丸（惊）。风邪外感者用惺惺散（痘初热）。痰热既去，而气粗痰盛，或流涎者，脾肺气虚也，用异功散（吐泻）加桔梗。口疮眼热，大便坚实者用三黄丸（里热）。大便不实者用白术散（渴）。若呕吐不乳，困倦自汗，或自利腹胀者，脾胃气虚也，用六君子（吐泻）加柴胡。若惊悸困倦，痰盛不乳者，心脾血虚也，四君（吐泻）加芎、归、酸枣仁。或因乳母食五辛厚味，致儿为患者，仍参喘嗽诸证。

补肺散 又名阿胶散。治小儿久患咳嗽，气急有痰，恶心喘虚。（见前）

天麻散 治婴儿咳嗽有痰，气壅面红。

南星水浸（春秋五日、冬七日、夏三日），半两　天麻三钱　辰砂一钱　麝香一字

上为末。每服一字，用杏仁汤调下，人参汤亦可。

天麻圆 治小儿未满百晬，咳嗽不止，名曰乳嗽。

天麻　蝉蜕　僵蚕　人参各一钱　川芎一钱半　甘草二钱　硼砂半钱　辰砂　天竺黄　牛胆南星各二钱　白附子　坯　雄黄各一钱　金箔五片

上为末，炼蜜圆如芡实大，金箔为衣。每服一圆，薄荷汤化下。

琥珀散 治急慢惊风，涎潮昏冒，目瞪惊搐，内钓腹痛，或惊痫时发。

辰砂一钱半　琥珀　牛黄　僵蚕炒，去丝嘴　牛胆南星　全蝎　白附子　代赭石　天麻　乳香　蝉壳各一钱

上为末。每服一二分，白汤调下。

贝母汤 主百日内婴孩，咳嗽有痰。

贝母一两　甘草半炙半生，二钱

上件锉焙为末。每服一字或半钱，用陈米煎汤，空心调服。痰盛，淡姜汤调下。

惺惺散 主伤风伤寒，痰嗽咳逆，理虚和气，宁心清肌，止啼去烦，利咽解失音。

人参去芦，半两　桔梗锉，炒　白茯苓去皮　白术　天花粉各一两　细辛去叶，二钱　防风去芦　川芎　南星生用，各二钱半　甘草半生半炙，七钱

上件㕮咀。每服二钱，水一盏，姜二片，薄荷三叶，慢火煎七分，无时温服。

《外台·小品》疗少小十日以上至五十日卒得暴咳，吐乳呕逆，昼夜不得息。

四物汤

桔梗　紫菀各三分　甘草炙，一分　麦门冬去心，七分

上药切，以水一升，煮取六合，去滓。分五服，以瘥为度。《千金》有桂心，无桔梗，以水二升，煮取一升，以绵着汤中，捉绵滴儿口中，昼夜四五过，节哺乳。

张涣雄黄膏 治月里儿咳嗽，并三岁以下皆可服。

雄黄细研，一钱　杏仁去皮尖，七粒　半夏童子小便浸一宿，切作片子，焙干，为末，七个

上一处研匀，用生姜自然汁半两，蜜半两，一处入药末于罐子内重汤中熬，用柳枝子搅成膏。每服一皂子大，涂奶头，与儿吮，或糯米饮调下。

赵氏治小儿未晬咳嗽方

白僵蚕直者

上，为细末，涂少许奶头上，令儿吃，立效。

嗽 脓 血

钱氏曰：有喘而咯脓血者，乃肺热，食后服甘桔汤。久嗽者，肺亡津液，阿胶散主之（即补肺散，见前）。咳而痰实，不甚喘，而面赤饮水者，褊银丸下之。段斋郎子四岁，病嗽，身热吐痰，数日而咯血。前医以桔梗汤及防己丸治之，不愈，涎上攻，吐喘不止，请钱氏，下褊银丸一大服，复以补肺汤、补肺散治之。或问段氏子咯血肺虚，何以下之。钱曰：肺虽咯血，有热故也，久则虚痿，今涎上潮而吐，当下其涎，若不，吐涎则不甚便，盖吐涎能虚，又生惊也，痰实上攻，亦能发搐，故依法只宜先下痰而后补脾肺，必涎止而吐愈，为顺治也。若先补其肺为逆耳。此所谓识病之轻重，先后为治也。

甘桔散

桔梗米泔浸一宿，焙干　甘草炒，各二两

上为细末，每服一大钱，水一大盏，入阿胶半两，炮，煎至五分，食后温服。

甘桔汤　仲景少阴咽痛药也。孙真人治肺痈吐脓血，用生甘草加减二十余条。

王氏手集解肌丸　治外搏风邪，内挟痰饮，寒热往来，烦渴颊赤，心忪减食，热在上焦，咳嗽有血方。

防风　地骨皮各一分

上件，烧砂糖为丸。每服一丸，食后，煎紫苏汤下。

团参丸　治嗽血。

阿胶　皂子黄　人参各半两

上除胶，为细末，汤少许，烊胶和鸡头大，白汤化下。

朱氏鸡清散 治咳嗽出血，下涎。

郁金用皂荚浆水一盏，或酸菜汁亦得，煮干为度，半两　滑石生，半两　雄黄醋煮，半干用，半两

上为细末，每服一字。常服，薄荷汤调下。止嗽，螺粉水下。嗽血，鸡子清调下。

嗽 声 不 出

圣惠杏仁煎 治小儿咳嗽声不出。

杏仁汤浸，去皮尖，入水一大盏，研滤取汁，二两　酥　蜜各一合

上件药，先以杏仁汁于铛中，以重汤煮，减去半，入酥蜜，又汤煮二十沸，却入贝母、紫菀末各一分，甘草末半分，更煎，搅如饧，收瓷器中。每服，以清粥饮下半钱，日三服，夜一服。嗽止为度，量儿大小加减。

又方

贝母煨，半两　牛黄细研，一钱　甘草炙，一分

上件药捣，细罗为散，每服以温水调下半钱，日三四服，量儿大小加减。

又方

麦门冬去心，焙　杏仁去皮尖，麸炒黄　甘草炙　贝母煨　款冬花各一分　紫菀去土，半两

上件药捣，细罗为散。每服以乳汁调下半钱，日三四服，量儿大小加减以意。

又方

杏仁去皮尖双仁，以水一中盏，研绞取汁，一两　紫菀末，半两

上以杏仁汁并紫菀末，入蜜一合，同煎如膏。每服以清粥饮调下

半茶匙，量儿大小加减。

惊 膈 嗽

小儿患惊风，惊止而嗽作，谓之惊膈嗽。茅先生金杏丸、匀气散与服。

金杏丸

杏仁去皮尖　甜葶苈　汉防己　马兜铃去皮

上等份为末，用蜜为丸小豆大。每服十丸，用麦门冬熟水吞下。

匀气散

桔梗去芦头，净洗，干，五两　甘草二两　缩砂仁茴香洗　陈橘皮各一两
白姜一分

上为末。每服半钱一钱，用霜木瓜煎汤调下，如无，即用紫苏、盐煎汤下。

久 嗽

圣惠瓜蒌煎　治小儿久嗽不止，心神烦闷。

瓜蒌熟者，去仁，以童子小便一升相和，研绞取，一颗　汁酥一两　甘草生，为末，一分　蜜二两

上件药，以银锅子中慢火煎如稀饧。每服以清粥饮调下半钱，日四五服，量儿大小加减。

不灰木散　治小儿嗽久不止。

不灰木牛粪火烧通赤　贝母煨令黄　甘草炙微赤，各半两

上件药捣，粗罗为散。每用一钱，以新汲水一小盏，点生油一二滴，打令散，煎至五分，去滓，分温二服，日四服，量儿大小加减。

桑白皮煎　治小儿经时不瘥，及伤肺见血。

桑根白皮东引者，切，五合　白狗肺切，一具　甘草　茯苓　升麻　贝母各十二分　芍药　杏仁炒，各十分　李根白皮切，四分　款冬花　麦门冬去心，各六分　黄芩十一分　淡竹青皮八分　蜜　地黄汁各一升

上以水一斗，煮及三升，去滓，下杏膏、地黄汁、蜜，微火上煎，不住搅，至二升三合，绵滤绞。二三岁儿一合，温服之，日进三服，夜三合。

知母散　治大人小儿久嗽不止，痰吐喘闷气噎。

知母　贝母　柴胡　黄芪炙　紫菀洗　马兜铃　杏仁研，去皮尖　半夏白矾水煮干为度　桑白皮炙　白矾研　款冬花各等份

上为细末，每服一钱，水七分盏，同煎三分，去滓时时服。或生姜自然汁煮糊为丸，每服五七丸，生姜汤下。

贝母散　治小儿久咳嗽，气急。

贝母煨　杏仁去皮，炒　麦门冬去心　款冬花各一分　紫菀半两

上为末，用乳汁调下半钱。

（《证治准绳·幼科》）

王肯堂

幼科喘证准绳

王肯堂（1549~1613），字宇泰，明代医家

《素问·通评虚实论篇》：帝曰：乳子中风热，喘鸣肩息者，脉何如？岐伯曰：喘鸣肩息者，脉实大也，缓则生，急则死。

〔曾〕小儿喘疾，重于咳嗽，然有虚实冷热之分，不可概举。实热者，投清肺饮（嗽）加五和汤（里热），水姜葱煎，及泻肺汤（嗽）、碧玉丸为治。经云：喘急多因气有余，盖肺主气故也。虚冷者，投枳实汤水姜煎，并如意膏、补肺散、坎离汤自效。此肺虚感风，气不升降，致有是证。及用定喘饮常验，不拘冷热，皆可服。涎壅失音，二圣散主之。

〔薛〕喘急之证，有因暴惊触心者，有因寒邪壅盛者，有因风邪外客者，有因食咸酸痰滞者，有因膏粱积热熏蒸清道者。然喘与气急有轻重之别，喘则欲言不能，隘于胸臆，气急但息短心神迷闷耳。治法：因惊者，用雄朱化痰定喘丸，佐以天麻定喘饮。寒伤肺气者，用小青龙汤。风邪伤肺者，用三拗汤加减之。食咸酸伤肺者，啖以生豆腐。热伤肺气者，当凉肺定喘。哮喘喉声如锯者，梅花饮兼用半夏丸。前证多因脾肺气虚，腠理不密，外邪所乘，真气虚而邪气实者为多。若已发，则散邪为主，未发则补脾为主。设概攻其邪，则损真气，迳补其肺，则益其邪。凡喘嗽之证，若小便不利，则必生胀，胀

则必生喘。要分标本先后，先喘而后胀者主于肺，先胀而后喘者主于脾。盖肺金司降，外主皮毛，肺朝百脉，通调水道，下输膀胱，肺既受邪，则失降下之令，故小便渐短，致水溢皮肤而生胀满，此则喘为本而胀为标也，治当清金降火为主，而行水次之。脾土恶湿，而主肌肉，土能克水，若脾土受伤，不能制水，则水湿妄行，浸渍肌肉，水既上溢，则邪反侵肺，气不能降而生喘矣，此则胀为本而喘为标也，治当实脾行水为主，而清金次之。苟肺证而用燥脾之药，则金燥而喘愈甚，脾病而用清金之药，则脾寒而胀益增。观其证，若中气虚弱者，用六君子汤；中气虚寒者，前方加炮姜；郁结气滞者，用归脾汤加柴胡、山栀；肝木克脾土者，用六君、柴胡、山栀；肺气壅滞者，用紫苏饮加白术；食郁壅滞者，用养胃汤加木香；肺中伏热，水不能生而喘者，用黄芩清肺饮及五淋散；脾肺虚弱不能通调水道者，用补中益气汤及六味丸；膏粱厚味脾肺积热而喘者，用清胃散及滋肾丸；心火刑金不能生水者，用人参平肺散，亦用滋肾丸；肾水亏，虚火烁金，小便不利者，用六味丸及补中益气汤；肝木乘脾不能相制而喘者，用六君、柴胡、升麻；脾胃虚寒脐凸腹胀者，用八味地黄丸；脾肾虚寒，不能摄水如蛊胀者，用加减肾气丸；凡亏损足三阴而致喘胀，或二便不调，及牵引作痛者，俱用六味、八味、加减肾气等丸治之。仍参伤风咳嗽证。

钱氏论肺盛复有风冷云：胸满短气，气急喘嗽上气，当先散肺，后发散风冷。散肺，泻白散（肺）；发散风冷，大青膏主之（吐泻）。肺只伤寒，则不胸满。洁古云：肺实，则喘而气盛，泻白散。

泻白散（肺）。清肺饮（嗽）。五和汤（里热）。

碧玉丸 治痰嗽气喘胸满，饮食减少，睡不得宁，烦躁有热。

青黛 明白矾生用 天南星生用 滑石各二钱半 轻粉五十帖 全蝎去尖毒，十五尾 巴豆去壳膜心，存油，碎切，入乳钵极细杵，四十九粒上除轻粉、巴豆外，余五味，或晒或焙，为末，仍入前二味，同在乳钵杵匀，姜汁煮糯米粉为糊，丸粟壳大。每服七丸至九丸，或十一丸，用淡姜汤空心投，热甚者，薄荷汤下，或不拘时。

钱氏论肺藏怯云：唇白色，当补肺，阿胶散主之。若闷乱气粗，喘促哽气者难治，肺虚损故也。脾肺病久则虚而唇白，脾者肺之母也，母子皆虚，不能相营，故名曰怯，肺主唇，唇白而泽者吉，白如枯骨者死。

补肺散 治久患咳嗽，肺虚气促，有痰恶心。

阿胶锉，炒，一两半 白茯苓 马兜铃去老梗 糯米各半两 杏仁汤泡，去皮尖，二十一粒 甘草炙，四钱

上锉。每服二钱，水一盏，煎七分，无时温服。

坎离汤 治虚喘昼轻夜重，食减神昏。

荜澄茄 石菖蒲各一钱 白术 白茯苓去皮 南木香各二钱 甘草炙 半夏汤煮透，滤，仍锉，焙干 紫苏子略炒，杵碎，各四钱

上锉。每二钱，水一盏，煎七分，温服无时。

圣惠杏仁煎 治小儿咳嗽，心烦喘粗。

杏仁汤浸，去皮尖双仁，麸炒微黄 天门冬去心 寒食面各一两 蜜 酥各一合 生地黄汁一大盏 贝母微炒，半两

上件，煎贝母及天门冬至五分，便研，绞取汁，入杏仁膏等同熬如稀饧。每服，用温水调下半钱，量儿大小，以意加减。

八味理中丸 治小儿心肺不和，息数脉急，上下不升降，中膈痞满，郁隘胸臆，坐卧烦闷，神情不乐，饮食不下。

人参 甘草炙 白术 干姜 枳实制炒 白茯苓 五味子去梗 桑白皮去赤皮，各等份

上为细末，炼蜜为丸，小指头大。每服一丸，淡豆豉五粒，水一小盏，煎至半，去豉，通口服，不拘时候。

张涣蝉壳汤　治小儿肺气不利病。

蝉壳微炒　五味子汤洗七次，焙干　人参去芦，各一两　陈橘皮汤浸，去白，焙干　甘草炙，各半两

上件捣，罗为细末。每服半钱，煎生姜汤调下。

白术五味汤　治小儿咳嗽气逆上喘。

五味子　白术　丁香　人参去芦头　款冬花各半两　细辛去土，一分

上件捣，罗为细末。每服一钱，水八分，入生姜三片，煎至四分，去滓放温，令时时呷之。

聚宝方平气散　治小儿气不和，定喘和气，补虚思食。

人参　白茯苓　百合　甘草炙　白术　桔梗各等份

上六味，为末。每服一钱，水八分，生姜少许，同煎至五分，温服。

（《证治准绳》）

夏 鼎

咳 嗽 铁 镜

夏鼎（1635~1715），字禹铸，清代儿科医家

夏禹铸曰：前书只说风寒暑湿燥火，六淫之邪气侵肺，皆令人嗽。又曰：五脏六腑皆有嗽，非独在肺。此仅言咳嗽之大纲，卒未透发。六淫侵肺之颜色，与脏腑俱嗽之故，余忆其故，必从大方脉书上采来，惟照脉论症，故不说到六淫侵肺的颜色，亦未分疏脏腑致嗽的根由，即言一一形症，俱属模糊。予把六淫侵肺，脏腑皆嗽这八个字上，一一体出形色，历药不爽。

若风寒湿三邪侵肺，其候面白而畏风，烧热而无汗，或头痛，或鼻流清涕、唇色晦暗、痰涎白色或滑而易出、小便清长，便知为风寒与湿气所侵。宜用疏风顺气汤或清肺饮，去白术加防风便愈。

火侵肺嗽，与火炎无别相同。若燥侵肺嗽，其候头面汗出、寒热往来、皮肤干燥、皮疮瘙痒、大便闭结、痰涎胶黏，治宜润肺清金之剂。用麦冬、贝母、冬花、黄芩、防风、麻仁、甘草、赤芍、陈皮。暑气侵肺而嗽，其候口渴唇淡，治宜香薷、厚朴、扁豆，加冬花、麦冬。

六淫之外，嗽又有五：一顺传，一逆克，一反侮，一隔经传染，一水火不相交济。

顺传之嗽在脾，脾不能生金，金无土养，故嗽。……脾虚肺嗽，

乃一定之理。其候唇口惨白，气弱神疲，小便清短，大便或溏泻，淡淡白色，便知脾嗽。治用六君子汤自愈。

逆克之嗽在心，心火盛，则金被火伤而嗽。试观冶人烁金，火烈而金跃，息火则金安，火克金沸，亦一定之理。其候舌红唇燥，小便赤涩，口气蒸手，便知心火克金。法惟泻心，用贝母、陈皮、甘草、黄连、木通、杏仁、麦冬、五味等份，灯心引，煎服三四剂，自愈。

弱克之嗽在肝，肝有制伏，肝始不旺。如肺弱木强，侮金则肺乃被侮而嗽。肝侮肺嗽，又一定之理。其候目眵口苦，宜用白芍、柴胡、冬花、五味、枳壳、半夏、甘草等份，煎服五剂自愈。

水火不相交济之嗽，由肾水不能上升，则火炎无制，乃上刑肺金而嗽。犹之易之未济，离火居上，坎水居下。水不得火而无功，火不得水而功亦无所施。水火不相交，故不各得其用。若既济，则为有用矣。况五行惟火最烈，岂止嗽耶？其症涕唾带血，甚至血溢。治用滋阴降火汤，二三剂自愈。屡治屡效，案难悉载。

隔经传染之嗽在胃，胃有热因染乎肺而嗽。肺胃各经，顺传不到，逆克不及，又不相侮，胡为亦嗽？乃由胃肺逼邻，胃司食入，肺司气出，出入虽不同途，却共呼吸门户。胃热熏蒸，波及肺窍，所谓失火殃鱼，亡猿灾木者是也。其候唇红口红作渴，气出大热，治用石膏、冬花、麻仁、五味、甘草。

以上诸嗽，如喘，加麦冬、天冬；如咳有声无痰，加杏仁、防风；有声有痰，加半夏、枳壳。

（《幼科铁镜》）

郑重光

痧后阴伤咳泻案

郑重光（1638~1716），字在莘，号素圃，清代医家

员秉干中翰长郎年十三岁，出痧之后，咳泻两月，诸药不效，最后医家竟用二神之破故纸、肉蔻，而咳泻更甚，便令予诊。脉长而数，告曰："此胃热，非脾虚也。必因痧证未用石膏，致余热仍归肺胃，邪热不杀谷，故洞泻，幸热毒未全入肺，赖有洞泻分消其热。若不泻，则咳嗽发热，已成痧劳矣。予以清热为主，热退则泻自止。"遂用苡仁、贝母、瓜蒌、地骨皮、麦冬、知母、桑皮、木通、桔梗、甘草。四剂，反大泻数次而泻减，再十余剂，咳嗽皆愈。治病必求于本。若见病治病，奚有当哉！

（《素圃医案》）

吴 谦

咳嗽心法

吴谦，字六吉，清代医家

寒嗽者，因平素肺虚喜啖生冷，以致寒邪伤肺，发为咳嗽。其症面色㿠白、痰多清稀、鼻流清涕。初宜圣惠橘皮散主之，若日久不愈者，须以补肺阿胶散主之，则气顺痰清而嗽自止矣。

火嗽一症，乃火热熏扰肺金，遂致频频咳嗽、面赤咽干、痰黄气秽、多带稠黏也。便软者，加味泻白散主之；便硬者，凉膈散加桔梗、桑皮煎服，则热退气清而嗽自止矣。

小儿脱衣偶为风冷所乘，肺先受邪，使气上逆冲塞咽膈，发为咳嗽、喷嚏、流涕、鼻塞声重、频唾痰涎。先以参苏饮疏解表邪，再以金沸草散清其痰嗽，若寒邪壅蔽，当以加味华盖散治之，则风邪解而气道通，气道通而咳嗽止矣。

（《医宗金鉴·幼科杂病心法要诀》）

陈复正

咳 嗽 证 治

陈复正（约 1736~1795），字飞霞，清代医家

帝曰：肺之令人咳，何也？岐伯曰：五脏六腑皆令人咳，非独肺也。又曰：邪在肺，则病皮肤痛，寒热，上气喘，汗出，咳动肩背。夫肺为华盖，口鼻相通，息之出入，气之升降，必由之路，故专主气。经曰：形寒饮冷则伤肺。由儿衣太薄，及冷饮之类，伤于寒也。经曰：热伤肺。由儿衣太厚，爱养过温，伤于热也。又曰：皮毛者，肺之合。皮毛先受邪气，邪气得从其合，使气上而不下，逆而不收，充塞咽嗌，故令咳嗽也。

凡有声无痰谓之咳，肺气伤也；有痰无声谓之嗽，脾湿动也；有声有痰谓之咳嗽，初伤于肺，继动脾湿也。在小儿由风寒乳食不慎而致病者，尤多矣。经曰：五脏六腑皆令人咳。然必脏腑各受其邪而与之，要终不离乎肺也。但因痰而嗽者，痰为重，主治在脾；因咳而动痰者，咳为重，主治在肺。以时而言之，清晨咳者，属痰火；午前嗽者，属胃火；午后嗽者，属阴虚；黄昏嗽者，火浮于肺；五更嗽者，食积滞于三焦。肺实者，顿嗽抱首，面赤反食；肺虚者，气逆虚鸣，面白飧泄；肺热者，痰腥而稠，身热喘满，鼻干面红，手捏眉目；肺寒者，嗽多痰清，面白而喘，恶风多涕。故治者各因其虚实寒热而调之，斯无误矣。

因于寒者则气壅喘促，声浊而无汗，鼻塞声重，宜参苏饮微汗之。

咳而气逆，喘嗽，面白有痰。此肺本经病，宜清肺饮。咳甚，葶苈丸微利之。

咳而喉中介介有声，面赤发热心烦，或咽喉痛声哑者，此肺病兼见心证，宜清宁散。咽喉痛，沆瀣丹。

咳而面黄体倦，痰涎壅盛，或吐痰，或吐乳食。此肺病兼见脾证。大抵咳嗽属脾肺者居多，以肺主气，脾主痰故也，宜橘皮汤。

咳而面青多怒，痰涎壅盛而发搐者，盖因咳嗽声不能转，所以瞪目直视。此肺病兼见肝证，宜集成金粟丹。

咳而面色暗黑，久咳而吐痰水。此肺病而兼见肾证，宜六味地黄丸加麦冬、五味。

咳而声不出，口鼻出血者，此气逆血亦逆也。须顺气宁嗽为主，宜人参冬花膏。

咳而久不止，并无他证，乃肺虚也。只宜补脾为主，人参五味子汤。

咳而胸高骨起，其状如龟者，谓之龟胸。此肺热之极，阳火熏蒸而致也，清燥救肺汤。

咳而日久，胸前疼痛，口吐脓血腥臭者，此肺火壅盛，已成痈也，桔梗汤。治不如法，其证多死。

凡咳嗽痰涎壅塞，逆气冲并而作搐者，多难治。故头摇目上视，及闭目呻吟，手足摆舞，肩息胸突，喉中痰鸣，口噤不乳，喘而手足冷，皆死证也。

入方

人参败毒散　此方辛平升散，为咳门第一神方，举世少有知者。凡有咳嗽，无论内伤饮食，外感风寒，夹湿夹毒，不拘男妇大小，胸紧气急，咽痛口苦，痰不相应，即用此方升散之。或感冒重者服此，其咳愈甚，不知者以为药不相符，弃而勿服，不知正是升散之力，佳兆也；再服之，渐次轻减，不拘剂数，只以痰应为度，声响痰出，是其效也。枯燥之人，数剂之后，略加沙参、玉竹、当归、白芍、生地、麦冬之类，以滋其阴，无不愈者。再有叮咛：凡咳嗽初起，切不可误用寒凉及滋阴之药，闭其肺窍，为害不小，但以辛散为先着，俟痰应之后，渐加滋阴则得矣。

官拣参（不用亦可）五七分　芽桔梗一钱二分　正川芎一钱　白云苓一钱　陈枳壳一钱　信前胡一钱　川羌活七分　川独活五分　北柴胡一钱　南薄荷一钱　荆芥穗一钱　北防风一钱　净连翘一钱　甘草炙，五分

生姜一片为引，水煎，半饥服，每日二剂。

参苏饮　治四时感冒，头痛发热，咳嗽痰盛。此方不如前方，用之多不效，姑存之。

官拣参五分　白云苓一钱　陈枳壳一钱　法半夏一钱　信前胡一钱　芽桔梗一钱　老苏叶一钱　粉干葛一钱　真广皮一钱　甘草炙，五分

生姜三片，葱白三寸，水煎，温服，取微汗。

清肺饮　治气逆而咳，面白有痰。

信前胡一钱　北柴胡七分　桑白皮五分　陈枳壳一钱　净知母一钱　川贝母一钱　南薄荷七分　白云苓一钱　白桔梗一钱　金井胶一钱　大麦冬一钱　荆芥穗一钱　甘草炙，五分

水煎，热服。切忌油腻。

葶苈丸　治乳食冲脾，伤风咳嗽，面赤身热，痰多喘嗽。

甜葶苈去土，隔纸略炒　黑牵牛炒　光杏仁去皮、尖，炒黄色，另研　汉防己炒

上药等份为细末，入杏仁泥，和蒸枣肉为丸，绿豆大。每五七丸，姜汤化下，量儿大小加减。

此丸因乳食伤脾痰甚者，及壮实小儿可用之。苟不因乳食所伤，并怯弱者，本方去牵牛，易家苏子等份，炒研为丸。效。

清宁散　治心肺有热而令咳嗽，宜从小便利出。

桑白皮蜜炒　甜葶苈微炒　赤茯苓酒炒　车前子炒　炙甘草减半

上为细末，每服五分，生姜、大枣煎汤调服。

集成沆瀣丹

杭川芎酒洗，九钱　锦庄黄酒洗，九钱　厚黄柏酒炒，九钱　黑牵牛炒，取头末，六钱　薄荷叶四钱五分　粉滑石水飞，六钱　尖槟榔童便洗，晒，七钱五分　陈枳壳麸炒，四钱五分　净连翘除去心隔，取净，六钱　京赤芍炒，六钱

上和匀焙燥，研极细末，炼蜜为丸，如芡实大。

橘皮汤　治咳嗽痰甚呕吐。

法半夏一钱　白云苓一钱　真广皮一钱　旋覆花一钱　北细辛五分　官拣参五分　芽桔梗一钱　陈枳壳一钱　甘草炙，五分　生姜三片　大枣一枚

水煎，徐服。

人参冬花膏　治气逆咳血，痰中见血。

官拣参　天门冬　麦门冬　款冬花　川贝母　桑白皮　金井胶　片枯芩　白当归各一钱　北五味　甘草炙，各五分

上为细末，炼蜜为丸龙眼核大。每一丸，灯心汤下。

人参五味子汤　治久嗽脾虚，中气怯弱，面白唇白，此神方也。

官拣参一钱　漂白术一钱五分　白云苓一钱　北五味五分　杭麦冬一钱　甘草炙，八分　生姜三片　大枣三枚

水煎，温服。

清燥救肺汤　喻嘉言制。治诸气膹郁，诸痿喘呕，皆属肺之燥也。

鲜桑叶经霜者，一钱　甘草炙，一钱　熟石膏一钱二分　官拣参七

分　胡麻仁炒，研，一钱　真阿胶八分　杭麦冬去心，一钱二分　北杏仁泡，去皮、尖，炒黄，七分　枇杷叶刷去毛，蜜涂，炙黄用，一片

水一碗，煎六分，频频分二三次服。痰多，加川贝母、瓜蒌；血虚，加生地黄；热甚，加犀角、羚羊角。

鲜桑叶得金气而柔烂不凋，取之为君；甘草利胃；熟石膏禀清肃之气，极清肺热；官拣参生胃之津，养肺之气。

桔梗汤　治肺痈出脓血。

芽桔梗二钱　白当归一钱　川贝母一钱　瓜蒌皮一钱　汉防己一钱光杏仁五分　陈枳壳一钱　薏苡仁二钱　生黄芪一钱　鲜桑叶一钱　润玄参一钱

用芦根、茅根三钱为引，水煎，热服。

百 晬 嗽 论

凡乳子百日内有痰嗽者，谓之百晬嗽。或出胎暴受风寒，或浴儿为风所袭，或解换裸裳，或出怀喂乳，而风寒得以乘之，此病由外来者。或乳汁过多，吞咽不及而呛者；或啼哭未定，以乳哺之，气逆而嗽者，此病由于内生者。皆能为嗽。第前汗下之剂，难于用之，以其胃气方生，不能胜药故也，故曰百晬嗽难医。然虽曰难医，正未尝曰不医。予之治此，未为不多，其用药之治，有案在后；复有不治之治，更为捷径，而又百治百愈，但须乳母听戒，治之无难。凡遇百晬嗽，先用荆防败毒二小剂，母子同服，服完止药。惟令乳母忌口，凡荤酒油腻、盐醋酸咸、姜椒辛辣、青菜面食之类，一概屏绝，惟用香茶白饭，少佐橘片橙片，以清其乳。虽儿嗽至重者，不过十日八日，得哺清乳，嗽自愈矣。倘不听戒，复不择医，徒然服药，有名无实，竟何益哉！

附　案

　　遂阳明经高君作梅翁，与令弟云轩翁，同于甲寅五月举子。然皆膏粱之禀，胎元怯弱，于七月间，两儿同患百晬嗽。予谓云翁曰：公郎面白唇淡，白眼带青，嗽声连续，痰不相应。此肝风有余，肺气不足，虽有喘嗽，未可以常法治之。设投疏风清肺，适足益燥伤阴，不特嗽不能愈，而证必加重。云翁深以为是，乃投人参五味子汤，其应如响，四剂全瘳。计用人参二钱八分。作翁者，其体更弱，外候面白眼青，自汗多嗽，满头青筋，囟门宽大。因谓之曰：令侄正同此证，已服补脾保肺之剂愈矣。公郎中气更虚，速宜用参，始不费手。适有老妪专挑马牙者，从内阻之，复有医者，从外阻之，力言不可用参，服参则不可治，且云未见百日之儿敢用参者。老妪更嘱其母曰，道翁丸药，切不可服，其中多有人参，服之为害不浅。其母闻之，以为诚然，于是视予药如砒毒矣。作翁因素艰嗣息，莫能主张于予言，似有阳是阴否之意。予见其迟疑不决，亦不敢强，姑听之。此医日一诊视，自七月下旬治起，直至十月初旬，作翁往府考贡，其病愈治愈危，竟至奄奄一缕，而逆证丛生，无可救药。医者束手乏策，老妪缄口无言，皆绝迹不至矣。夫人辈无所倚仗，复恳于予。予叹曰：早听予言，何有今日！乃入诊视，见其面目如蓝，形体惟皮束骨，声哑无音，咳嗽气促，雨汗淋漓，四肢搐搦，逆证全具，毫无生机。因不忍释手，详为审视，惟两目神光尚存。予曰：生机或在是乎！遂以大参一枝、天员五粒，蒸汤与服。初服小半，予以抱之，环步室中，审其呼吸之息，气虽未减，而亦不见其增，即与服完，良久觉气稍顺。予喜曰：得之矣。遂用大参二钱、天员肉七粒，蒸汤服之，竟获大效。是夜汗搐俱止，喘嗽略亦轻减。第苦于人小体弱，即二钱之参汤，亦须一夜方能服完。幸予此时行动匀静，数载未曾设榻，终夕无眠，竟与抱之，昼夜不一释手，醒即予服，服后仍睡。数日之后，则鼾声如雷，睡眠极隐，呼吸极长。予知为气复神归之效。如此者十昼夜，诸证已愈八九，惟形色未复，音声未亮。予曰：功程虽半，未敢暂停，参须倍之。于是每日大参四钱、天员十四粒，如前调理，计前后二十昼夜，共用官拣参六两有零，始奏全绩。于是声音清亮，面色红融，肌肉复生，精神胜旧；今已长成，俨然美丈夫矣，而且聪明持达，经史皆通，他日翱翔，奚能限量！如此之证，如此之治，不特世人未见，医家未闻，即诸书亦所未载。半岁乳子，而用六两之参，起沉疴于万难之日，苟无定识者，未必有成。故拜恳同道，但须认证真确，不必拘泥古方，神而明之，存乎人耳。

或问二证皆百晬嗽，何以前证用药，而后证独用参者何也？曰：有理焉。前证在七月间，正肺金旺时，为风邪冲并，但伤其中气，他脏无涉，故以四君子补脾，生脉散保肺，收其耗散之金，得返清肃之令，中气一回，应手而愈。后证自七月起至于十月，金已退气，正当水旺木相之时，由肾水无源，所以肝木失养，诚母病子伤，故面目俱青，手足搐搦，此非肝强，实肝败也。《内经》有善则不见，恶则见之之言，显然可证。在常俗之辈，见其搐搦，又必为之镇惊化痰，截风定搐矣，谁复为之保固真元，维持竭绝哉？不知此等之证，阴阳两败，脏腑俱伤，苟非大力之品，莫可挽回。所以屏去杂药，独用人参之甘温，天员之甘润，味极纯正，饲之儿喜，况人参之力，在阴益阴，在阳益阳，荣卫气血，精神意智，无不补者，而且昼夜不彻，则真元阴受其长养之功，乌得不效！又曰：初服即效，而必待三七之日，始奏全绩者，何也？曰：克削过伤，枯燥已极，如旱苗焦壤，暴雨无裨，必淙淙润泽，始可盈科。至于三七之久，天地来复之机，业已三至，人身荣卫，已周一千五十度，升降有恒，神气已足，不药之庆，夫复何疑！此等之治，非谓世之婴儿，一有咳嗽，便当用参，第禀受先亏，胎元怯弱者，有不得不用之势。独惜前医偏执己见，即数分之参，断不肯用，孰知用至六两之多，始收全效。可见辨证不真，误人非浅，故笔此以为择医者劝。

咳嗽简便方

小儿咳嗽声不出者，紫菀微炒研末，杏仁去皮尖，研如泥，等份，炼蜜为丸芡实大。每服一丸，北五味七粒煎汤，化服。

肺实咳嗽痰喘，葶苈子隔纸炒为末，枣肉为丸龙眼核大。每服一丸，白汤化服。

咳嗽多痰，葶苈子隔纸炒、知母微炒，各五钱，研末，砂糖为丸芡实大。每服一丸，白汤化下。

小儿喘嗽发热，自汗吐红，脉虚无力。人参切片，焙干，天花粉切片，酒炒，等份为末。每服五分，蜜汤调服，以瘥为度。

秋天肺燥，咳嗽无痰，北沙参一味，每服五钱，净水浓煎，热服。

小儿百晬嗽，痰壅喘咳，用贝母五钱，淡姜汤润湿，饭上蒸过，甘草半生半炒，二钱五分，研细末，砂糖为丸龙眼核大。每服一丸，米饮化服。

热痰咳嗽，痰出稠浓，或咽喉痛，制南星、制半夏各三钱半，枯黄芩七钱，焙燥为末，砂糖为丸芡实大。每用一丸，姜汤化服。

（《幼幼集成》）

冯兆张

小儿咳嗽秘录

冯兆张，字楚瞻，清代医家

　　咳谓无痰而有声，肺气伤而音不清；嗽谓无声而有痰，脾湿动而痰气侵；咳嗽谓有痰有声，因伤肺气继动脾湿也。然痰之标在于脾，痰之本在于肾，故有宜燥剂以消之者，有宜润剂以化之者。在小儿由风寒乳食者居多，宜从燥以消之，辛以豁之，半夏、陈皮、前胡之类是也。《经》虽曰：五脏六腑皆能令人咳，然必脏腑各受其邪，而与之终不能离乎肺也。因痰而嗽者，痰为重主治在脾，因痰而动咳者，咳为重，主治在肺。以时而论之，咳于春，春气上升也。咳于夏，火气炎上也。咳于秋，湿热伤肺也。咳于冬，风寒外感也。以一昼夜而计之，清晨咳者属痰火；上昼嗽者属胃火；午后嗽者属阴虚；黄昏嗽者，火气浮于肺经；五更嗽者，食积滞于三焦；肺实而嗽者，必顿嗽抱首，面赤反食；肺虚而嗽者，必气逆虚鸣，颜白飧泻；肺热而嗽者，必痰腥而稠，身热喘满。鼻干面红，手捏眉目鼻面。肺寒而嗽者，必嗽多痰薄，面白而喘，毛粟肠鸣，恶风多涕。然嗽之为病，虽主乎肺，实从于心，心气过盛，则火烁金，治当抑心滋肺。若脾气虚冷，则不能相生，是以肺气不足，风邪外袭，痰湿内生，治宜补其脾肺。若脾实中痞，则热气上蒸，治宜泻脾清肺，故心乘肺为贼邪，肝乘为微邪，肾乘为实邪，脾乘为虚邪，肺自病者，为正邪，凡一咳即出痰者，脾虚不胜湿而痰滑也。有连咳十数声不出痰者，肺燥胜痰湿也。滑者，宜南星、半夏之属，燥其脾。若利气之剂，所当忌也。涩者，宜枳壳、苏子、杏仁之属，利其肺。若燥脾之剂，所当忌也。大抵脾气不足，则不能生肺家之气，风邪易感，故患肺寒者，皆脾虚得之。患肺热者，多脾实得之。若至唇缩胸陷，喉有锯声，鼻干焦黑，咳嗽气粗，心腹胀痛者，死。若嗽久音哑，直视手牵，鸦声腹胀，喘急多惊者，必变风候而死。若鼽鮭而声嘶如锯，唇面皆青，项下凹陷，涎如胶漆，口生腥臭，喘甚唇缩者，死。至于小儿百日内嗽，名为乳嗽，肺叶尤娇，最易伤损，更须急治，久则血脉贯脸，两眶紫黑，或眼白红赤如血，谓之血眼，当用生地、黑豆，共研成膏，掩于眼上，则眶黑自消，血随泪出而愈。

（《冯氏锦囊秘录》）

许豫和

顿咳发微

许豫和（1737~？），字宣治，号橡村，清代医家

顿嗽一症，古无是名，由《金镜录》捷法歌中有"连声顿嗽，黏痰至之"一语，俗从而呼为顿嗽。其嗽也能传染，感之则发作无时，面赤腰曲，涕泪交流，每顿咳至百声，必咳出大痰乃住，或所食乳食尽皆吐出乃止。咳之至久，面目浮肿，或目如拳伤，或咯血，或鼻衄。时医到此，束手无策，遂以为此症最难速愈，必待百日后可全。病家数数更医，亦多不效，予故复论之。缘儿初受风邪，内舍于肺，复食酸咸之物，邪留肺脏，一经咳动，内邪相引，欲出不出，故咳至百声乃止也。初起时，为制一方，二三服即愈，不至缠绵百日。方用桂枝、杏仁、橘红、桔梗、甘草，葱姜为引，分两量儿大小，此即仲景桂枝汤之意也。风伤卫，卫为气，肺主气，咳为气病。肺和则卫和，而风邪出。且桂枝辛甘之品，病由食酸咸，桂枝辛胜酸，甘胜咸，尤为对症妙品。凡遇此症初作，当依此法治之，此儿科未发之精义也。

顿嗽之发，数年一见，时行传染甚多，医家未得病情，杂治不效，缠绵日久，竟有累成坏证者。十年前曾定桂枝一法，迩来复多不效，因更思之，非不效也，时势异也。盖桂枝汤治风之方，初起时甚宜。嗽之即久，风变成热。桂枝辛温之剂，宜于冬春。夏月火旺克

金，难任辛温，故有服之而反甚者。古人四时咳嗽，原分治法，又当因时制宜，未敢以桂枝汤遂为定论。夏月火旺克金，主治之药宜泻火以保金，乃以钱氏泻白散加杏仁、枳壳、桔梗、山栀、茯苓数味，又多取效。解曰：桑皮、地骨，泻白散也，泻肺中之火邪。肺喜润，故加杏仁。肺气结，故加枳壳、甘、桔以升肺之清气，栀、苓以降肺之浊气。肺气焉有不宁之理。

嗽而吐痰涎乳食者，加半夏、麦芽。或壮热，或潮热，或气促，或烦渴，皆宜本方主治。有鼻衄者，有咯血者，皆肺火盛也，倍山栀，加黄芩。有白珠血障者，有眼眶如拳伤者，加蒺藜、赤芍。秋燥时加瓜蒌，瓜蒌必秋燥时可用，春夏不可用。有涕泪而大便溏者，亦不可用。

若嗽之既久，面㿠白而浮，或指冷咳无力，人倦食少，汗大泄者，又宜急用六君，不可更泻。

治顿嗽血眼，《百问》用生地黄、黑豆，湿研成膏，掩眼上，其血皆自眼泪而出，效。

（《怡堂散记》）

黄 岩

咳嗽辨治精要

黄岩，字峻寿，又字耐庵，清代医家

刘河间曰：咳谓无痰而有声，肺气伤而不清也。嗽是无声而有痰，脾湿动而为痰也。咳嗽谓有痰而有声。

耐庵曰：扫尽三因十咳（陈氏有三因论，巢氏有十咳论），只寻外感内伤，这般要诀解端详，怕甚嗽声不转。外感缘何发嗽，邪风袭在皮端，肺皮相合客风寒（经曰：皮毛者，肺之合也，皮毛先受邪气，邪气以从其合也，内外合邪因而客之则为肺嗽矣），陡觉冤烦气上（《内经》咳嗽冤烦者，肾气之逆也），败毒（散）柴（胡）前（胡）枳（壳）桔（梗），（川）芎（连）翘二（羌独）活荆（芥）防（风），茯苓甘草薄荷（生）姜，不应麻黄可放（桔梗二钱，羌活七分，独活五分，余各一钱，不拘剂，以痰应为度）。若是内伤证候，只宜保肺扶脾，审其来渐又来徐，五味子汤极美。

嗽症虽多，其要惟二，曰外感曰内伤尽之矣。诸家立论太繁，徒眩人目，无益于治，宜扫而空之。何为外感，只因风邪袭于皮毛，毛孔闭塞，邪不得出，则犯乎肺而为咳。其症或为恶寒发热，或为鼻塞声重，时流清涕，或为头痛头重，嗽声不转，审其平素无病，陡然发嗽者，必外感也。即用辛温之药，表散其邪，治之甚易，六安煎、败毒散神方也，此症初忌寒凉及滋阴等药，犯之必难愈。俗云伤风不愈变成痨。夫伤风岂能变成痨，医误之耳。何为内伤，审其并无外症，只因平素秉赋怯弱，或病后虚羸，或因过服寒凉克伐之药，损伤胃气，而为咳。其症初起微微有嗽，日渐以甚，日轻夜重，或夜热潮热，或形容瘦减，或肌体虚肥，而两颊常赤虚火上浮，或气短喉干，或吐痰吐食，或食生冷，即甚者必内伤也，即用甘温之药，补土以生金，治之亦易，理中汤、六君子汤、五味子汤其选也。其或久而不愈者，可加乌梅、诃子等涩药以劫之。徐东皋曰：久咳嗽者，宜从虚治之，或用涩药，以击其惰归是也。治嗽诀要，无有出此二者，已得其要，神而明之，变而化之，存乎其人，非笔所能尽也。

一小儿，百日前后痰嗽，名百晬嗽，俗名孩儿风。非火不为功，脐下脐左右，约离一指，各一炷，两额角，发际动脉处，左右各一炷，囟门骨唇，男左女右，一炷立愈。轻者单灸额角囟门亦愈。

一有表症已罢，嗽吐不止，用化痰健脾等药，亦不止者，肺中必有伏风，用二陈汤以半夏二三钱为君，加麻黄四五分，一剂可愈。盖肺主皮毛，邪从皮毛而入，亦须从皮毛而出，麻黄最能开腠理，使邪从外散，此经所谓开鬼门也。但不可过多，过多则大发。

一有外感挟热者，用清金饮除半夏加黄芩、川贝，甚者用凉膈散。

一有外感挟虚者，用金水六君煎，加减主之，可称神剂。

（《医学精要》）

程文圃

咳嗽案说

程文圃（1736~1820），字杏轩，清代医家

汝兄乃郎，年方龆龀，秋间咳嗽，入冬不止。初起呛嗽痰涩，气急面红，渐次潮热脉数，食减肌瘦。药如泻白散、止嗽散、清燥救肺汤，遍尝无验。汝兄虑成童怯，嘱予筹治。令且停药，每日用甜雪梨一枚，去皮粗，雄猪肉四两同切块，清水煮汤啜之，其肉与粳米稀粥同食。儿病日久，戒食荤油，复为药苦，得此可口，食而甘之，数日而效，浃旬而痊。汝兄称谢，并问其故。予曰："斯证即喻西昌所谓秋伤于燥，冬生咳嗽之候也。夫燥者濡之，其所以服诸清润之剂而不应者，缘童质向亏，嗽久阴伤，凡药皆草木根荄，只可濡其时邪之燥，未能滋其津液之干耳。经云：阴之所生，本在五味，五谷为养，五果为助，五畜为益，故用猪肉、雪梨、粳米诸多濡液滋干之品，气味合而服之，以补精益气，岂寻常方剂可同语耶？"汝兄慨然曰："人知药能疗病，不知药反增病；人知食肉病复，不知食肉病愈。今而后益信医理渊深，不易知也。"

歙俗信神，无知之徒将神庙签诗混编药名，乡愚患病，辄往求之，呼为神药，贻害甚多。靖兄外贸，幼女在襁褓中。时值冬寒，感冒外邪，发热咳嗽，其妻误听人言，往求神签。药用贝母三钱。女流不谙药性，即市煎灌，咳嗽顿止，以为神验。少顷忽痰涌气促，头

仰胸高，彻夜搅扰。次早迓予，视其儿身热肢冷，口张鼻煽，啼声如鸦。乃姑告其所以。予曰：此肺痹大证，危期甚速。夫肺主皮毛，皮毛受邪，肺气闭塞，因而发热咳嗽，不为疏解，反投寒敛之品，且单味重用，为害更烈。经云：风寒客于人，使人毫毛毕直，皮肤闭而为热，病入舍于肺，名曰肺痹。孩提弱质，焉能堪乎？辞不举方。友人谭萃州翁代恳试施一方，以图侥幸。予思病既濒危，药非精锐，料难应效。方用麻黄、桂枝、杏仁、桔梗、橘红、半夏、姜汁，并嘱服药，竖抱旋走，勿令卧倒。如此一昼夜，始得咳嗽出声，痰喘略定，知其痹象稍宽。但病势过重，药虽见效，未便骤松，麻黄昨用三分，令其减半，余照原制，再进一剂，汗出肤润，热退喘平。更用六安煎加桔梗，卧稳嗽稀。予曰："痹开病去，大局无虞。古云：小儿勿多服药，盖儿质薄弱，脏腑娇嫩，药多恐伤真气，今可停药，乳哺调之，自然恢复。"果如予言，识此为乡愚信求神药者戒。

（《杏轩医案》）

吴鞠通

痰涎涌塞咳呕案

吴鞠通（1758~1836），名瑭，清代医家

郭 男，八岁。癸亥七月十一日。

咳而呕，胃咳也；痰涎涌塞，喘满气短。

半夏三钱　茯苓块三钱　薏仁三钱　杏仁二钱　小枳实一钱　陈皮一钱
苏梗二钱　藿香梗一钱　生姜二钱

十八日：即于前方内去藿香梗、苏梗，加半夏二钱、苦葶苈一钱
五分、苏子二钱，再服一帖。

二十日：小儿脾虚，湿重胃咳。

茯苓块三钱　半夏六钱　焦神曲二钱　生薏仁五钱　杏仁三钱　苏
子霜一钱五分　旋覆花包三钱　扁豆三钱　生姜汁每次，冲，三小匙　小枳
实一钱五分

二十二日：即于前方内去焦神曲，加杏仁二钱、苏子霜一钱五
分、广皮三钱，服十帖。

刘 十七岁。乙酉五月二十四日。

三月间春温呛咳见血；现在六脉弦细，五更丑寅卯时单声咳嗽
甚，谓之木叩金鸣，风本生于木也。议辛甘化风，甘凉柔木。

连翘三钱　细生地三钱　薄荷一钱　银花二钱　苦桔梗三钱　桑叶三钱
天冬一钱　茶菊花三钱　甘草二钱　麦冬三钱　鲜芦根三钱

二十八日：咳嗽减，食加，脉犹洪数，左大于右。效不更方，再服四五帖。

六月二日：木叩金鸣，与柔肝清肺已效，左脉洪数已减于前。方去气分辛药，加甘润之沙参三钱、麦冬三钱、冰糖三钱、玉竹三钱。

（《吴鞠通医案》）

温载之

小青龙汤治疗肺闭顽咳案

温载之，清代医家

丁伯度司马之子，年甫一龄，于冬日患咳嗽之症。时医用润肺止咳之剂，愈服愈咳。一连十余日，更易数医，愈形沉重，夜间尤甚，一咳百余声，大有不起之势。始延余诊视。见其经纹直透三关，色黯而沉，吼喘不上，鼻孔煽动，神识昏迷，已濒于危。余云："此症系寒入肺窍。因医误用滋润之品，以到寒邪闭锢，清道壅塞，是以如此。"斯时急宜用小青龙汤祛寒外出，其咳自止。伯度晚年得子，见有麻黄、细辛，恐其过于发散，意尚犹豫。余力肩其任，斯时病至危笃，非此方不能挽回。若再用寻常套方，不可救药。伯度见其言之确凿，始行与服一剂而减去大半。因闭锢太深，三剂痊愈。盖小儿之病，除痘麻而外，与大人无异。仲景之方，只要认证的确，用之无不神效。然医不难于用药，而难于认证。又况时医并不读仲景之书，何由知仲景之方误人不少，良可慨叹。

（《温病浅说温氏医案》）

费伯雄

小儿风邪咳嗽两案

费伯雄（1810~1885），字晋卿，清代医家

某　小儿感冒风邪，发热咳嗽，憎寒。杏苏饮疏解和中。

蜜炙前胡　柴胡各一钱　桔梗一钱　枳壳一钱　桑叶一钱五分　生草四分　杏仁泥二钱　半夏一钱　象贝二钱　橘红八分　赤苓二钱　姜一片　枇杷叶二张

某　稚儿发热咳嗽，胸闷作吐。宜表里并解。

前胡一钱　制半夏一钱　苏子炒，一钱五分　赤芍　白芍各一钱五分　象贝二钱　神曲炒，二钱　薄荷五分　薄橘红八分　桔梗一钱　枳壳炒，一钱　川石斛二钱　枯黄芩一钱　黑栀二钱　车前炒，二钱　茅根四钱　荷叶一角

（《费伯雄医案》）

陈良夫

脾咳胃咳案

陈良夫（1870~1921），晚清医家

徐孩

初诊：咳不离肺，而其源则不尽关于肺，《内经》论咳，有十二经见象。咳甚兼呕，所呕半是黏痰，半属食下之物，此乃脾咳胃咳之状。经谓：食不化病在脾，又肺为贮痰之所。又云：脾咳不已则胃受之，胃咳之状咳而呕。此证近似也，惟夜分咳尤剧，脉细滑数，舌苔垢腻。此乃痰热上壅，肺金失肃而阳明之清降亦乖，致脾失健运，而气易上逆。拙拟和中健脾，参以化痰泄热，以奠中土而廓上游，庶于经旨有合焉。

炒橘红　川贝　枳壳炒　炙紫菀　法半夏　苏子　旋覆梗　款冬花　姜竹茹　枇杷叶　瓜蒌皮　杏仁

二诊：肺为贮痰之所，胃为蕴热之乡，二经均喜润降。咯痰黏而不爽，气易升逆，频频呕吐，脉滑数，苔垢腻，痰热胶结，肺胃之气被窒，肃降无权显然也。想肺与大肠相表里，胃与大肠又一气相生，稚年之体，脏腑娇弱而又不耐寒热，以致升降两乖。今便下艰涩已有五日，腑气不通，秽邪不得下夺，经所谓腑以通为用，又云病在上者取之下。

旋覆梗　法半夏　瓜蒌仁　紫菀　枳实　杏仁　川贝　煅瓦楞　青礞石　郁金　姜竹茹

（《陈良夫专辑》）

张山雷

钱乙咳嗽论治笺正

张山雷（1873~1934），名寿颐，晚清民国医家

夫嗽者，肺感微寒，八九月间，肺气大旺，病嗽者，其病必实，非久病也，其症面赤、痰盛、身热，法当以葶苈丸下之，若久者，不可下也；十一月、十二月嗽者，乃伤风嗽也，风从背脊第三椎肺俞穴入也，当以麻黄汤汗之。有热证，面赤、饮水、涎热、咽喉不利者，宜兼甘桔汤治之。若五六月间，其症身热、痰盛、唾黏者，以褊银丸下之。有肺盛者，咳而后喘，面肿，欲饮水，有不饮水者，其身即热，以泻白散泻之。若伤风咳嗽五七日，无热证而但嗽者，亦葶苈丸下之，后用化痰药。有肺虚者，咳而哽气，时时长出气，喉中有声，此久病也，以阿胶散补之。痰盛者，先实脾，后以褊银丸微下之，涎退即补肺，补肺如上法。有嗽而吐水，或青绿水者，以百祥丸下之。有嗽而吐痰涎、乳食者，以白饼子下之。有嗽而咯脓血者，乃肺热，食后服甘桔汤。久嗽者，肺亡津液，阿胶散补之。咳而痰实，不甚喘，而面赤，时饮水者，可褊银丸下之。治嗽大法：盛即下之，久则补之，更量虚实，以意增损。

【笺正】咳嗽一症，病因最多，必谓随时令而迁移，殊是不确。然论肺实证，谓面赤、痰盛、身热，又谓非久病，则叙述见症，确切无疑，故宜葶苈丸。冬月伤风之咳，肺气必闭，故宜麻黄开肺气而发皮

毛。其余分别虚实，所主药方，颇为简当。但甘桔汤主治咽喉不利，尚是拘泥古方。

须知痰窒忌甘，则桔梗虽能泄降，犹嫌力薄，此必以开泄壅塞为第一义。所谓肺盛咳喘面肿，即肺实闭塞，气壅使然，宜量度风寒风热，分别用药。泻白散只可以治热壅，如是寒饮肺闭，误与桑皮地骨，沉降遏抑，则落井下石之祸也。今之俗医，类多此误，且不独桑皮不可妄用，即桑叶亦禀秋冬降气，寒邪作咳，亦当知戒，况其面目浮肿，肺气极闭者乎？喉中痰声，大有实证，岂可不辨，概用阿胶。

（《小儿药证直诀笺正》）

薛 己

喘嗽撮要

薛己（1488~1558），字新甫，明代医家

凡喘嗽之症，若小便不利，则必生胀，胀则必生喘，要分标本先后。先喘而后胀者，主于肺；先胀而后喘者，主于脾。盖肺金司降，外主皮毛，肺朝百脉，通调水道，下输膀胱。肺既受邪，则失降下之令，故小便渐短，致水溢皮肤，而生胀满，浸渍肌肉。水既上溢，则邪反侵肺，气不能降而生喘矣，此则喘为本而胀为标也。治当清金降火为主，而行水次之。脾土恶湿，而主肌肉，土能克水。若脾土受伤，不能制水，则水湿妄行，此则胀为本，而喘为标也。治当实脾行水为主，而清金次之。苟肺病而用燥脾之药，则金燥而喘愈甚；脾病而用清金之药，则脾寒而胀愈增。

喘嗽面赤，心火刑肺也，用人参平肺散及六味地黄丸。嗽而吐青绿水，肝木乘脾也，用异功散加柴胡、桔梗。嗽而吐痰乳，脾肺气伤也，用六君子加桔梗。

（《保婴撮要》）

秦昌遇

喘嗽金针

秦昌遇，字景明，明代医家

　　小儿感冒风寒，入于肺经，遂发痰喘。喉间齁齺，咳嗽不得舒畅，喘急不止，面青潮热，啼哭惊乱。若不早治，则惊风立至矣。惟月内芽儿犯此，即肺风痰喘。搐鼻不嚏者不治，不哭不乳者不治。当先以礞石滚痰丸下之，痰从大便而出。次服定喘汤，无不奏效。此症先感而复感成之，所以行痰推积之法，悉获奇功。若误作伤风嗽治，挨延日期，必变惊风，屈指甚多可不慎欤！

　　先贤治法，用麻黄汤表散取汗，以沃雪导痰行积，治之甚良，莫若巴霜行痰立效之功。但芽儿用之，不无惊搐之状，惟周岁以外者，用之甚妙。

（《幼科金针·肺风痰喘》）

叶天士

春温风温喘咳要略

叶天士（1667~1746），名桂，清代医家

春月暴暖忽冷，先受温邪，继为冷束，咳嗽痰喘最多。……夫轻为咳，重为喘，喘急则鼻掀胸挺。

春温皆冬季伏邪，详于大方诸书。幼科亦有伏邪，治从大方。然暴感为多，如头痛、恶寒发热、喘促、鼻塞声重、脉浮无汗。原可表散，春令温舒，辛温宜少用，阳经表药，最忌混乱。至若身热咳喘有痰之症，只宜肺药清解，泻白散加前胡、牛蒡、薄荷之属，消食药只宜一二味，若二便俱通者，消食少用。须辨表里、上中下，何者为急施治。

春季温暖，风温极多，温变热最速。若发散风寒、消食，劫伤津液，变症尤速。初起咳嗽喘促，通行用桔梗、连翘、象贝、牛蒡、花粉、桑皮、沙参、木通、枳壳、橘红、薄荷（汗多不用）、甘草、山栀（泄泻不用）、苏子（泻不用，降气）。表解、热不清用黄芩、连翘、桑皮、花粉、地骨皮、川贝、知母、山栀。里热不清，早上凉晚暮热，即当清解血分，久则滋清养阴。若热陷神昏，痰升喘促，急用牛黄丸、至宝丹之属。

（《幼科要略·春温风温》）

丁甘仁

麻杏石甘汤治疗风温重症喘咳案

丁甘仁（1865~1926），名泽周，晚清民国医家

徐孩 发热六天，汗泄不畅，咳嗽气急，喉中痰声辘辘，咬牙嚼齿，时时抽搐，舌苔薄腻而黄，脉滑数不扬，筋纹色紫，已达气关。前医迭进羚羊、石膏、钩藤等，病情加剧。良由无形之风温与有形之痰热互阻肺胃，肃降之令不行，阳明之热内炽，太阴之温不解，有似惊厥，实非惊厥，即马脾风之重证，徒治厥阴无益也。当此危急之秋，非大将不能去敌，拟麻杏石甘汤加减，冀挽回于十一。

麻黄一钱　杏仁三钱　甘草一钱　石膏三钱　象贝三钱　天竺黄二钱郁金一钱　鲜竹叶三十张　竹沥冲，五钱　活芦根去节，一两

二诊：昨投麻杏石甘汤加减，发热较轻，咬牙嚼齿、抽搐均定，佳兆也。惟咳嗽气逆，喉中尚有痰声，脉滑数，筋纹缩退，口干欲饮，小溲短赤，风温痰热交阻肺胃，一时未易清彻，仍击鼓再进。

麻黄一钱　杏仁三钱　甘草一钱　石膏三钱　象贝三钱　广郁金一钱天竺黄二钱　兜铃一钱半　冬瓜子三钱　淡竹沥冲，一钱　活芦根去节，二两

三诊：两进麻杏石甘汤以来，身热减，气急平，嚼齿、抽搐亦平，惟咳嗽痰多，口干欲饮，小溲短赤，大便微溏色黄，风温已得外解，痰热亦有下行之势，脉仍滑数，余焰留恋，然质小体稚，毋使过

之。今宜制小其剂。

净蝉衣八分　川象贝各一钱半　金银花三钱　冬桑叶三钱　通草八分　杏仁三钱　炙远志五分　连翘一钱半　花粉三钱　兜铃一两五钱　冬瓜子三钱　活芦根去节，一两　荸荠汁冲，一酒盅

(《丁甘仁医案·风温案》)

张际春

肺闭喘嗽案

张际春，民国时期医家

李伯壎子 年四岁，住泰兴王垒。先咳嗽数日，喘生倏忽，声嗄鼻煽，身热，面淡白。

诊断：马脾风。

辨证：赤痢延久，未节饮食，致痰滞内蕴，风寒犯肺。

指纹隐伏，舌苔厚腻，病因风寒而痰闭于肺。经曰："诸气膹郁，皆属于肺。"肺合皮毛，为气之主。风寒既然外束，肺气焉得舒展，所以内蕴之痰，合邪而愈壅，气道愈塞，塞甚则危矣。

治法：急用葶苈之苦大泻肺气，大枣之甘以保胃气，麻黄辛开，杏仁苦降，甘草甘缓，使肺受之邪，无可逗留其中。陈皮、茯苓以利其气，萝卜汁、姜汁以豁其痰。惟恐药不瞑眩，不足以救危疴于顷刻，按《本草》牵牛子主治马脾风症，故加牵牛子之猛，助诸药之力，俾可从大便而下也。方用：

水炙麻黄八分　葶苈子炒，二钱　广皮一钱半　光杏仁三钱　姜汁冲，三滴　黑白丑二钱　赤茯苓炒，三钱　甘草炙，八分　萝卜汁冲，一小匙　大枣五枚

效果：一剂，大便下白黏如痰，痰喘声嗄顿平，三四日后痢亦随清。

廉按：万密斋曰：午属马，为少阴君火。心主热，脾主虚，心火乘肺，脾之痰升，故肺胀而暴喘，谓之马脾风。马脾风者，肺胀也，上气喘急，两胁煽动，鼻张闷乱，喘喝声嘎，痰涎壅塞，其证危急，宜急攻之。此案外因风寒，内因痰滞，故用麻黄汤去桂枝开肺气以散风寒，用苈、枣、陈、苓、卜姜二汁降肺气以豁痰滞，又佐以黑丑之气味猛烈，使痰浊从大便而下，较之但用牛黄夺命散，尤为周到。与万氏以葶苈丸去防己加大黄除肺之热，合小陷胸汤除肺之痰，一治风寒挟痰而暴喘，一治风热夹痰而暴喘，临危取胜，异曲同工。

（《重印全国名医验案类编·上集风淫病案》）

张锡纯

外寒束热小青龙方，二石贝姜开痰降逆

张锡纯（1860~1933），字寿甫，晚清民国医家

辽宁赫姓幼子 年五岁，得风温兼喘促证。

病因：季春下旬，在外边嬉戏，出汗受风，遂成温病。医治失宜，七八日间又添喘促。

检查：面红身热，喘息极迫促，痰声辘辘，目似不瞬。脉象浮滑，重按有力。指有紫纹，上透气关，启口视其舌苔白而润。问其二便，言大便两日未行，小便微黄，然甚通利。

诊断：观此症状况已危至极点，然脉象见滑，虽主有痰亦足征阴分充足。且视其身体胖壮，知犹可治。方用：

《金匮》小青龙加石膏汤，再加杏仁、川贝以利其肺气。

麻黄一钱　桂枝尖一钱　生杭芍三钱　清半夏二钱　杏仁去皮捣碎，二钱　川贝母捣碎，二钱　五味子捣碎，一钱　干姜六分　细辛六分　生石膏捣细，一两

共煎汤一大盅，分两次温服下。

《金匮》小青龙加石膏汤，原治肺胀咳而上气烦躁而喘，然其石膏之分量，仅为麻桂三分之二。《金匮》小青龙加石膏汤，其石膏之分量原有差误，曾详论之，而此方中之生石膏则十倍于麻桂，诚以其面红身热，脉象有力，若不如此重用石膏，则麻、桂、姜、辛之热，即不

能用矣。

又《伤寒论》小青龙汤加减之例，喘者去麻黄加杏仁，今加杏仁而不去麻黄者，因重用生石膏以监制麻黄，则麻黄即可不去也。

复诊：将药服尽一剂，喘愈强半，痰犹壅盛，肌肤犹灼热，大便犹未通下，脉象仍有力，拟再治以清热利痰之品。

生石膏二两　捣细瓜蒌仁二两　炒捣生赭石一两

轧细共煎汤两盅，分三次徐徐温饮下。

效果：将药分三次服完，火退痰消，大便通下，病遂痊愈。

此案曾登于《全国名医验案类编》，何廉臣评此案云："风温犯肺胀喘促，小儿尤多，病最危险，儿科专家往往称为马脾风者此也。此案断定为外寒束内热，仿《金匮》小青龙加石膏汤，再加贝母开豁清泄，接方用二石蒌仁等清镇滑降而痊。先开后降，步骤井然。惟五岁小儿能受如此重量，可见北方风气刚强，体质茁实，不比南方人之体质柔弱也。正惟能受重剂，故能奏速功。"

观何廉臣评语，虽亦推奖此案，而究嫌药量过重，致有南北分别之设想。不知此案药方之分量若作一次服，以治五岁孺子诚为过重。若分作三次服，则无论南北，凡身体胖壮之孺子皆可服也。试观近今新出之医书，治产后温病，有一剂用生石膏半斤者矣。曾见于刘蔚楚君《遇安斋证治丛录》，刘君原广东香山人也。治鼠疫病亦有一剂用生石膏半斤者矣，曾见于李健颐君《鼠疫新篇》，李君原福建平潭人也。若在北方治此等证，岂药之分量可再加增乎？由此知医者之治病用药，不可定存南北之见也。且愚亦尝南至汉皋矣，曾在彼处临证处方，未觉有异于北方，惟用发表之剂则南方出汗较易，其分量自宜从轻。然此乃地气寒暖之关系，非其身体强弱之关系也。既如此，一人之身则冬时发汗与夏时发汗，其所用药剂之轻重自迥殊也。

尝细验天地之气化，恒数十年而一变。仲景当日原先著《伤寒论》，后著《金匮要略》。《伤寒论》小青龙汤，原有五种加法，而独无加石膏之例。因当时无当加石膏之病也。至著《金匮》时，则有小青龙加石膏汤矣，想其时已现有当加石膏之病也。忆愚弱冠时，见医者治外感痰喘证，但投以小青龙汤原方即可治愈。后数年愚临证遇有外感痰喘证，但投以小青龙汤不效，必加生石膏数钱方效。又迟数年必加生石膏两许，或至二两方效。由斯知为医者当随气化之转移，而时时与之消息，未可拘定成方而不知变通也。

（《医学衷中参西录》）

周小农

宣痹泄热，通气涤痰治疗小儿喘咳

周小农（1876~1942），名镇，民国医家

听涛孙 戊辰年二岁。

二月初六日 身热，晚热盛，咳喘，目上，不寐。初七日晨诊：肢寒喘盛，鼻动口张，啼不出声。山根色青，指纹紫青。风温挟痰袭肺，肺痹凶象。方用：

枇杷叶三片 茅芦根各一两 冬瓜子七钱 光杏仁三钱 枳实一钱 钩勾四钱 郁金三钱 兜铃二钱 通草一钱 丹皮钱半 净麻黄三分 玉泉散五钱 制僵蚕钱半

另礞石五厘 猴枣二厘 牙皂五厘 雄精一分

研细末，冲服。

外治：生矾二钱 蓖麻子七粒 麝香一厘

研，鸡子黄、葱头打和，敷胸口。

服药后，随吐痰涎。午刻鼻上有汗，面色略正。并令乳母捋去乳汁，防多吃生痰。是日兼请曹君仲容，晚到。

案云：热甚于暮，咳不扬而音哑，烦躁，涕泪皆无。按脉形糊数。风温为痰蕴遏，肺气不宣，颇有逆传喘闭之虞。拟开泄达邪，化痰宣窍。

豆豉三钱 麻黄泡炒，三分 牛蒡三钱 泡射干钱半 薄荷头钱半

川石菖蒲五分　郁金钱半　川象贝母三钱　制僵蚕三钱　茅根五钱　光杏仁三钱　麦芽三钱

另回春丹一粒　雄精一分　三石丸一分半

同研，蜜调，开水送下。

服后夜热气喘略和，泪少，便解二次，中有痰涎，咳少音暗，昏睡略少，脉仍糊数。

初八日曹君复诊：热象略减，音哑不扬，涕泪尚无，苔色浊腻。风温痰浊互阻，肺气不扬，尚易逆传。治宜泄肺化痰。

豆卷三钱　牛蒡三钱　淡射干八分　前胡钱半　桔梗五分　川象贝母各三钱　麦芽三钱　蝉衣七分　赤猪苓三钱　薄荷梗一钱　茅根五钱　枇杷叶三片

另磨郁金三分　石菖蒲根二分　研末，冲服。

初九日余诊：昨服曹君方，夜热气喘有一时略高，便解二次，咳音仍暗。原方。

十一日诊：夜热未止，音犹带哑，吐舌色红。风温挟痰未撤，再开展气机，泄热散风。前胡、连翘、蝉衣、象贝母、光杏仁、射干、郁金、麦芽、竹叶、枇杷叶、茅根、灯心、黑山栀。另明雄黄一分，月石一分，研末，冲服。是日因汗多，故将表药减去。十二日晨又热，沃吐痰涎。原方。

十三日诊：昨药后热甚，即将曹君原方除去麻黄，薄荷用梗。服之，当夜未热，势定；但咳音尚哑，即服末药及二煎，循愈。

许仁全　漆匠子，龆龄，住西门外。

壬戌三月，天时暴暖，赤膊迎风，风邪入肺。面浮肿，气喘甚急。风邪内袭肺经。宜辛开肺气，甘寒清热。

净麻黄四分　光杏仁三钱　生甘草五分　生石膏五钱　冬瓜子皮四钱　炙桑皮二钱　牛蒡钱半　薏仁二钱　前胡一钱　枇杷叶四片

一剂，微汗，面浮气逆循止。继以轻清之剂清理，愈。

李根富　一岁，江北。

辛酉正月，身热五日，烦恼多啼，啼声不亮，呕乳，张口气喘鼻煽，涕泪俱无，卧有鼾声，肢寒纹红，苔薄黄微干。

卧于风口，寒温入肺，气机窒痹，故二便俱少，有肺胀之险。药用：

栀、豉、竹茹、郁金、菖蒲、竹黄、枳实、杏仁、麻黄、煨石膏、代赭石、兜铃、冬瓜子、甜葶苈、茅苇茎、回春丹。

外用：栀仁、桃仁、回春丹，加葱、面、鸡子白捣，敷脐。

服药后，汗解，热大退，张口气喘亦定，便解痰涎，烦躁亦松。予前胡、杏仁、瓜瓣、枳、茹、郁金、兜铃、茅芦根。另月石、竹黄、雄精末以清余蕴。愈。

厚昆子　四岁。

庚申二月十三日，寐醒出外冒风，闻爆竹而惊，即身热咳嗽。纹紫，脉数。伏气在于肝胆，因风邪而起。药用：

桑、丹、蒡、前、象贝、薄荷、豉、栀、蝉衣、银花、钩藤、鲜竹叶、苦桔梗。

进药不多，因素有暮汗，服后瞬即布汗。

十四日：进莱菔、生梨、鲜薄荷叶。便溏五次，咳减，转气逆微呻，多眠，有痰声，口渴。

十五日：进清肺降痰。冬瓜子、兜铃、茅苇茎、竹叶、银花、蝉衣、甜葶苈、象贝。另西月石、制雄、川贝末、生矾少许。

服药后吐痰三口，上午热减，下午热起，气逆殊甚，口渴汗黏，指纹紫青，有肺胀之险。欲进知母、兜铃、鲜沙参、石膏、薄荷、杏仁、枇杷叶、瓜瓣、苇茎、竹叶等，因稚体痰壅未用。晚以芦根二尺，冬瓜子一两煎饮，时哺，其喘忽大减。

十七日：上午喘减，咳加多汗，头额之热已淡。进辛凉宣达，降胃清热。下午热势未作，小溲清者渐红，眠少，气逆大平。夜间口渴不作。其方即连翘、银花、前胡、蝉衣、黑山栀、枳实、竹茹、竹黄、知母、兜铃、楂炭、枇杷叶、鲜竹叶、茅苇茎、丹皮。

十八日：清晨，热势更衰，惟咳仍多。煎方如昨出入，加雄精、川贝、杏仁末。咳稍减。

十九日：热又较著，溲红咳盛，颧红唇干，气微促。进翘、银、前、蝉、菱皮、枳、茹、知母、兜铃、黑山栀、黄芩、瓜子、象贝、茅苇茎等。是时已七日未食，当日大解一次，七日前积矢也。

二十日：服二煎。

二十一日：晨，吐痰甚多，其热全清。

综观是症，明是蕴邪挟痰，凌肺作胀。二方清润，邪不外达，终以清宣降胃涤痰而应，先后之间不容欲速有如是者。

章从新子 年三岁，住梓树巷。

丁卯季冬，遍发疥疮，因痒晓夜不眠。其母觅得水银硫黄方，乃假浴锅先浴后擦。时当腊月严寒，水饮内蓄，肺胀暴喘，不乳，面浮，脉伏。经李绍良君推拿，脉渐起。暴喘由于外寒，水气袭肺，肺胀，溲便俱闭，亦急证也。治宜温开肺寒并化水气。方用：

净麻黄三分　桂枝二分　淡干姜五味子五粒同打，二分　北细辛三分白芍二钱　生甘草二分　宋半夏半钱　杏仁三钱　通草五分　防己五分茯苓二钱

一剂。脉复喘定，后予轻剂清理湿热而愈。

刘鹏南女 丙寅年二岁。十月初四日就诊。

初仅微咳，略哺糖食，陡变喘逆，热不外扬，烦懊不宁，气上鼻煽，尿少便闭，面色发青，涕泪俱无，脉数不起，纹紫模糊。肺胀重证也。证属伏火内蕴，新风上袭。治宜宣痹泄热，通气涤痰。方用：

光杏仁三钱　冬瓜子三钱　连翘二钱　黑山栀二钱　兜铃二钱　郁金三钱　射干五分　枳实八分　全瓜蒌三钱　甜葶苈八分　茅根八钱　枇杷叶去毛，四片　紫菀二钱　通草八分

另：猴枣五厘　礞石一分　九节菖蒲一分五厘　保赤丹四厘

研细末，用鲜梨、薄荷、萝卜打汁，温服。

复诊（初五日）：昨服药后，得尿，得便痰沫，气喘大平，肢体转暖，面色转红，烦懊亦定，略能安眠。肺胀重恙，来势极重，幸而转机，尚宜谨慎，以防喘变。

冬瓜子四钱　光杏仁三钱　郁金三钱　射干五分　瓜蒌皮三钱　紫菀二钱　象贝母三钱　兜铃三钱　连翘二钱　枯芩二钱　黑山栀三钱　茅根一两　枇杷叶五片

另西月石一分五厘　雄丹三厘　礞石一分

研细末，鲜梨、萝卜、薄荷打汁一盅，温服。

三诊（初七日）：喘势虽减，里热未清，面色未正，小溲尚少，大便颇畅。再清热定喘。哺乳宜节。

枯黄芩二钱　冬瓜子一两　杏仁霜三钱　射干五分　紫菀二钱　通草一钱　黑山栀二钱　象贝母三钱　兜铃二钱　枇杷叶去毛，五片　金铃子二钱　连翘二钱　茅根一两

另西月石一分　川贝母去心，五分　研，冲服。喘热痊愈。

（《周小农医案》）

董廷瑶

小儿咳嗽证治方药

董廷瑶（1903~2002），上海市中医文献馆主任医师，著名儿科学家

小儿之咳喘，有其一定的特点，盖因小儿体禀稚阴稚阳，肺脾常有不足，而卫表每见不固，故多外感六淫，内伤饮食，旋即咳喘痰多。又因小儿元阳未充，阳火易动，易成痰火相结之势；而阳气柔弱，不耐霜冻，则水饮易聚而难化。故小儿咳喘，往往迁延，或反复发作。这些病机特点，是临床中必须掌握审察的。

外感咳喘辨证

一、风寒咳喘

小儿外感风寒，咳嗽痰鸣，临床可见咳嗽频作，痰声不爽，恶寒发热，鼻塞或流清涕，膝闭而无汗，脉浮紧，舌苔薄白。这可从伤寒初起的太阳表实证论治。此时麻黄汤为主剂，投之见效甚捷，但当中病即止。若虽有咳嗽不爽，痰阻重，但表证不明显者，可用三拗汤；特别对呛咳连咳，咳剧而喘，本方更宜。二方之用，常需加味。咽痒呛嗽，必用百部、桔梗、前胡、牛蒡子等；痰多加半夏、象贝；呕恶加陈皮、生姜。若以哮喘为主者，可用苏陈九宝汤。即麻黄汤加苏

叶、薄荷、陈皮、大腹皮、桑白皮、乌梅、生姜，亦为一散寒化痰，止咳平喘之良方。

然在小儿风寒咳喘中，时见表虚腠薄者。此类患儿，素禀娇弱，常易汗出，稍忽调护，动辄外感发热，咳嗽痰多，且往往迁延难解，汗出恶风，脉呈浮弱，舌苔薄润。此时可从太阳表虚辨治，予桂枝汤，或加杏朴，以调和营卫，扶表祛邪。佐入陈皮、半夏、象贝、前胡之属，则咳喘可平；若舌苔厚腻，痰黏食少时，可去红枣，加重厚朴。

胡某　男，11 岁。门诊号 12060。

患儿咳已 2 周，曾服三拗汤等，咳痰较爽，但缠延未止。现汗出较多，胃纳尚可，舌苔薄腻，脉弱而滑。此表虚不和而痰浊未清。桂枝汤加味主之。

桂枝 2g　白芍 9g　生姜 2 片　红枣 3 枚　清甘草 3g　陈皮 3g　姜半夏 9g　茯苓 9g　杏仁 6g　紫菀 6g　百部 9g

5 剂。药后其咳已和。

此外，风寒咳嗽之轻症，可用止嗽散，略疏肌表，宣肺化痰。程钟龄云："本方温润和平，不寒不热，既无攻击过当之虞，大有启门驱贼之势"。故为邪浅时的平稳之剂。若鼻塞恶寒加防风、苏叶梗；咽痛声哑加射干、牛蒡子；咳嗽较频，则加杏仁、象贝、款冬花；痰浊黏滞，可加竹茹、厚朴、冬瓜子等。

二、风热咳喘

小儿外感风热，或素有肺热而又感风邪，可见发热咳嗽，咽红口渴，汗出不畅，脉数，舌苔薄黄，舌边尖红。此邪在卫分也，选用桑菊饮、银翘散之类，以辛凉解表，清泄风热，并据病情随症加减，二方之功不分轩轾。

陈某 男，3 岁。门诊号 41115。

风热外袭，发热咳嗽，体温 39℃，舌苔薄黄，脉数汗少，口干咽红，便闭尿赤。发病 3 天，热在气卫之间。亟须辛凉清解。

淡豆豉 9g　桑叶 6g　连翘 9g　牛蒡子 9g　薄荷后下，3g　淡芦根 30g　桔梗 4.5g　生甘草 3g　蝉蜕 3g　射干 6g

服 2 剂后得汗热解，咳爽便通，但仍咽红口燥尿赤，邪热未尽，前方加减以清解之，数剂而愈。

风热咳喘，每见发热较高，嗽声不扬，痰吐黄厚，溲赤便结，舌红苔黄，当用辛凉宣泄之麻杏石甘汤，清郁热，畅肺气；亦可用五虎汤（上方合细茶），有时以细辛代细茶。清肺用黄芩、桑皮、连翘；化痰加竹茹、前胡、陈皮、半夏；止咳加象贝、紫菀、百部、枇杷叶等。若哮喘阵作，风寒包火，则以定喘汤主之；对于稠痰邪热，胶固于肺膈者，其功较速。

三、燥热咳喘

感受温燥或风热久蕴，可致铄灼肺阴，而成肺热燥咳。临床见咽喉干痛，口燥唇裂，痰稠难咯，口渴引饮，大便干涩，脉细而数。宜予清燥救肺汤。运用时需据具体情况，热重可加桑白皮、丹皮；液伤须加生地、玄参；痰燥则加瓜蒌、川贝等。同时，肺阴不足而余热未清，在咳嗽的后期颇多。此时亦可仿本方之意而立法。热势已退去石膏，阴伤不重减阿胶。选用桑叶、枇杷叶、杏仁、竹茹、麦冬、石斛、南沙参、天花粉诸品，轻清松灵，生津润燥，以作收功之用。

若肺阴虚亏，痰燥气郁者，症见咳嗽不断，痰咯不畅，津少气哽，舌红少苔，可予补肺阿胶散，改为汤剂。具体应用，常可加南沙参、麦冬、石斛或紫菀、款冬花、川贝之类，分别增强滋阴养肺及止咳化痰功能。面㿠形软，脉虚易汗，是肺气亦弱，卫阳不固，尚可加太子参、党参、玉屏风散等。

徐某 女，3岁。门诊号41685。

患儿原有咳喘之症，近来嗽咳复作，咯痰不爽，食纳少味，动则易汗，口渴喜饮，舌红苔剥，脉见濡数。肺气素虚，阴亏痰阻。补肺阿胶散加味。

阿胶烊冲, 9g　马兜铃 9g　牛蒡子 6g　杏仁 6g　清甘草 3g　糯米 30g　款冬花 9g　北沙参 9g　紫菀 6g　橘红 4.5g

服5剂后咳嗽大减，痰吐爽利，食欲转佳，舌苔尚剥。

继以清养肺气兼化痰浊而愈。

临床尝见，投以马兜铃后辄有作恶呕痰涎之验，是该药原有催吐功用，往往排痰之后，喘咳显减。于此可体会，钱乙组方配伍，以兜铃涌吐胶痰，而糯米可护胃气，乃具深意焉。

内伤咳喘与竹沥之用

小儿痰浊咳喘，往往起于饮食失宜，脾胃不调，湿食交结，变生痰浊，日积月累，壅贮于肺，渐见喉中痰鸣，呼吸不畅之象。若有外邪引动，则见咳喘不止，痰声辘辘，不思饮食，大便艰难，舌苔腻浊，脉见弦滑。二陈汤或温胆汤为常用方，合三子（苏子、白芥子、莱菔子）豁痰降气，渗湿化痰。其中莱菔子生用有上涌下泄之力，然对胸满痰塞、喘急欲绝者，须加保赤散（日0.3g，分2次化服），或控涎丹（日0.6~1.2g，开水化服），或礞石滚痰丸（日12g，包煎）。药后吐下痰涎，喘急旋缓。但此三药，均属攻逐之剂，仅可用于壮实之体，一二天内，中病即止，不可轻投。

近年来对小儿咳嗽痰多，常用竹沥，这需加以分析。盖痰之生，有因热、因寒、因湿、因惊、因于伤食进冷及脾虚湿浊所成之别。于小儿之体，实痰热痰固多，而虚痰寒痰也不少，故不能笼统治之。何况小儿质禀脆弱，脾肺不足，最易酿痰，尤须治本而不宜只顾治标。

竹沥为化痰之品，历医家因其气大寒，其性纯阴，滑利走窍，通络逐痰，用为成人中风中痰之要药。若由邪热内铄，炼液成痰，阻塞气道，不得升降，服此流利肺络，搜剔壅结，使痰热去，气道通，则外症自安，对小儿天吊惊痫，痰在经络四肢，皮里膜外者，服之立能见效。故属火、燥、热者宜之。古人经验，"须姜汁鼓动其势，方得应手""寒痰湿痰，乃饮食之痰不宜用"，又以"寒胃滑肠，有寒湿者勿服"，且不可常服久服，更非一般感冒咳嗽痰多所可轻尝。

服用竹沥之后，每可见痰减咳松，似其对症。不知生痰之源未清，痰浊旋去旋生；如再反复服用，势必有损小儿正气。古谓"误投每致呃逆不食，脱泻不止"，以其"阴柔之性，不发则已，发则必暴"，不可不慎。

龚某 男，12岁。1963年12月15日外院会诊。

宿哮10年，屡发不止。近日复作，痰浊壅塞，胸胁牵痛，息高肩抬，目红齿燥，便秘数天，昨午突发抽搐，但惊定则神识尚清。脉象洪大而滑，舌红，苔甚垢腻。痰浊蒙窍，引动风木，病情危重。治宜豁痰攻逐，开窍定惊。

炙麻黄 3g　淡竹沥姜汁3滴冲，30g　苏子炙，9g　鲜石菖蒲 4.5g　细辛 1.5g　白芥子 9g　生炒莱菔子各9g　瓜蒌仁 12g　钩藤后入，9g　橘皮络各 4.5g　礞石滚痰丸包煎，12g

二诊：痰浊壅积，蒙蔽清窍，引动抽搐，但无发热。昨进豁痰之品，因未能尽剂，痰喘仍重。神志虽苏，时有昏糊，脉象弦滑，舌苔腻浊。邪热犹盛，仍须豁痰开窍。

橘红 3g　橘络 4.5g　丝瓜络 9g　钩藤后入，9g　竹沥姜汁3滴冲，30g　桔梗 3g　鲜石菖蒲 4.5g　象贝 9g　杏仁 9g　胆南星 3g　天麻 6g

瓜蒌皮仁各 9g　黄郁金 9g

另控涎丹化服，1.5g

三诊：2 剂药后下痰甚多，神志全清，饥而思食，喘咳大减，痰声亦少，惟胸膈仍痛，舌绛而燥，脉转软滑。证属胶痰尚留，津液不足。治拟润燥化痰。

天花粉 9g　川贝 4.5g　杏仁 9g　莱菔子 9g　黄郁金 9g　橘红络各 4.5g
鲜石菖蒲 4.5g　苏子炙，9g　桑白皮 9g　竹茹 6g　全瓜蒌 12g

3 剂后病情日减，调理而安。

寒饮喘咳论治

小儿之哮喘阵发者，病机在于痰涎阻塞，肺失清肃。其中之外感新邪及痰浊壅逆各证，已如前述。另有里饮深伏，水寒相搏者，为数不少。若兼见风寒束表，可先予小青龙汤，烦躁则加石膏。若表证不明显，惟有寒饮上逆，当以温药和之，治用苓桂术甘汤为主。

这类患儿，其痰喘频仍，胸脘满闷，咳吐黏涎，短气息促，而舌淡苔白滑，脉濡弱。属肺脾阳虚，饮邪上渍。投以苓桂术甘汤，可温阳化饮，培土制水。当然尚须据症参以其他方药复合而施。在喘发之时，痰涎壅盛，喉鸣气促，舌苔厚腻白滑，必加二陈、三子等，重在蠲饮涤痰。如喘作为水寒射肺者，咳逆难以平卧，舌淡而苔白滑湿润，即与干姜、细辛、五味子配合，乃以温肺行饮为主。若痰饮久伏，蕴郁化热，而见痰吐黏稠，舌苔带黄者，可配入定喘汤之黄芩、桑白皮、白果等，以化饮为主、清肺兼顾之。

顾某　男，5 岁。门诊号 49641。

患儿喘发 1 年，连续不止。昨夜又作，痰多咳剧，喉鸣气促，痰声辘辘，难以安眠，胃纳不佳，舌苔白腻而滑，脉见滑濡。饮浊蟠踞，上壅于肺。苓桂术甘汤加味。

茯苓 9g　焦白术 9g　桂枝 3g　甘草炙，3g　陈皮 3g　姜半夏 9g　苏子炙，9g　白芥子 6g　莱菔子炒，9g　生姜 2 片

服 5 剂后喘平。尚见夜有呛咳，咽痒痰多，即以苓桂术甘汤加陈皮、半夏、百部、紫菀等品，其症乃安。

以干姜、细辛、五味子三药相合，用治寒饮喘咳，功在散寒化饮，平喘止咳。三药之相伍，其间升降开阖，自具法度。但必精审舌象，惟舌色淡而苔滑湿，属水寒相搏者方宜。一般在寒饮上泛、喉中痰鸣时，常与二陈、三子复合，以祛痰化饮。若咳嗽较甚，气呛息促致喘者，可配入止嗽散内同用，以肃肺定喘。若兼表虚汗多，低热时起，脉见浮弱者，当合入桂枝汤内，和表行饮。如此则可应手而验。

袁某　男，7 岁。门诊号 22747。

久哮有根，历年必发。现咳多而喘，喉痒呛嗽，夜间尤甚，面色不华，畏寒纳少，便下涩滞，脉濡带滑，舌苔薄腻。为寒饮在肺，气上冲逆。宜化饮止嗽。

细辛 2g　干姜 3g　五味子 2g　陈皮 3g　姜半夏 9g　紫菀 9g　款冬花 9g　苏子炙，9g　百部 9g　清甘草 3g

服药 7 剂后喘平，夜半尚有咳嗽，纳增便通，舌苔薄润。以二陈汤加味续服而安。

培土生金与杜痰法

小儿脾失健运，水谷精微化为痰浊，致使肺失滋养，而成肺脾两虚之势，中医谓之土虚不能生金。出现痰咳迁延，纳谷不旺，便下溏软，舌苔厚腻，脉象濡弱。据症分析，虽病之标在肺，而其本在脾。这时当从益脾健运着手，可用星附六君汤。即以四君补气安中，陈

皮、半夏燥湿和胃，再加胆南星、白附子蠲痰消饮，标本兼治，尤重扶本。若脾虚泄多，腹部畏寒，更可参入干姜、肉果、山药、扁豆等品。如兼夹疳积者，则需专主消疳化积，并针刺四缝穴，方始有效。如此，则脾健胃和，水谷精微上输养肺，肺气得展，复其清肃之令，而痰浊自降。这是培土生金之法。

陈某　女，5个月。门诊号22260。

患婴肺炎一个半月，热已初退，血检白细胞 $11.8 \times 10^9/L$，肺部 X 光示尚有阴影，西医诊断为不吸收肺炎。现咳少痰多，喉中痰鸣，胃纳呆钝，大便偏干，神倦肢凉，舌淡苔腻。痰浊恋肺，土不生金。星附六君汤加味。

米炒党参 9g　焦白术 9g　茯苓 9g　甘草炙，3g　陈皮 3g　姜半夏 9g 胆南星 3g　川贝 6g　竹节白附子 4.5g

5剂。连服本方2周，即咳痰皆清，胃纳佳，西医检查已复正常，以四君加味善后。

培土生金之治则，乃中医杜痰中的常用法。所谓杜痰，是杜绝其生痰之源也。对夙哮的小儿，尤为重要的是图本之治。除星附六君外，苓桂术甘汤之通阳扶脾，对内伏寒饮者颇宜。在哮喘缓解期，以苓桂术甘与二陈、三子配合，健脾化饮，乃系预防复发的积极良法。若喘虽初平，但仍咳呛痰多，可参入百部、前胡、紫菀、杏仁诸品，温化止咳，对素有宿饮而又表虚不足者，则合桂枝汤，一以内化伏饮，一以外固藩篱，每可减少哮喘之复发。

潘某　男，8岁。门诊号23007。

夙有哮喘，入秋频发。前服麻黄汤加味而喘初平，现咽痒呛咳，晨昏必作，咯吐稀痰，夜间痰鸣，胃纳欠佳，大便不畅，舌苔白滑，脉濡带弦。寒饮内伏，胸阳不布。苓桂术甘汤加味。

茯苓 9g　桂枝 3g　焦白术 9g　清甘草 3g　杏仁 6g　百部 10g　紫

菀 6g　姜半夏 9g　陈皮 3g

服 7 剂后其喘不发，仅有晨咳，胃开便顺，乃续以原法，苓桂术甘合二陈，连续服用，其症颇安，整个冬春未发。

对小儿咳喘之防治，需强调忌口。尤以哮喘者更为必要。如生冷冰饮，自应不食；《经》言：形寒饮冷则伤肺，实亦损脾。肺脾阳虚，易成饮邪内伏而上溃。又如炙煿厚味，及海产诸物，可致中宫痰热贮肺。现城市小儿咳喘颇多，似与饮食失宜有一定关系。而在治疗中，因未曾忌口，也每是咳喘难解的一个重要原因。故于临症之际，应多叮咛，此亦为治小儿咳喘之不可轻忽者也。

（宋知行　整理）

林钦廉

治咳四法，宣、肃、润、温

林钦廉（1915~？），浙江医科大学附属儿科医院主任医师

外感咳嗽是儿科临床常见的病证。小儿肺脏娇弱，卫外不固，极易感受外邪。风寒或风热之邪从口鼻、皮毛侵入，首先犯肺而咳嗽。若不及时治疗，则酿痰壅肺，易成咳喘重症。林氏治疗小儿外感咳嗽，根据临床见症、发病新久、患儿体质，每用宣肺化痰、肃肺祛痰、润肺止咳、温肺祛痰四法，获得良好效果。

宣 肺 化 痰

此法用于咳嗽初起，邪在肺卫阶段。小儿外感，以风热居多，即使感受寒邪亦易从热而化，诚如叶天士所云："襁褓小儿，体属纯阳，所患热病最多。"主要证候为身热恶寒，流涕咳嗽，咽红充血，舌苔薄白，脉浮滑或浮数。治法是解表，宜辛温辛凉并用，稍加苦寒泄热。临床根据时方杏苏散、桑菊饮、银翘散等加减化裁，制定出蝉苏宣肺汤，用药九味，以蝉蜕、苏叶、桑叶解表疏风，达邪外出；板蓝根苦寒清热；浙贝、前胡、杏仁、牛蒡子解表化痰，最适于表证初起之咳嗽；更有佛耳草一味是临床喜用之品，谓其性味平和，化痰止咳甚佳，无论何种咳嗽用之均效。加减：热重加银花、连翘、黄芩、焦栀，是

方以疏散外邪为主，使表解正安，气机通畅，则不治咳而咳自止。

金某 男，2 岁。1985 年 11 月 15 日诊。

新受外感，鼻塞流涕，咳嗽不爽，喉间痰滞，咽红充血，纳食减退，舌苔黄腻，脉象浮数。治宜疏风宣肺。自拟蝉苏宣肺汤加味。

苏叶 5g　蝉蜕 5g　白杏仁 10g　前胡 10g　桑叶 10g　板蓝根 10g 佛耳草 10g　姜半夏 10g　焦神曲 10g　陈皮 3g　陈胆星 3g

服 4 剂，咳嗽减轻，痰转松爽，胃纳稍苏，苔薄黄腻，脉象浮滑。

荆芥 8g　前胡 8g　桑叶 10g　浙贝母 10g　白杏仁 10g　板蓝根 10g 炒莱菔子 10g　陈胆星 3g　陈皮 3g　黄芩炒，5g　生甘草 5g

5 剂后，咳嗽除，食纳增加，诸症悉瘥。

肃 肺 祛 痰

此法用于痰多咳嗽。外感失于表解，肺气不得宣降清肃，痰随气逆，咳嗽频频，痰滞作恶，舌苔白腻或黄腻，脉滑。宗"肺以清肃下降为顺"之理，自拟苏葶四子肃肺汤，用药七味。其中甜葶苈一味，是泻肺消痰之佳品，经方以大枣相伍，畏其性猛；其实甜葶苈泻肺不伤正，只要确属实证即可放胆用之，剂量用至 10g 左右，从未发生任何副作用。苏子降气豁痰，莱菔子祛痰下气，车前子化痰止咳，以上四子合用，功效卓著，旋覆花、陈胆星、海浮石肃肺清肺化痰。全方以清肃降气为主，气顺痰消则诸症自愈。

孙某 男，10 岁。1986 年 2 月 21 日诊。

外感失于宣解，咳嗽迁延已 1 月，入夜咳甚气逆，喉间痰滞不爽，胃纳不振，舌嫩苔腻脉滑。治宜化痰肃肺。自拟苏葶四子肃肺汤加味。

甜葶苈 10g　苏子炒，10g　车前子 10g　桑白皮 10g　瓜蒌仁 10g　海

浮石 10g　蒸紫菀 6g　冬花炒, 8g　白前炒, 8g　黄芩炒, 8g　鱼腥草 15g　生甘草 5g

服 7 剂，咳嗽告平。仅胃纳欠佳。又来求诊，予以调理之剂善后而愈。

润 肺 止 咳

此法用于咳嗽时久或反复发作的患儿。小儿肺体娇弱，稚阴稚阳之体，气阴俱易耗伤。咳嗽迁延反复，干咳少痰或痰滞不爽，咽红充血，手心灼热，舌红苔薄，脉象细弦或细数。根据肺喜润恶燥的特点，以沙参麦冬汤为基础，自拟百部润肺汤，用药九味。方中百部是润肺良药，治咳颇有效，但其味苦，小儿较难接受，故剂量一般不超过 6g。南北沙参、麦冬、玉竹益气养阴，桑白皮、地骨皮为泻白散，合瓜蒌皮清肺热、润肺燥，甘草止咳，调和诸药。本方润肺肃肺，化痰宁嗽，对于肺之气阴两虚的小儿，常能收到良好的效果。

叶某　女，2 岁。1985 年 11 月 8 日诊。

肺气虚弱，卫表不固，屡受外感，反复咳嗽，迁延日久。近半月来咳嗽增多，早晚咳甚，咽红充血，舌红苔薄，脉象细弦。治宜养阴润肺宁嗽。自拟百部润肺汤加味。

蒸百部 6g　南沙参 10g　北沙参 10g　甜杏仁 10g　桑白皮 10g　地骨皮 10g　麦冬 10g　佛耳草 10g　冬花炒, 8g　白前炒, 8g　生甘草 5g

服 4 剂，咳嗽减退，咽红亦退，苔转薄腻，脉象小滑。

二诊：治守原法，去甜杏仁易蒸紫菀 6g，续服 5 剂。咳嗽告平。

温 肺 祛 痰

此法用于小儿素有痰湿内蕴，逢风寒外来，引动内蕴之痰湿，发则痰鸣喘促者。此时非温不能散其寒，非宣不能开其壅，非降不能平其喘。临床以三拗汤、小青龙汤加减，组成温肺汤，用药七味。以麻黄、杏仁温开肺气；半夏温燥痰湿，细辛、干姜合用，使寒与痰俱得温化；白芥子辛散温通，祛痰力极强；甘草止咳，调和诸药。若辨证无误则效如桴鼓。温肺祛痰法诸药辛温燥热，小儿较成人为少用，因稚阴稚阳之体，用之不当，易引起副作用。

胡某 男，6 岁。1985 年 12 月 31 日诊。

素体肺脾不足，痰湿内盛，患哮喘已历 3 载，日前外感诱发。咳嗽不多，喉间痰鸣作响，面色苍黄，皮肤湿疹外发，舌胖苔腻，脉象浮滑。治宜拟祛寒温肺平喘。自拟温肺汤加味。

炙麻黄 5g　化橘红 5g　淡干姜 3g　细辛 3g　旋覆花 6g　蒸紫菀 6g　白前 8g　冬花炒，10g　苏子炒，10g　杏仁 10g

服 5 剂，哮喘得平，咳除痰少，皮肤湿疹渐隐，胃纳欠振，舌苔薄白，脉濡。再两调脾肺以善后。

（周雪娟　整理）

王静安

证分风热湿热，治宜宣化降逆

王静安（1922~2007），成都市中医院主任医师

咳嗽是小儿肺系疾患中最常见的一种病证，好发于冬春。是因感受外邪或脏腑功能失调，影响肺脏的肃降功能，肺气上逆而成。

在众多的咳嗽中，风热证最常见，湿热证相对少见，常被误诊为风热夹食，治之难效。

明辨病因，准确诊断

小儿风热咳嗽是因小儿为"稚阴稚阳"之体，形气未充，肌肤柔弱，卫外功能较差，又不知自调寒暖，感受外邪，肺失清肃上逆而成。具有起病急，病程短，易传变和伴有表证的特点。症见咳嗽不爽，咳声高亢，气粗或嘶哑，痰黄稠，不易咯出，口渴咽痛，鼻流浊涕，伴有发热头痛，恶风微汗出，舌质红，苔薄黄，脉浮数，指纹红紫。

小儿湿热咳嗽是因小儿"脾常不足"，易为饮食所伤，而今多以肥甘厚味之品喂养，致使脾胃运化失常，湿热内生，蕴结中焦，阻碍气机，或熏灼肺金，均使肺失清肃，上逆而咳。具有发病缓，病程长，伴有食滞及其他里证的特点。

症见咳嗽有痰，咳声重浊，痰黏或黄或白，难咯出，唇红口渴，

心烦纳差，手心热，小便黄少，舌红，苔厚腻，或黄或白，脉弦滑数，或濡数，指纹暗紫。

随证拟法，处方遣药

不论咳嗽证属风热或湿热，均同属温病范畴，处方立法，以叶师"或透风于热外，或渗湿于热下，不与热相搏，势必孤矣"之旨，故创清心、泻肺、宣肺降逆、化痰止咳的基础方，风热则于基础方中加透风之品，湿热则加渗湿之剂。

基础方 清心泻肺，宣肺降逆，化痰止咳。

黄连 1.5~6g　苇根 12~30g　桔梗 6~10g　麻绒炙，6~12g　金沸草炙，9~15g　百部炙，6~12g　冬花炙，6~12g　白前根炙，6~12g

仲景的麻杏石甘汤治疗喘证，疗效甚佳，治疗咳嗽则略逊。同时麻黄辛温，遵温病"在表初用辛凉轻剂"之意，故改麻黄为蜜炙麻绒，取其宣肺利气之功，缓其辛温发表之性。桔梗助麻绒开宣肺气，使肺气宣而咳自除。苇根清肺利湿。用黄连清心、泻胃肠使肺热下行而解，并符《内经》"肺苦气急上逆，急食苦以降之"之旨，同时以防逆传心包之变。小儿脾常不足，黄芩过于苦寒并伤其胃，黄连泻胃而厚肠不伤其正，故临床多用黄连而少用黄芩。金沸草化痰热利水，冬花止咳化痰，白前根降气祛痰，与麻绒、桔梗相配一宣一降，在强有力的宣肺、清热、化痰的基础上用百部镇咳，并用蜜炙缓其性，使其镇咳而不恋邪。此味药不可久用，病去过半则止。小儿用药有易虚易实之嫌，对于较猛烈、发散之品多用蜜炙以缓其性而不伤其正，宁用蜜炙其药而缓急，不用甘草缓急而致满中之弊。

加减：

（1）风热证：宜加透风之品，如桑叶 6~9g，薄荷炙 6~9g，荆芥花

6~10g，前胡 6~9g，银花 6~9g，连翘 3~9g。

（2）湿热证：宜加渗湿之品，如竹叶 6~10g，木通 6~9g，车前草 15~30g，滑石 15~30g，冬瓜仁 15~30g，并加重黄连量至 9g。

（3）随症：气粗，口渴口臭属肺胃热盛，加石膏 15~30g，黄芩 6~9g，栀子 6~9g 以清肺胃之热；咽喉红肿，扁桃体肿大加射干 6~12g，梅花 9~15g，胖大海 6~10 个以清利咽喉；痰多或痰黏难咯加橘络 6~10g，丝瓜 9~15g 宁肺化痰止咳；久咳不愈者加炙杷叶 6~9g，炙紫菀 6~9g 以润肺止咳；喘者加苏子、葶苈子各 6~9g 降气平喘；夹痰热者加蛇胆川贝末半支，每日 2 次以清化痰热；夹食滞者加神曲 9~12g，山楂 10~30g，炒二芽各 10~30g 以健脾、消食、和胃，加厚朴 3~9g，槟榔 3~9g 以行气导滞；呕吐者加陈皮 3~6g，竹茹 6~12g，法夏 3~6g 以降逆和胃止呕。

胡某 男，5 岁，住成都市火车东站货场宿舍。1987 年 12 月 25 日初诊。

咳嗽近 1 月。症见咳嗽重浊，咳痰不爽，痰多黄稠，纳差，手足心热，舌红，苔白厚腻，脉滑数，指纹暗紫。湿热咳嗽。湿蕴脾土，熏灼肺金，肺气失宣。治宜清利湿热，宣肺化痰。基础方加渗湿之品。

黄连 9g　苇根 15g　桔梗 6g　麻绒炙，9g　金沸草炙，9g　白前根炙，10g　冬花炙，9g　竹茹 6g　木通 6g　车前草 15g　滑石 15g　冬瓜仁 15g　橘络 10g　杷叶炙，15g

1 剂 2 天，每天 4~8 次，每次 20~100ml，忌菜油、鸡蛋。

再诊（1987 年 12 月 28 日）：服上方 1 剂后咳嗽减轻，仍有纳差，痰黄稠，舌红，苔白厚腻，脉滑数，纹紫。上方去百部、杷叶，加苏梗 10g 醒脾，加炒二芽各 15g，山楂 15g，槟榔 6g，厚朴 6g，健脾导滞。

三诊（1987 年 12 月 31 日）：服上方后微咳，无痰，纳可，舌红、苔白微厚腻。上方去木通、滑石、车前草、冬瓜仁、橘络、厚朴、槟榔、麻绒，加白蔻 3g 以善后。

秦某 男，4 个月。1987 年 12 月 21 日初诊。

咳嗽 10 天，曾往成都市某儿童医院就诊，经抗生素等西药治疗效果不佳。症见咳嗽，痰黄稠，发热汗出，鼻流浊涕，口臭咽红，舌质红苔薄黄，脉浮数，指纹红紫。

风热咳嗽。风热兼肺胃火炽。疏风清热，宣肺降逆，清胃泻肺。基础方加透风之品。

黄连 3g　苇根 15g　桔梗 6g　麻绒炙，9g　金沸草炙，9g　百部炙，9g　冬花炙，9g　前根炙，9g　银花 9g　连翘 6g　荆芥花 9g　薄荷 6g　桑叶 9g　石膏 15g　黄芩 6g　栀子 9g

1 剂服 2 天，忌油、蛋。

再诊（1987 年 12 月 24 日）：服上方后咳嗽减轻，喉中痰鸣，小便黄，肛门潮红，舌红苔薄黄，脉数，纹红紫，发热汗出，口臭咽红均消失。前方去石膏、黄芩、栀子，加炙枇杷叶、炙紫菀、天花粉各 9g。

2 剂而痊愈。

汪秀峰

证分三端兼热为多，秘方精妙针药并用

汪秀峰（1903~？），齐齐哈尔市中医院主任医师

肺为娇脏，司呼吸主气，其正常生理功能以下降为顺，上升为逆，这样无论是外感风邪还是内蕴痰浊，只要导致肺气闭塞，使肺失宣发肃降之职，即可产生咳喘诸证。故宣肺化痰是治疗咳喘证的主要法则。

风邪闭肺

一、风寒闭肺

症见恶寒发热无汗，咳嗽气促，痰白而稀，舌质淡，苔白薄，指纹青红，脉浮紧。治应辛温解表，宣肺化痰。

据几十年的临床观察，这种单纯的风寒外束实为少见，多兼有热象，故在治疗上采取解表清里的方法，主方麻杏石甘汤。方中麻黄配石膏清热透邪，清肺定喘，且石膏倍用于麻黄，以监制麻黄辛温之性，而为辛凉之用，故汗出者不忌麻黄，无大热者不忌石膏。杏仁宣肺降气，助麻黄定喘之功。甘草安胃和中，调和诸药。基于对本方的认识，验之于临床，对小儿无论病程久暂，只要以咳嗽伴

喘促为主症者，无论有热或无热，均予本方合羚翘散、清肺散施之，疗效卓著。

李某 女，1岁。1987年3月12日初诊。

素体虚弱，2日前因受凉而发热咳嗽。症见发热无汗，咳嗽气促，咳有痰鸣，舌质红，苔白薄，指纹浮红。

风寒咳嗽。方用麻杏散、羚翘散、清肺散。

3日量，服1剂后诸症均减，3日得愈。

二、风热闭肺

症见发热有汗，口渴，咳嗽痰浊，气促鼻煽，面赤唇红，舌质红，苔黄薄，小便黄，大便不畅或伴黏液，指纹青紫多在气关，脉浮数或滑数。治宜辛凉解表，宣肺化痰。方用羚朱散、麻杏散、化痰散。

化痰散

丹石　麝香　牛黄　川贝　知母　朱砂　汉三七

方中牛黄、麝香芳香开窍，以开肺气之郁闭，少佐汉三七引血中之瘀，丹石、川贝清热化痰，知母滋阴清热，三药共达豁痰开肺之功，朱砂镇惊清热。

此方乃多年效验之秘方，其妙处在于芳香开窍药与汉三七同时应用，虽然三七量不多，但配伍精当，起到气血兼治，痰热并除的作用，用之每能获效。

杨某 女，2岁。1987年2月24日就诊。

发烧咳喘症见面赤，口渴，轻度喘憋，有痰不爽，舌尖红，苔薄黄，脉滑数。

方用：化痰散、麻杏散、羚牛散各4.0g。

分9次，日服3次。3日后除轻咳尚有痰声外，余症均无。

二诊：重复上药方1次，6日痊愈。

痰 热 闭 肺

症见壮热烦躁，喉鸣痰壅，气促喘憋，鼻煽，舌苔黄腻，舌质绛，溲黄便结，指纹青紫多在气关以上，脉洪滑数。此乃热邪壅遏肺室，致气机不畅，聚液为痰，痰阻气道，气逆作喘，病属实属热，故溲赤便闭。治应清泻肺热，涤痰定喘，贵在下法。

因小儿生机蓬勃，有如旭日初升，草木方萌之势，即所谓"纯阳之体"，故感邪之后，极易从阳化热，用下法攻逐热邪，则壮热烦躁、喉鸣痰壅、气促喘憋等诸症速退。如当下不下，则邪热入里，内陷心包或引动肝风，致惊厥昏迷等变证叠起，可见下法也是预防危象发生的良策，特别是对素有食滞的患儿，更为不可缺少的治法。但小儿体质禀赋各异，受邪深浅不一，下法轻重实须有别。

平时临床不用凉膈散类的峻下药，而对这类咳喘病，却方方不离表里双解的通圣散，"圣者能也""大而化之之谓圣也"。这里主要取其通腑定喘的作用，方中大黄、芒硝破结通便，桔梗、石膏、黄芩泻肺胃之热。可见用通圣散法疗痰热闭肺是十分恰当的。

孙某 男，13个月。1987年1月16日初诊。

发热咳喘3日，经用青霉素治疗不效。症见咳嗽痰喘，面赤口干，时烦躁，舌质红，苔黄，尿少而黄，病后未大便，指纹紫。

方用：通圣散5g，清肺散、化痰散各3g，共分9次，3日服完。

2剂后排下燥屎，发热咳喘均减轻，进食少许。

二诊：通圣散减至3g，3剂后热退咳喘平，神情好。

三诊：去通圣散加健脾散，以防凉药伤脾胃，进而扶正固本。先后8剂病愈。

变　证

一、心阳不振，心阳虚衰

症见面色苍白，口周发绀，四肢厥冷，呼吸浅表，或者现痰鸣喘憋，鼻煽等肺气郁闭之证候，腹胀肝大，脉细微欲绝。此乃气滞血瘀，气血失调所致。治应回阳救逆。本着"急则治其标""速效三法莫过于针的前人经验，在此重危难以服药之时，以棱针点刺放血的办法急救，每收奇效。点刺穴位有：承浆、迎香、地仓、人中、大椎、十宣等穴，以调节阴阳，疏通气血，使危笃之证即刻缓解，赢得治疗机会，药则以独参汤为主。

二、内陷厥阴

症见壮热神昏，四肢抽搐，口紧项强，目睛上串，舌质绛红，指纹青紫。

此证多因热邪炽盛，内陷足厥阴肝经，至肝风内动，木火相生，热陷心包，出现神昏谵语抽搐等象。治宜清心开窍，平肝息风。方药以珠黄散为主。此方亦为多年之验方。

珠黄散

牛黄　珍珠　天竺黄　雄黄　僵蚕　全蝎　羚羊角　汉三七　黄连　黄芩　琥珀　冰片

方中牛黄、天竺黄、冰片为开窍清热之品；羚羊角、珍珠、琥珀、全蝎清热凉血，开窍镇惊，佐以雄黄助上药且兼解毒之功；三七活血凉血，气血兼治。共奏开窍镇惊，清热凉血活血，平肝息风之功。为治邪热内陷厥阴的主方。

张某　男，半岁。1985 年 11 月 17 日初诊。

因患肺炎，住某医院，曾用红霉素、氨基苄青霉素、先锋霉素等药治疗半月余，病势日趋加重至合并心衰及中毒脑病。症见神昏气微，面色苍白，口周青紫，舌淡苔白厚腻，四肢拘紧，脉微数，指纹青紫而滞，将达命关。

邪盛心虚，心阳虚衰兼见肝风内动之象。治宜回阳救逆，平肝息风。

以三棱针点刺放血后，继以浓煎独参汤灌服。片刻，患儿气息有力，面色微显红润，肢体稍现松软，再以羚朱散、珠黄散、化痰散调治，2日后转危为安，家长自动要求出院。

后经投以益气健脾，滋养肺阴兼驱余邪之剂，精心治疗，10余日而痊愈。

对年长儿能吃汤药者拟鸣金汤治之。

鸣金汤

银花　连翘　川贝　陈皮　杏仁　甘草

方中银花、连翘清热解毒重在解表；川贝清肺化痰，是治疗肺经病之要药；杏仁润肺定喘、止咳化痰，和陈皮健脾利湿以治生痰之本；甘草解百药之毒调和诸药。此方药虽6味，但配伍精当，是治疗一切咳嗽痰饮的基础方。

随症加减：气上逆加苏子、瓜蒌；痰盛加半夏、南星；肺热肠燥加莱菔子、竹茹；热盛伤津加知母、麦冬；心肝火盛加栀子、黄连（须）。咳喘之病后期正邪俱虚用罂粟壳为引，以收敛肺气助正气止咳。

（姜玉君　汪福成　整理）

区少章

治咳效方

区少章（1900~？），广州市中医医院主任医师

咳嗽是小儿常见的症状，多因感受风、寒、暑、湿、燥、火或乳食停滞、积滞生痰所致。现首先就咳嗽立一降气除痰之剂，然后再按症加减：

茯苓　薏苡仁　北杏仁　苏子　甘草　枇杷叶　瓜蒌皮　谷芽

若有湿，则痰稀色白，舌苔白，可加法夏、陈皮；若有呕，大便溏，可再加苍术、川朴；若脾胃虚弱，停食生痰致咳，则痰色稀白，胃纳欠佳，大便烂，面色青白，可加党参、白术、法夏、陈皮，去苏子、北杏仁；若有热，则痰稠，色微黄，可加天花粉、川贝、竺黄，去苏子；若有咳而呕可加竹茹；若热盛、气促（如肺炎病孩）可加入生石膏、知母、黄芩、鱼腥草；痰多可加牛黄末 0.6g 合药服。

若小儿因洗浴或解换衣服被风邪所袭，则症见恶寒，畏风，瑟缩恋母，打喷嚏，流鼻涕，有眼泪，眉心青，则可加钩藤、僵蚕、防风，苏叶代苏子，痰多加胆星；若是风热则症见发热，口干，鼻涕黄，有眼屎，咳声清响，唇红，指纹浮紫，药宜用：

薄荷　牛蒡子　连翘　桑叶　芦根　甘草　桔梗　芥穗　菊花　花粉　金银花

若是风寒则流清鼻水，有痰声，无实热的症状，舌湿润，有薄白

苔，药宜用苏杏二陈汤加减。

若在五六月间暑湿流行之时，小儿感受其气，亦能致咳。若此时天气干燥，燥火烁金，症见干咳无痰，或身热，鼻干，咳声清高或声嘎不响，此为燥火之嗽，则可加麦冬、天冬、天花粉、竹茹、玄参、南杏仁；若火盛而咳，咳声响亮，痰结难出，口干，舌红，药宜加生石膏、竹茹、芦根、天花粉、柿蒂、生赭石、冬瓜仁、枇杷叶、黄芩。燥、火二证均去北杏仁、苏子，因嫌其味带辛、燥之故。若嗽而气上逆则用苏子并加入枇杷叶、桑白皮。若咳嗽严重，嗽不转气，则加入麻黄、生石膏少许。嗽久不愈可加款冬花、马兜铃、紫菀、山药。

汪鑫涛

薄前汤治疗小儿风热咳嗽

汪鑫涛（1918~　），重庆市中医院主任医师

汪氏自拟薄前汤治疗小儿风热咳嗽。

咳嗽较甚，流涕，鼻塞，发热，大便结燥，尿黄，咽红，舌质红苔薄白或薄黄，指纹浮紫或浮红，脉浮数等，为风热咳嗽辨证依据。

薄前汤

薄荷 6g　白芷 6g　杏仁 6g　桔梗 6g　银花 9g　连翘 9g　前胡 9g 紫菀 9g　百部（1~2 岁小儿剂量）9g

肺热重者加黄芩 9g；大便秘结加瓜蒌仁 12g；喉间有痰声加射干 6g；恶心呕吐加陈皮 6g、竹茹 9g；小便黄少加车前子 6g；发热体温在 38℃以上加用解黄注射液或鱼腥草注射液，每次 2ml，1 日 2 次，肌注。

1 日 1 剂，加适量水煎 3 次，每次煎成 200ml，日服 3 次。呕吐者少量多次喂服。

疗效判定：治愈：外感症状消失，体温正常，咳嗽停止，肺部啰音消失；显效：体温消退，仍有轻咳，肺部啰音及外感症状基本消失；无效：治疗 2 天症状与体征未见改善，咳嗽亦未减轻。用薄前汤治疗 600 例，治愈 547 例，占 91.17%。其中 1 天治愈 1 例，2 天 95 例，3 天 396 例，4~5 天 35 例，6 天以上 20 例，疗程最短 1 天，最长 9 天。显效者 27 例，占 4.5%。无效者 26 例，占 4.33%。总有效率 95.67%，

平均治愈天数为 3 天。

何某 女，1 岁 7 个月。1986 年 2 月 25 日就诊。

患儿咳嗽较甚已 7 天，经本市某医院儿科肌注青霉素 5 天咳嗽未减轻，并见流涕，鼻塞，胃纳减少，咽红，苔薄白，舌红，指纹浮紫。听诊两肺呼吸音增粗，肺底部有少许湿啰音。

风热咳嗽，肺失宣降。治宜疏风清热，宣肺止咳。方用薄前汤。

薄荷 6g 白芷 6g 杏仁 6g 桔梗 6g 银花 9g 连翘 9g 前胡 9g 紫菀 9g 百部 9g

复诊（2 月 26 日）：咳嗽减轻大半，肺底湿啰音偶可听及，胃纳增加，继进原方 2 剂。

再诊（2 月 28 日）：咳嗽停止，肺部啰音消失而愈。

本病发病年龄以 3 岁以下的婴幼儿较为多见，共 401 例，占66.8%。主要由于婴幼儿肺脏娇嫩，形气未充，肌肤嫩薄，卫外的功能不足，抗御病邪的能力差，如气候反常，护理不当，最易遭受风寒侵袭，内犯肺脏，使肺的宣降功能失调，导致气上逆而发生咳嗽。

本病 600 例患儿初诊有流涕表证者 465 例，占 77.5%。究其致病原因，多为外感风邪所引起。本病在一年四季中以冬季发病率较高，共220 例，占 36.7%。冬令气候寒冷，外感均为风寒，由于小儿"阳常有余，阴常不足"的生理特点，风寒之邪，最易化热、化火。因而在临床上常表现为风热咳嗽之症。故用薄荷轻清凉散，疏解风热；白芷表散风寒，宣通鼻窍；银花、连翘清热解毒，消散上焦风热；前胡疏风清肺，降气化痰；桔梗、杏仁宣肺降逆，祛痰止咳；佐用紫菀、百部加强止咳、镇咳的作用。诸药配伍，有疏风清热、宣肺止咳之效。

小儿纯阳稚阴之体，在用药方面不宜辛燥发散，以免过汗劫阴伤阳。处方用药，力求精简，一药要多用，避免杂乱，以增强药力，达到理想的效果。

蒲辅周

腺病毒肺炎治疗八法

蒲辅周（1888~1975），著名中医学家

临证体会，腺病毒肺炎，大凡初期多属实，乃气实、邪实也。一般来说，7 日以前多正旺邪实，其治以逐邪为主，邪在表者，或辛散温开，或辛凉透邪，重在开闭，寒凉过之影响宣闭。肺炎初期用药，最怕凉血，引邪内陷；亦忌滋润而助邪。7 日后正气渐虚，或正虚邪实，或正虚邪衰，总以虚实互见为多，其治宜扶正逐邪，或攻补兼施。肺炎后期，如血分有热，才能用凉血药。末期阴伤则宜润，可重用沙参、玉竹、百合、二冬一类润肺养阴之药。和胃宜酌加大枣、谷麦芽、荷叶之类。同时，临证要多思考，既要有 7 日说，又不能拘泥于 7 日之说，要四诊八纲全面分析，不能草率处理。处常谓之正治法，治变谓之救逆法，处常容易，治变难。处常应变务须视病情而异，不可拘泥。

临床曾与西医同志系统观察 120 例腺病毒肺炎。

120 例腺病毒肺炎患儿的年龄，4 个月至 1 岁半占 63.4%；其症状及体征的特点：高热者 100%，且绝大多数为稽留高热；严重喘憋者 70.8%；昏迷抽风者 35.0%；肺部叩诊浊音者 66.7%；白细胞总数 1 万以下者 65.9%；属于危重病例 86.1%。10 例为迁延期，29 例为麻疹并发腺病毒肺炎，91 例为单纯性腺病毒肺炎。死亡 9 例，病死率为 7.5%。

肺炎之为病，病位始终在肺，其证由表及里。初见表证，或表寒，或表热，或表虚，或表实。治宜解表之法，主要分辛温解表与辛凉解表；若表不解，进一步即见表里合病，治宜表里双解之法；再不解，如纯见里证，治宜清里、温里、通里之法。这是此病的一般治疗规律。若病情危重或迁延日久，则又当视其具体情况，再随证施治。通过 120 例腺病毒肺炎的临床实践，总结出八法及病后调理法。

治疗八法

一、解表法

1. 风热上受

症见发热口渴，面赤，咳嗽微烦，舌红苔白，脉浮数，无汗或汗出不彻，治宜疏风清热，通阳宣肺。

桑菊饮合葱豉汤加减方

桑叶 6g　菊花 6g　杏仁 4.5g　桔梗 3g　薄荷 2g　甘草 1.5g　连翘 4.5g　苇根 15g　僵蚕 4.5g　牛蒡子 4.5g　葱白 6cm　豆豉 9g

苔黄加黄芩 3g；舌红无苔，热将入营，加玄参 6g，麦冬 6g，郁金 3g，竹叶 4.5g；表闭抽风，加钩藤 4.5g，蝉蜕 3g；喘憋痰多，加莱菔子 4.5g，前胡 3g；若热较甚，合银翘散加减。此法多用在本病的早期。

2. 风寒袭肺

症见发热无汗，咳嗽微喘，痰涎壅盛，舌淡红，苔白或微腻，治宜温散风寒，宣肺化痰。

杏苏散合葱豉汤加减方

苏叶 3g　杏仁 4.5g　前胡 3g　桔梗 3g　半夏 3g　茯苓 6g　陈皮 3g　甘草 1.5g　枳壳 3g　生姜 2 片　大枣 2 枚　豆豉 9g　葱白 6cm

便溏腹满加焦山楂 1.5g，麦芽 6g，去甘草、大枣；体虚加沙参 6g；若因风伤肺卫兼下利，可予桂枝汤加味；若因太阳、阳明合病，无汗，项背强几几者，可用葛根汤。

3. 暑风伤肺

症见发热，脘闷，口渴，咳嗽，无汗或有汗不畅，舌微红，苔白滑，脉浮数，治宜祛暑解表，宣肺祛风。

香薷饮加减方

香薷 3g　银花连叶 6g　连翘 4.5g　扁豆花 6g　僵蚕 3g　藿香 3g　葱白 10cm

若热甚心烦，尿少而黄，加黄连 1.5g，六一散 6g；若湿甚腹满作泄，加茯苓 6g，木瓜 3g。

二、表里双解法

1. 表寒里热

症见发热喘憋，口渴或不渴，烦躁，无汗或微汗，舌红，苔微黄或白而微干，脉浮数有力或滑数。治宜辛凉宣泄，清肺平喘，表里两解。

麻杏石甘汤加味方

麻黄 3g　杏仁 6g　生石膏 12g　甘草 3g　苏子炒，3g

喘重痰多，加葶苈子 3g；津伤口渴加玉竹 6g，天花粉 6g；正虚神昏，加西洋参 3g，石菖蒲 3g；表闭抽风，加钩藤 6g，僵蚕 4.5g，蝉蜕 2g。

2. 外寒内饮

若见里热已起而烦者，宜小青龙汤加石膏。若喉间有痰作水鸡声，面青白，舌淡或微红，白苔不口渴，无里热证，脉浮数，治宜宣肺散寒，化饮解表，以射干麻黄汤加减。

射干麻黄汤加减方

射干 2g　麻黄 1.5g　细辛 1.5g　五味子 30 枚　生姜 2 片　法夏 6g
紫菀 2.5g　款冬花 2.5g　大枣 4 校

3. 表虚而喘

症见发热微汗，微喘，胸满，下利便稀，舌质淡苔白，脉浮缓，治宜辛温解表，调和荣卫。

桂枝加厚朴杏子汤加减方

桂枝 2g　白芍 3g　甘草炙，1.5g　生姜 2 片　大枣 2 枚　厚朴 3g
杏仁 3g

肺炎如用苦寒过早，或误下而致表虚而喘，为里热者亦可用此方。

4. 表实下利

症见发热汗出而喘，下利黏臭，腹满，脉促，苔微黄。治宜解表清里。

葛根芩连汤加味方

葛根 6g　黄芩 2g　黄连 1.5g　甘草 3g

无汗，加葱白 6cm；虚烦，加豆豉 9g，栀子 3g；营卫不调，加生姜 2 片，大枣 2 枚。

5. 表陷结胸

症见发热，上腹满，按之疼，大便干，舌红苔黄腻，脉浮滑或沉数，表邪内陷，痰热互结胸中。治宜辛开苦降，清热涤痰。

小陷胸汤合瓜蒌薤白汤加减方

瓜蒌仁 9g　黄连 1g　半夏 3g　薤白 6g　枳实 3g　葱白 9cm

若因服苦寒之剂过多，出现里虚表陷，治宜温中解表，可选用桂枝人参汤如味。

三、通阳利湿法

湿邪肺闭证肺炎，症见发热，咳而胸满，微喘，多痰稠浊或腥臭，舌淡，苔腻，脉沉数或濡。治宜清肺化痰，宁嗽定喘。

千金苇茎汤加味方

冬瓜仁 9g　杏仁 3g　苡仁 9g　苇根 15g　苏子炒，3g　桑皮 6g　前胡 1.5g　通草 3g　麦芽 3g

湿甚，加茵陈 9g；湿热闭肺，出白痦者，则以薏苡竹叶散加减。

一、清热养阴法

1. 正虚热闭

症见身热无汗，咳嗽喘憋，昏迷，面青白，唇焦齿裂，舌干苔老黄无津，脉沉数无力，以西洋参 6g 扶正，用牛黄散，匀 5 次服，开胸中之热。若正虚入营，则宜清营解毒之剂，佐以宣闭治之。

2. 余热未尽

症见汗后身热不退，喘憋不著，少气欲呕，咽燥口渴，津液不足，舌红，苔少或黄燥，脉虚数。治宜清热生津，益气和胃。

竹叶石膏汤加减方

竹叶 6g　生石膏 9g　款冬 3g　沙参 6g　法夏 3g　粳米 9g　甘草炙，6g　知母 3g

3. 暑伤肺气

症见发热微喘，神昏，面黄，舌红，少津，胸腹满，脉沉数。治宜消暑益气。

仿王氏清暑益气法加减方

西洋参 7.5g　黄连 1.5g　麦冬 3g　竹叶 4.5g　鲜芦根 15g　牛黄散 1.5g

无汗，加淡豆豉 9g。

五、降气豁痰法

1.气逆而喘

症见发热或无热而喘，胸腹胀满，痰多，苔白滑，脉沉滑。治宜降逆平喘，温化痰湿。

苏子降气汤加减方

炒苏子 3g　半夏 4.5g　前胡 3g　厚朴 2.5g　当归 2.5g　甘草炙,1.5g　生姜 2 片

喘甚痰多，加莱菔子 3g，葶苈子 3g。

2.肝气上逆

症见肝气上逆，噫气不除，心下痞硬。治宜镇肝降逆，益胃化痰。

旋覆代赭石汤加减方

旋覆花 6g　代赭石 6g　法夏 3g　生姜 2 片　甘草 1.5g　沙参 3g　大枣 2 枚　陈皮 3g　茯苓 6g

呕，加竹茹 3g；气逆甚，头汗出，加龙骨 9g，牡蛎 9g。

若病久肺气已虚，邪闭尚甚，益肺和胃，可选用玉竹、远志、粳米、大枣；邪热郁闭，选用杏仁、生石膏、桔梗、葱白之类；若肺闭甚，可作焦麻黄少许，攻补兼施以开闭。

六、益阴生津法

症见气逆而喘，咳逆上气，面赤，舌红无苔，脉细数无力。

治宜生津益胃，降逆下气。

麦门冬汤加减方

沙参 6g　麦门冬 4.5g　粳米 9g　甘草炙,3g　大枣 2 枚

痰多，加贝母 3g，远志 2.5g，橘红 3g；阴虚甚，加石斛 9g，玉

竹 6g；气虚汗多，加西洋参 3g，五味子 1.5g，即合生脉散；神昏痰阻，加远志 2.5g，石菖蒲 2.5g；阴血虚，加清阿胶 6g；欲脱者，加龙骨 9g，牡蛎 9g。

七、滋阴复脉法

因阴液枯竭，病久而热不退，以致肌消肉削，形槁神呆，舌无苔，脉细数无力。治宜滋阴复脉。

三甲复脉汤加减方

干地黄 12g　清阿胶 9g　麦门冬 9g　甘草炙，9g　白芍 6g　台党参 9g　龙骨 9g　牡蛎 12g　龟甲 15g　鳖甲炙，12g　童便 30ml　鸡子黄 1 枚

若肝风内动，宜育阴潜阳，镇肝息风。

大小定风珠加减方

龙骨 12g　牡蛎 12g　石决明 12g　珍珠母 12g　玳瑁 9g　沙参 6g　竺黄 6g　石菖蒲 3g　远志 3g　龟甲 15g

八、回阳固脱法

本法以参附汤与四逆汤为主，肺炎末期亦有个别阳虚四肢厥逆者，虽不常用，在 120 例中，曾治 1 例，经抢救转危为安，故不可不备。

病后调理法

胃不和影响于肺，用保和丸加减；脾虚气滞而腹满者，用厚朴生姜半夏甘草人参汤加味；脾弱者宜异功散；中虚气陷，用补中益气汤加减；病后余热等其他调理参前诸法。

以上诸法，体现有热者清之，寒者温之，实者泻之，虚者补之的原则。寒热并见，温清并行。虚实互见，攻补兼施。虚多者以扶正为

主，实多者以祛邪为要。做到祛邪不伤正，补虚不碍邪。此即治腺病毒肺炎的大法。

辨证施治要深入细致，应了解本病的规律性，且应掌握灵活性。腺病毒肺炎不仅限于温病范畴，也有归属伤寒之列。小儿多稚阳稚阴之体，易虚、易实、易寒、易热。病随体异，如阳盛之体，感寒易热化；阳不足之体，温亦易寒化。小儿脾胃脆弱，多易夹食滞。凡热病都要掌握季节性，分析风火暑湿燥寒。

喘的辨证：本组病例，具明显喘憋者占70.8%。在病的早期，多表现为单纯性的呼吸加快，或有痰阻气道，同时又有表证，宜用宣肺疏表之剂。当喘重者，每分钟呼吸在80次以上，为肺气不降，虽有高热，宜以降气豁痰为主，佐以宣透。病的极期，呈堵塞性呼吸困难者，胸高腹胀，缺氧明显，甚则神识渐趋昏迷，偏实者开闭为主，偏虚者扶正养阴降逆。当恢复期，喉间多痰有痰声，为脾虚痰积，宜健脾化痰为主。

抽风的辨证：本组病例抽风者占35%。腺病毒肺炎可有热惊厥，或手足搐搦症，辨证多为肺卫郁闭，治宜宣解为主。当痰盛清窍阻塞，此时常因缺氧引起抽风，治宜豁痰开肺为主，并予输氧。若病邪久羁，神倦抽动，肺气虚弱，舌绛苔少，时时欲脱，为正衰邪亦微，神明不支虚象，多是脑病后遗症阶段，治以育阴潜阳息风为主。以上3种抽风并非热闭包络，不宜用安宫牛黄、至宝和紫雪之类。惟热邪之营，舌绛脉数，神昏谵语，才属热闭包络之象，治宜芳香开窍之剂，在本组病例中仅治疗2例。

治疗腺病毒肺炎，在辨证方面有风（又分风寒、风暑）、湿之类；在论治时应根据不同的病因，正邪盛衰情况而进行相应的治疗。总的原则：邪实者宜宣肺祛邪；正虚救逆须用育阴、回阳、气液两补。

刘弼臣

小儿肺炎治宜辛开苦降

刘弼臣（1925~2008），北京中医药大学教授

苦降辛开又名"辛苦通降"，是临床治疗的一个法则，应用非常广泛。经常用以治疗小儿肺炎，每获良效。

小儿肺炎多因外邪侵犯于肺，肺气郁阻生热，熏蒸津液成痰，痰热痹阻，壅塞气道，不能宣通，升降失常，往往出现发热较高，喉中痰鸣，咳逆喘急泛吐，胸闷胀满，舌苔白腻，脉象弦滑等症，这种外感非时之气，膈有大量之痰，以致热毒壅盛，痰闭肺窍的病证，绝非麻杏石甘汤所能奏效。故常疏以自拟苦降辛开方。

自拟苦降辛开方

黄连（或用马尾连 3g） 1g 黄芩 10g 干姜 1g 半夏 3g 枳壳 5g
川郁金 5g 莱菔子 3g

本方以芩连之苦降，治疗肺胃郁热，解除内闭之邪。姜夏之辛开，祛除胸中痞满，宣通内郁痰浊。枳壳、郁金、莱菔逐痰水，破结实，直导胸中之滞，使里结客邪，无所依附而自解，每收开中焦痰实，通宣肺气之闭的功效。因为辛先入肺，肺主气，气为血之帅，气行则血行，故凡肺气膹郁，气化不利，应用辛药则可通其痹，畅其气，开其毛窍，祛邪外出，所谓"辛能疏通，宣导而行之"，正合"辛通其痹"之旨。苦先入心，心主血，统管一身之火，火性炎上，故凡

邪火有余之证，应用苦药则可降邪火，平其火盛，泄邪于内，所谓"苦降其逆"。邪火无从逗留，阴阳自然调燮，而气化功能畅导，病当痊愈。但是，临床运用时，要注意不宜过量，因为大苦沉寒，能使脾胃受伤。辛温大热，有导致口燥咽干之弊，所以《临证指南医案》谆谆告诫我们："微苦以清降，微辛以宣通"，其关键在一"微"字。此外，治疗小儿肺炎时，尚须掌握只有出现咳逆痰壅泛吐，胸满腹胀，舌苔白腻，脉象弦滑，属于痰热内羁的指征，才可应用。如果喘咳痰鸣，面色青紫，泛吐痰沫，脉象沉细，则属虚痰上泛，治当温振胃阳，化痰除饮，那就不适于辛苦通降了。

黎炳南

异中寓同，自拟痉咳良方
同中有异，不拘一方一法

黎炳南（1916~2012），广州中医药大学教授

百日咳是儿科较为常见的一种呼吸道传染病。临床以阵发痉挛性咳嗽和伴有鸡鸣样的吸气回声为特征。中医学称为"顿咳""疫咳""鹭鸶咳"等。下面就对本病治疗特色及分型辨治，作一简介。

异中寓同，同中有异

一、异中寓同，自拟百马良方

所谓异中寓同者，是指抓住本病痉咳频频这一主症，自订"百马汤"（百部、马兜铃、炙甘草、大枣）作为治疗本病各期的基本方，随症加减，常获显效。马兜铃味苦而微辛，性寒。苦辛可宣降肺气，寒能清泄肺热，其性轻扬，故能入肺，除热化痰，治咳逆连连不止之症；百部甘苦微温，擅于温肺润肺，止咳降逆。近代实验证明，二药均有较广的抗菌功效，且马兜铃有舒张支气管和祛痰作用；百部能降低呼吸中枢的兴奋性。因而，二药相配，同为主药，一寒一热，可依临证需要而加减调配，或存其性，或取其用，故各类型百日咳皆可投

之，只要运用得法，于痉咳阵阵之症颇有捷效。炙甘草、大枣既可补中润肺，又能调和诸药。盖因马兜铃味苦难咽，且性寒易伤胃气。而病者咳逆频频，时日迁延，必耗肺气，故炙甘草、大枣二药扶正、调味，于方中独当一面，与主药相伍，相得益彰。临床不管证属何型，只要阵咳之症尚存，皆可以"百马汤"为基础，加减施治。

百马汤

百部　马兜铃　炙甘草　大枣

二、同中有异，不拘一方一法

所谓同中有异者，即不拘泥于一方一法，而于临证中审症求因，辨证施治。黎氏认为，把本病分为初咳期、痉咳期和恢复期，有助于了解病情的进退；但更重要的是还必须对病因病机作进一步的了解。病位有表里之分，亦有在肺、脾或肝、肾之别；病邪可有风、寒、湿、燥、热、痰之异；正气又有强弱之殊，凡此等等，均应细察详审，从而区分不同证型，作为处方用药的依据。

强调注意患儿的体质特点

盖因小儿为脏腑柔嫩之体，本病日久迁延，咳逆不止，肺气易为耗泄，甚则子病及母而致脾气虚弱，或金不生水而累及肾脏。故元气亏损，是本病缠绵难愈的重要原因之一。加之百日咳好发于体弱小儿，因而临床所见，虚实并见者往往较多。故用标本兼顾之法，如见有虚象存在，随证配以健脾益气或益阴补肺等法，而不局限于何证何期。正不复则邪不去，故曰：对体虚者，能否果断而又恰如其分地治以攻补兼施之法，是本病速愈的关键所在。

黎氏对药量的轻重，寒热的调配，尤为切当。例如马兜铃性寒而味大苦，婴儿服之往往吐出，故运用此药，常轻剂取效，并配甘和之品，以调其味。体属虚寒者，更佐以温补之品，故药量虽小，而收效则大，常获事半功倍之功。

分 型 辨 治

一、外感风邪，痰热束肺

由于小儿脏腑娇嫩，卫外机能未固，易受外邪所袭。肺司呼吸，主皮毛，风寒犯肺，邪毒闭郁，又易化热，致肺气不宣。表现为发热，流涕，咳嗽，痰黄，夜咳较甚等症。

金某 男，2岁。1979年11月2日初诊。

发热2天，体温38℃，鼻流清涕，咳嗽有痰，夜咳较甚，每晚阵咳10次左右，咳时面红流泪，口干唇红，舌苔薄白，脉滑数。有密切百日咳接触史。血常规：淋巴细胞0.68，中性粒细胞0.26，大单核粒细胞0.04，酸性粒细胞0.01。方用百马汤加味。

防风6g 前胡6g 百部6g 桔梗6g 连翘10g 大青叶10g 马兜铃3g 花粉8g 甘草5g 大枣4枚

二诊（11月5日）：服3剂后，热退，咳嗽减，每晚阵咳仅1~2次，口干也减，但出汗多，胃纳欠佳。

马兜铃3g 百部8g 党参15g 茯苓10g 沙参10g 白术10g 甘草炙,5g 法半夏6g 五味子6g 大枣4枚

服4剂病愈。

本例初起类似外感风邪，故佐以疏解清热之品，使邪从外泄。但当热退邪却后，由于素体虚弱，标去而本虚，故转用健脾养肺之法，以培土生金，正气恢复，其咳自愈，不宜继用清解。

二、痰浊互结，肺络受阻

痰浊久恋化热，咳嗽不已，肺络受阻，宣降不利。症见咳嗽阵发，连续不断，面红发憋，涕泪俱出，痰液稠黏，不易排出，咳甚呕吐黏痰或伴食物。

邝某 男，3岁半。1979年11月26日初诊。

咳嗽3个多月，时现气促，近日来咳嗽加剧，表现为阵发性咳嗽，痰多，夜间尤甚，每晚10余次，咳甚欲呕。前用四环素、庆大霉素、非那根止咳合剂等，均未收效。检查：肺呼吸音稍粗，未闻干湿性啰音。苔薄，脉细数。血常规：白细胞9.7×10^9/L，淋巴细胞0.65，中性粒细胞0.27，杆状嗜酸性粒细胞0.06。方用百马汤合陈夏六君汤。

麻黄4g 党参15g 沙参15g 鹅管石15g 白术10g 百部10g 茯苓10g 苏子6g 甘草炙，6g 葶苈子6g 马兜铃3g 大枣4枚

二诊：共服7剂，咳嗽大减，偶而晚间阵咳1~2次，且每次延续时间甚短，痰量减少，胃纳及二便已属正常，舌苔白，脉细滑。处以陈夏六君汤加马兜铃、百部、麦冬、沙参、五味子，以健脾益肺，进4剂。数月咳嗽，随之消失。

此例由于久咳未愈，中气大虚，痰浊内停，肺络受阻，宣降不利，故用百马汤治其痉咳，加陈夏六君汤、苏、葶、鹅管石以温中化痰浊，并用麻黄宣肺散寒，则顽痰除，浊邪消，复其清肃之权，故咳乃愈。

三、病程日久，阴虚邪恋

肺阴不足，正虚邪恋，病久日延，耗伤肺阴，余热留恋不去，低热不退，咳嗽昼轻夜重。

王某 女，5岁。1979年3月23日初诊。

反复咳嗽5月余，夜间增剧，为阵咳状，喉中有痰，但不易咯出，

咳甚欲呕，近月来午后热，体温在 37.5℃ 左右，经中西药治疗，收效甚微，舌质红、苔白厚，脉细数。方用百马汤合黛蛤散。

马兜铃 3g　青黛 3g　百部 6g　海蛤粉 15g　沙参 15g　麦冬 8g　法半夏 8g　党参 10g　陈皮 5g　甘草炙，5g　大枣 4 枚

二诊：服 4 剂，体温已正常，咳嗽较前减少，胃纳转佳，知药中病机，仍守上方继服 7 剂而愈。

长期反复咳嗽，气阴受损，故咽红口干，痰难咯出，舌红，潮热。治以清金养肺为主。方用百马汤合黛蛤散加沙参、麦冬，又以党参、陈皮、法半夏健脾燥湿，使其寒热相须，清补相益，温润得宜，故顽疴痼疾，乃迎刃而解。

四、中运不健，肺脾两虚

平素体质虚弱或病后正伤，症见面色萎黄，咳嗽无力，纳呆食少，大便稀溏，自汗盗汗。

甄某　女，3 岁。1979 年 11 月 19 日初诊。

平素体质虚弱，易得感冒。二旬前发热咳嗽，经治疗后热退，但咳嗽延今未愈。来诊时，面色萎黄，形体消瘦，每天阵咳 20 次左右，夜间尤多，胃纳呆滞，咳时面赤，汗自出，痰白，唇色淡，舌质淡，苔白，脉细弱。血常规：白细胞 $37.6 \times 10^9/L$，中性粒细胞 24%，淋巴细胞 76%。方用百马汤合陈夏六君汤。

马兜铃 3g　麻黄 5g　陈皮 5g　甘草 5g　法半夏 8g　党参 20g　白术 10g　茯苓 10g　百部 10g

二诊：4 剂后，咳嗽较前减，胃纳进，卧睡盗汗，脉舌同前。

马兜铃 3g　百部 10g　白术 10g　陈皮 5g　甘草 5g　党参 20g　当归 8g　法半夏 8g　龙骨 15g　牡蛎 15g　五味子 6g

服 7 剂后阵咳次数每晚仅 1~2 次，精神胃纳均较前好，出汗减少，

后仍用上方继续调理而愈。

形体素虚，中气不运，而致生化无源，加上久咳伤肺，故本证表现气血俱损，肺脾两虚。此例邪浊虽盛，但正气大虚，故处理之法，先以马兜铃、百部、麻黄攻其邪，陈夏六君扶其正，继则重用调补气血，健脾益肺，佐以五味、龙、牡固肾纳气，而获显效收功。

（谢昭亮 整理）

贺耀庭

痉 咳 五 证

贺耀庭，黑龙江省黑河市地区名中医

风热犯袭肺表

发热微恶风寒，鼻窍不利，时流涕，咳嗽少痰，咽喉不利，咳甚则面目红赤，日轻夜重，口干饮水，舌苔薄白或正常，但舌边尖红赤，脉象浮数。治宜辛凉解表，宣肺清热。

桑菊饮合银翘散方

桑叶 10g　菊花 10g　金银花 15g　杏仁 7.5g　桔梗 10g　百部 10g　白前 10g　薄荷 7.5g　大贝 10g　甘草 5g　枇杷叶 15g　牛蒡子 10g

水煎 2 次合之，分 4 次服之，5 小时 1 次，1 日尽剂（上为 5 岁儿量）。

本方以桑菊饮、银翘解为主加减化裁，常用于顿咳初期，温邪初犯肺卫。主方辛凉解表，宣肺止咳，加前胡、百部、枇杷叶等可加强清热止咳降逆之效，合之为剂，共奏止咳降逆、解表宣肺之功。

痰热交阻痉咳

咳嗽气逆呈阵发性、痉挛性，面红目赤，握拳弯腰，咳后喉间发鸡吼哮声，吐出黏涎痰沫，进食后方能缓解，甚者衄血，痰中带血，舌下点状溃烂，舌苔薄黄质红，脉象滑数。治宜清热化痰，解痉降逆。

家用验方

桑皮 15g　酒芩 10g　射干 7.5g　大贝 10g　苏子 10g　胆星 7.5g　天冬 10g　儿茶 4g　杷叶 15g　茅根 15g　蜈蚣 1 条

此方为家用验方，运用于表证已解，以咳嗽剧烈呈痉挛性为主，此型以痰气交阻气道、肺气不利为关键。桑白皮、射干、黄芩、百部清热止咳；胆星、大贝、苏子涤痰利肺、理气化痰；天冬、茅根、儿茶滋阴清热凉血，上药组合有清热解痉、止咳化痰之效。

痰浊壅盛湿阻

痉挛性咳嗽，甚则呕吐食物痰涎，面目虚浮，咳时喉中有痰鸣声，不思饮食，时呕恶，咳呕甚则涕泪皆出。治宜降气宽中，涤痰止咳。

半夏 10g　茯苓 15g　百部 10g　紫菀 10g　前胡 10g　苏子 10g　莱菔子 10g　沉香 5g　瓜蒌仁 7.5g　天竺黄 7.5g

本型已近末期，病情缠绵不愈，用此方甚佳。方中半夏、茯苓、百部、紫菀、前胡燥湿化痰而止咳；苏子、莱菔子理气化痰、降逆宽中而利肺；天竺黄清热化痰、镇惊解痉，加沉香一味降逆顺气，畅达气机效果更佳。

痉咳痰阻缠绵

本型具备痰热交阻、痰浊壅盛湿阻型共有症状，但不具有表证症状。此证多是发病中后期。用诸药很难取得疗效。治宜镇痉止咳，燥湿化痰。

朱珀百咳散

朱砂 10g　琥珀 10g　百部 20g　白前 20g　半夏 20g　大贝 20g　天竺黄 15g　蜈蚣 2 条　沉香 7.5g

上药共为细末，5 岁小儿用 2.5g（1 次量），日服 3 次。

本方适用于除表证外之各种类型顿咳，持续服本药必获显效。用之多年，屡见功效。

气阴两虚余邪未尽

轻微咳嗽，日久不愈，已无吼哮声，面色青白，食欲不振，不耐风寒，易患感冒，自汗盗汗，舌红少苔，脉细无力。治宜益气养阴，祛邪固本。方药：

补肺汤加减方

党参 10g　黄芪 10g　五味子 7.5g　麦冬 10g　桑皮 10g　紫菀 10g　百合 10g　山药 15g　扁豆 10g　熟地 20g

大枣为引，每剂煎 2 次合之，为 2 日量，日服 3 次，食后服。

本型为病后余邪未尽，正气已虚。由于久咳则气耗，久吐则液伤，故呈现气阴两虚，正虚邪衰之状，此期用方以《永类钤方》补肺汤加减化裁，既扶正、又祛邪，实为善后之良方，病愈后最好再继续服 1 周为宜。参、芪益气扶正固本；麦冬、五味、百合养阴益肺；桑皮、紫菀清热止咳化痰，除其余邪；山药、扁豆、大枣益气健脾，固护中州，此即"中央健，四旁和"之意；诸药合之，补气益阴，健脾止咳，扶正而邪祛。

百日咳初起不可过早用滋腻之品，如天冬、知母、五味子之类，用滋腻之品可以恋邪而致使病势缠绵难愈。此外葶苈子虽有降逆作用，但其功在行水泄下，过用恐耗伤正气，每见时医用之效果不佳。因本病是百日咳杆菌感染，肺内并无多余之停水，况且久咳不愈肺阴已伤，再用葶苈行水泄肺，更伤其阴，故用之殊为不宜。

（贺汝学　贺汝严　整理）

查少农

沙车瓜蜜汤治百日咳

查少农（1904~1987），原安徽中医药大学教授

百日咳，中医学称为"鸬鹚瘟"，亦称"疫咳""顿咳""鸬鹚咳""天哮呛"等。症见咳嗽不已，常连咳数十声，似哮非哮，类喘非喘，如有物哽咽，欲吐难出，必须久咳后始出痰少许，甚则呛出血来，声音嘶哑，面目浮肿，如不及时治疗，病程往往能拖延百日左右，故称之为"百日咳"。由于小儿患者较多，似为小儿专有病，故近代称为"小儿百日咳"。中医学认为此症系由时邪疫毒之气，从口鼻犯肺，肺气不宣，热痰上壅，以致发生剧烈痉咳。古代医者治疗此症，多用"鸬鹚涎丸"，但鸬鹚涎不易得，近已少有药厂制此丸出售。

临床治此症，首先应考虑清热解痉，"热清痰自爽，痉解咳自停"。常用自拟方治疗此症，收效甚捷。

沙参车前木瓜白蜜汤

南沙参 15g　车前草 15g　宣木瓜 10g　白蜂蜜 30g

此方的"煎法"和"服法"必须按照下列程序进行，收效才好。

煎法：先将前 3 种药物同放入大搪瓷杯内，以冷水适量拌潮后，再加入冷水，使水淹盖药物约高 3cm 许，放在文火上煮 3 开（即煎沸后，将药杯离火焖置 10 分钟为一开，如此连做 3 次为 3 开），将头道药汁冲入装有蜂蜜的碗内。再将剩下的药物加入冷水，水量如头次，

立即煮 3 开后，将药汁与头道药汁混合，装入温水瓶中贮存备服。

服法：将药汁分成 4 等份，每隔 6 小时服 1 次。如患儿无其他兼症，通常连服 5~7 剂即可全愈。

方中南沙参能清肺热兼豁痰，车前草能清肺热而祛痰镇咳利水，宣木瓜具有解痉作用，蜂蜜具有清热润燥镇咳等功能，故治疗小儿百日咳效如桴鼓。且此 4 种药物组合在一起药味并不苦，儿童颇易接受。同时，药价低廉又易于购得。

唐步祺

感寒伤热辨痉咳，阳虚水湿亦需明

唐步祺（1917~2004），成都市名老中医

据个人临床经验，百日咳主要有感寒与伤热之别，亦有因水湿、因阳虚者。由于辨证不明，未能审因而施治，以致牵延日久而不愈者，比比皆是。其更甚者，有如高士宗所言，误治失治，不应死而死者，不可胜计矣。惟有按证求因，对证下药，始能获预期效果。

一、伤热之百日咳

凡咳时呕吐，痰多，喷嚏，气急，胸闷，或有汗，或无汗，舌苔红润，唇口鲜红，面部有光泽而带红赤，咳时涕泪交并，眼胞浮肿，咳嗽一经发作，便连声不断。法当疏表清热，化痰降气，银翘散加味治之。如咳嗽吐泡沫水样痰，恶寒发热，舌苔红润而带微黄，此乃外寒内热之证，麻杏石甘汤治之。热甚痰多，加贝母、黄芩，清热涤痰。

二、感寒之百日咳

如咳时连声不断，痰多，呕吐，头痛，恶寒，无汗，腰背痛，舌苔白滑而薄，或菜黄色而润，则辛温发表之麻黄汤为主剂。如现麻黄附子细辛汤证、四逆加麻黄汤证，则非用附片、干姜大辛大热之药，

145

以温中散寒不可。此种类型与下述因阳虚之百日咳，最为难治。此因医者及患儿之父母，惑于小儿为纯阳之体，有热无寒，而顾忌用姜、附等药味，故久治不愈。

三、水湿为患之百日咳

如气逆咳嗽而兼呕吐痰涎或清水，恶寒不发热，面色青黯，肌肤隐黄，系水湿积聚为患，甚者成痰饮，并呕吐如乳食，舌苔白滑或白腻，应以新订小半夏加茯苓汤治之。如呕吐痰涎特多，或又微渴，加干姜治之。

四、阳虚之百日咳

凡咳逆甚，痰多而冷，呕吐清水，面色白嫩，额上现青纹，困倦无神，不思饮食，恶寒，吐泻，舌苔白滑，此乃因阳虚而致。此类百日咳，因辨证不明，顾忌用扶阳药味，故最缠绵。若治之得当，可短期既愈。法当扶阳，轻则六君子汤补其阳虚，阳旺而咳自止。如咳时出冷汗，四肢冰冷，面色㿠白，嘴唇乌黯，甚至发紫绀，此类百日咳，非四逆汤回阳救逆不可，阳旺阴消，则咳嗽自愈，四逆加茯苓汤治之。

以上数方，均常用于治疗百日咳，疗效卓著。至于伤热、感寒、受湿、阳虚诸方，皆可随证选用，勿拘泥以上所举之方。

还有吃奶之婴儿，其母在怀孕期中，喜食生冷，或因营养不良，以致胎儿在母腹中未健康成长，发育不好，生下后而身体即为阳虚者；又有母体不健康，乳汁不足，或乳汁稀薄而不浓，婴儿吸食母乳，营养不良，则母病及子。此类婴儿咳嗽，更属缠绵，经久不愈。除治婴儿之咳嗽外，必须兼治其母之疾。母病愈而身体健壮，则乳汁充沛，其子吸食乳汁，子病亦易愈。个人在临证中，常兼治其母之疾，而婴儿之咳嗽，亦随之而早愈。

百日咳之病因各殊，其护理宜参照伤热、感寒、受湿、阳虚咳嗽之具体情况而调理，不可执一。平时应以预防为主，对气候之寒热变化，小儿的饮食起居，应特别注意，以免小儿因调护失宜而诱发百日咳。

陈某 女，1 岁。

咳嗽半年。每日咳嗽不止，一咳连续一二十声，有时涕泪俱出，咳痰不易吐出，经医院检查为百日咳，服中西药无效，注射针药亦无效，有增无已，半年来未有宁日。面色青黯，唇白，舌质淡红，苔白腻。

初伤于水湿，继化痰涎，痰饮积聚而引起之百日咳。治宜祛痰饮而降逆止咳。小半夏加茯苓汤加味。

半夏 6g　生姜 9g　茯苓 9g　甘草 6g　紫菀 3g

二诊：连服 2 剂后，咳嗽有所减轻。由于患儿因水湿化痰饮为患，以致阳虚，必须温阳逐水化痰，附子理中汤去参加茯苓治之。

制附片 18g　白术 12g　干姜 15g　甘草炙，15g　茯苓 15g

三诊：又尽 2 剂，咳嗽即告痊愈。但面色苍白，唇口及舌质淡红，苔白润，饮食不佳，用六君子汤加砂、蔻健脾胃而祛痰，巩固疗效。

党参 15g　茯苓 9g　白术 12g　甘草炙，15g　半夏 9g　陈皮 6g　砂仁 6g　白蔻 6g

又服 2 剂，即恢复健康。

李某 女，4 岁。

患儿从生下后，其父母即将其托人照护，时常感冒，服药后即愈。从 1 岁时起，随发咳嗽，一月或半月始能告愈，但不久又复发，统计 1 年内，即有三四月患咳嗽。诊断为百日咳。但经中西医治疗，迄无良好效果。咳时兼喘，头痛，口不渴，有时恶寒，有时又发热，无汗，咳时吐清泡沫痰，晚上咳得更甚，一咳连续一二十声，唇白，舌质淡红，苔微黄。受凉即发，或受凉后咳得更厉害。

感寒之百日咳。治宜辛温发表。麻黄汤加半夏、生姜。

麻黄 6g　杏仁 15g　桂枝 6g　甘草 12g　半夏 9g　生姜 15g

二诊：尽剂后，晚上睡觉时出汗，咳嗽大大减轻，已不发呕，清泡沫痰亦减少，继续用麻黄汤原方治之。

麻黄 6g　杏仁 15g　桂枝 6g　甘草 12g

三诊：又尽 2 剂，咳嗽痊愈。患儿所以随时感寒咳嗽，因身体虚弱，缺乏抵抗外邪侵袭能力，必须增强体质，乃以六君子汤补阳益气，调和营卫，巩固疗效。

党参 9g　茯苓 9g　白术 9g　甘草炙, 9g　半夏 6g　陈皮 6g

据患儿父亲述，共服 4 剂。迄今 10 年，小儿身体健康，未曾复发咳嗽。

李某　男，3 岁。

小儿患咳嗽，已经月余，经医院检查诊断为百日咳，但服药无效。一咳就连续一二十声，头倾胸曲，有时涕泪俱出，吐泡沫涎痰，出冷汗，喘促气紧，晚上尤甚，面色青白，唇乌黯。舌质淡红，苔白带微黄。

阳虚而寒重。方用新订麻黄附子细辛汤。

麻黄 3g　制附片 18g　细辛 2g　桂枝 3g　生姜 15g　甘草 15g

二诊：服药后，喘咳有所减轻，但里寒重，必须扶阳以散寒止咳，四逆加麻黄汤治之。

制附片 24g　干姜 18g　甘草炙, 18g　麻黄 6g

三诊：尽剂后，咳喘更减，冷汗已敛。舌苔微黄去，略现红润，涕泪俱无，四逆汤加味治之。

制附片 24g　干姜 18g　甘草炙, 18g　茯苓 15g　白术 15g

四诊：连服 2 剂，喘平咳止。并嘱其父母，这段时间，禁吃生冷瓜果，巩固疗效。

葛某 女，半岁。

生下半月后即每日咳嗽，并兼喘，经西医检查诊断为百日咳，但迄未治愈。其面容㿠白，额上显出青纹，口唇青白，有时呕吐清水，或吐奶汁，一咳连续一二十声，咳不出痰，有时其母感到婴儿喉中有痰，随即咽下，大便屙稀，哭时声不洪亮。舌质淡红，苔白腻。其母在妊娠期中，喜吃生冷、瓜果、冰糕，及水分多食品。根据上述诊断，胎儿在母体内即受损伤，生下后即现阳虚之象。婴儿吸食母乳，母亲身体不健康，奶汁不浓；所吃牛奶内，开水加得多。

阳虚而伤水饮咳嗽。治宜温阳逐水以利咳。方用小半夏加茯苓汤。

茯苓 6g　半夏 6g　生姜 12g　甘草 12g

尽剂后，咳嗽微有减轻。

治疗经过：二诊：由于其母身体有病，婴儿吸食母乳，故必须兼治其母之病。俗说：娘壮儿肥。又可由乳汁过药。母刘某，22 岁，所现症状为一身痛，心悸，感觉疲倦，嗜眠，全身怕冷。舌苔微黄，脉浮紧而细。此阳虚而寒中三阴之证。法当温经散寒，新订麻黄附子细辛汤治之，婴儿亦同服此药。

麻黄 9g　制附片 31g　细辛 3g　桂枝 15g　生姜 31g　甘草 31g

三诊：连服 2 剂，婴儿喘咳有所减轻，但水湿仍重。其母服药后，全身痛告愈，总感觉无精神，不思饮食，此为阳虚之象。为之分别处方用药。婴儿用苓桂术甘汤加半夏、生姜，祛湿降逆而止咳。

茯苓 6g　桂枝 6g　白术 6g　甘草 12g　半夏 6g　生姜 15g

其母则用附子理中汤扶阳。

制附片 31g　党参 31g　白术 24g　干姜 31g　甘草炙, 31g

四诊：婴儿服药后，水湿之邪去，而咳喘大减，但阳虚甚，必须扶阳固本止咳。其母服药后，精神渐佳，饮食增多，但仍疲乏嗜眠，行走就觉心悸，仍为阳不足之征。故母子皆须扶阳，同服通脉四逆汤。

干姜 62g　甘草炙，31g　制附片 31g　葱白引

五诊：服药 2 剂，病证都减轻，婴儿仅微咳，母亲精神亦转好。仍用四逆加茯苓汤扶阳利水以平咳。

制附片 31g　干姜 31g　甘草炙，31g　茯苓 24g

六诊：母子共服 2 剂，诸症悉愈。因母子身体皆虚，故用六君子汤加桂补其虚，巩固疗效。

党参 31g　茯苓 24g　白术 24g　甘草炙，31g　半夏 18g　陈皮 15g
肉桂 9g

连尽 2 剂，即告痊愈。

徐小圃

百日咳，法仲景

徐小圃（1887~1959），著名儿科学家

百日咳又名顿咳、疫咳、鸬鹚咳。多流行于冬春季节，以1至6岁小儿最多得病。本病发病机理为感受时邪，痰浊阻肺，肺气上逆。初起与一般感冒不易区别，一二周后出现痉挛性咳嗽，症见咳嗽阵发，咳时面红，间或呕吐浓痰，咳尾有特殊的吼声。由于咳时引动舌本，其舌下系带摩擦于齿缘，因而患儿的舌下系带可出现白色小疡。先生每以舌下系带溃疡作为本病的诊断依据之一。

先生治疗本病，每以细辛、干姜、五味子为首选药物。三药配伍，实则脱胎于仲景治咳诸方。功能肃肺化痰止咳。

凡热象不著者，在所必用，可减少发作，减轻症状，直至痊愈。对阳络损伤，兼见咳血者，也不忌用，但需配以宁络止血之品。若见口干、舌红、脉数等肺热症状者，则以麻杏石甘汤为主清肺泄热。其随症加味法：痰多气逆，选加杏仁、象贝、苏子、白芥子、金沸草等消痰下气宁咳；呕吐，加半夏、橘皮等降逆和中；痉咳，加百部、天竺子等止咳宁嗽；营卫不和，加桂枝、白芍调和营卫；衄血咳血，选加茜草炭、参三七、十灰丸等宁络止血；脾虚纳呆，选加白术、茯苓、薏苡仁等健脾和胃。

孙　幼

百日咳已逾半月，日夜阵作，甚则呕恶，舌白，脉濡滑。风邪恋肺，肺失清肃。治以肃肺化痰。

炙细辛 2.4g　五味子 2.4g　淡干姜（与五味子同打）3g　白杏仁 12g　象贝母 12g　苏子炙，9g　活磁石先煎，30g　姜半夏 9g　橘皮 4.5g　百部炙，9g　苍术 9g

按：本例百日咳，方用细辛、干姜、五味子肃肺化痰止咳；苏子、杏仁、象贝、半夏、橘皮消痰下气，降逆止呕；苍术燥湿健脾；百部专入肺经而治咳；磁石能引金气下行，使气纳咳缓。

耿　幼

百日咳，入晚为甚，肌热有汗，舌白，脉弦滑数。治以肃肺，不变则佳。

炙细辛 2.4g　五味子 2.4g　淡干姜（与五味子同打）3g　川桂枝 3g　白芍炒，4.5g　白杏仁 12g　白芥子 4.5g　苏子炙，9g　姜半夏 9g　橘皮 4.5g　炙百部 9g　生龙齿先煎，30g

陈　幼

一诊：咳经六七日，鼻衄已见，甚则呕恶，舌白，脉濡滑，此百日咳之渐也。

炙细辛 1.8g　五味子 2.1g　淡干姜（与五味子同打）2.4g　白杏仁 12g　炙苏子 9g　茜根炭 9g　仙半夏 9g　橘皮 4.5g　百部炙，9g　活磁石先煎，30g　竹茹 6g

二诊：3 剂。鼻衄已止，咳呛亦减，舌白，脉濡滑。再宗前法，不闭则佳。

炙细辛 1.8g　五味子 2.1g　淡干姜（与五味子同打）2.1g　白杏仁 12g　炙苏子 9g　仙半夏 9g　橘络 4.5g　金沸草 6g　川厚朴 2.4g　百部炙，4.5g　活磁石先煎，30g　竹茹 6g

某 幼

肺气素虚，易感风邪，顿咳屡作，阳络受伤，痰中见血，血色鲜红，舌苔薄白，口不渴，脉软滑左弦。治以肃肺息肝。

炙细辛 2.1g　五味子 1.2g　淡干姜（与五味子同打）2.4g　白杏仁 12g　仙半夏 9g　橘红络各 4.5g　生龙齿先煎，30g　茜草炭 9g　参三七 2.4g　十灰丸包，12g

李 幼

百日咳入晚为甚，甚则呕恶，面目虚浮，纳呆神疲，舌白，舌下系带溃疡，脉濡滑。治以肃肺培脾。

炙细辛 2.4g　五味子 2.4g　淡干姜（与五味子同打）4.5g　白术炒，12g　茯苓 9g　姜半夏 9g　陈皮 4.5g　百部炙，9g　苡仁炒，12g

以上 4 例百日咳均以肃肺化痰、降逆止咳为主。耿幼案因肌热有汗，故加桂枝、白芍调和营卫。陈幼案、某幼案分别见鼻衄、咳血，故选加茜草炭、参三七、十灰丸以宁络止血。李幼案因见有面浮、纳呆脾虚之症，故加用白术、茯苓、苡仁以培脾祛湿。

邓 幼

百日咳二旬有余，入晚为甚，甚则呕恶，舌下系带溃疡，舌白，脉濡滑，不喘则佳。

炙细辛 3g　五味子 3g　淡干姜（与五味子同打）4.5g　白杏仁 12g　象贝母 12g　苏子炙，9g　仙半夏 9g　橘皮 4.5g　百部炙，9g　活磁石先煎，30g　竹茹 6g　建兰叶 12g

建兰叶一药，味辛平，无毒。《泉州本草》谓本品功能"清肺除热，消痰止咳，凉血止血"。又据验方，建兰叶、慈孝竹亦治百日咳，先生则取建兰叶加竹茹，与上方意略同。

王 幼

百日咳阵作，络伤见血，肌热有汗，舌光红，脉浮濡数，恐其闭塞。麻杏石甘汤加味。

蜜炙麻黄 3g　　生石膏先煎，12g　　白杏仁 12g　　甘草 1.8g　　象贝母 12g 活磁石先煎，30g　　蛤壳 12g　　竹茹 6g　　黑苏子炙，9g　　百部炙，9g　　茜根 炭 12g

本例症见咳血，肌热，舌光红，乃频咳伤络，肺经郁热，故以麻杏石甘汤清热宣肺；象贝、蛤壳、竹茹、苏子、百部清肺化痰，降气止咳；磁石纳气缓咳；茜根炭凉血止血。

（陆鸿元　邓嘉诚　整理）

江育仁

百日咳的效方

江育仁（1916~2003），南京中医药大学教授，著名儿科学家

小儿百日咳，由于外感时行疫邪（百日咳嗜血杆菌）引起。其病程较长，初期邪在肺卫，中期痰火交结，后期肺阴受损。治之应根据病程，分而论治。江氏采取初咳期开肺，痉咳期泻肺，恢复期润肺三大治法。

本病初期的咳嗽，虽状如感冒，但有咳声不扬，咳呈连续性，且逐渐加重，夜间甚于白天的特点。此期治疗，当及时开宣肺气，祛邪肃肺。

初咳期开肺方

麻黄 3g　杏仁 10g　生甘草 6g　天竺子 10g　天将壳 10g　桔梗 5g　百部 6g

此方适用于百日咳早期，尚未化热化火具有肺寒征象者。若此期已出现痉咳征象，还可加入炙细辛（6 岁以下不超过 2g），五味子 3g，以加重温散肺经之寒之效，且可收摄肾经之冲气。

痉咳期是外邪已化痰化火，由痰火交结，肺气膹郁，而导致阵发性痉咳。此期治疗，重在泻肺涤痰降火，可用礞石滚痰丸 30g 煎服，导痰下行。如阵咳剧烈，频繁引吐或气急憋气者，是心肝之火刑金犯胃，宜苦寒泻火、降气镇逆并用。

痉咳期泻肺方

川黄连（或龙胆草 10g）5g　代赭石 15g　葶苈子 10g　姜半夏 6g

亦可酌加蜈蚣、僵蚕祛风镇惊，缓解痉咳。

恢复期的咳嗽，多呈干咳状，痰少而黏，不易咯出，属阴虚燥咳。治宜润燥养肺。

恢复期润肺方

南北沙参各 12g　天麦冬各 10g　杏仁 10g　款冬花 10g　佛耳草 10g
黛蛤散 10g　川百合 10g

为了便利小儿服药，每剂煎取 60~100ml，加入冰糖或蜂蜜适量，分 3~4 次服下。

丁伯荪

痉咳达药，蝗虫功伟

丁伯荪（1895~1969），浙江名医

百日咳，古名顿咳、鹭鸶咳。小儿易患此症，有传染性。初起咳嗽，渐生潮热，继而似喘非喘，连咳数十声不绝。

蝗虫3只，可愈此症。但蝗虫嵊地罕见，可改用生于稻田的方头黄背大蚱蜢（俗称和尚蚱蜢），此物味咸无毒，擅治剧咳。每用3只，煎饮服之奇效。先父用此方治愈患者不知其数。用药不贵险峻，惟在中病而已矣。

又按：山中有方头青背大和尚蚱蜢，有小毒，不堪入药。

小儿鹭鸶咳，淹蹇难愈，诸家辨证施治，各有心得。先师每于常规治疗外，采用单方收功。和尚蚱蜢，学名稻蝗，性味辛平，功能止咳平喘。吾等用稻蝗5~7只，摘去头部（肠亦随之而去），并除其锯齿状足，放油中炙酥，其味香脆可口，易被患儿接受，而疗效不逊于煎服。

（楼定惠　整理）

徐梓柏

重痰理脾，妙用竺黄

徐梓柏（1886~1982），著名儿科学家

小儿咳喘，痰浊为要

咳喘之疾，病位在肺，大凡外感六淫，内伤乳食，肺胃积热，木火刑金，皆令肺气壅遏，痰浊内生，肺气上逆而为咳喘，常谓"无痰不咳，无咳不痰"。对于小儿来说，更是具有易生痰、多热痰、痰多变的特点。

咳喘之痰，有风痰、寒痰、燥痰、湿痰、热痰、食痰、虚痰之别，如未得消散，则变化多端。但小儿之痰，多为热痰，热痰为患，最为酷烈。例如：痰热不解，阻塞气机，闭郁肺气，可由一般咳嗽而转变为热咳痰喘，甚而闭郁不解，化火生风，以致动风抽搐，神昏肢厥；若痰热滞留，伤及肺络，则又可出现咳吐血痰，或发为肺痈、肺痿等症；若痰饮留伏，隐于肺窍，亦可酿成哮喘顽疾。

对于小儿易生痰、多热痰、痰多变的特点，临床上必须高度重视。

治痰之品，竺黄为先

小儿体质怯弱，不耐攻伐，用药以轻灵为上。治痰之药，为数众

多，但治小儿之痰，每以天竺黄为首选。

天竺黄为病竹之产物，功类竹沥，入心、肝二经，有清热化痰，凉心定惊之功，一般都用于痰热惊搐之证。实则此品善于清化热痰，能除风热，且其味甘寒，无寒滑之害，为小儿化痰药之上品，可广泛用于小儿咳喘诸疾，尤其适用于 3 岁以下之婴幼儿。一用可有三得：其一，化痰而兼除风热；其二，有清心定惊之功，用于痰热之证，可发于机先，防其惊搐之变；其三，性味甘寒，不伤脾胃。

1. 风热咳嗽

可于银翘散中加入天竺黄，方如：

天竺黄 3g　银花 6g　连翘 6g　牛蒡子 6g　荆芥 6g　蝉蜕 2.4g　僵蚕 3g　瓜蒌皮 6g　前胡 6g　甘草（1 岁儿用量，下同）1g

发热加青蒿、淡竹叶；喉核赤肿加射干、板蓝根；食滞加焦楂、枳壳。

2. 伤风咳嗽，不偏寒热者

方如：

天竺黄 3g　金沸草 6g　前胡 5g　瓜蒌皮 6g　枇杷叶 6g　薄荷 3g　甘草 2g　五皮草 6g　肺经草 6g　兔耳风 6g

如有化热趋势者，加黄芩、桑皮；如咳嗽剧烈，痰涎较少，加马兜铃、百部；如喘甚痰鸣，加苏子、莱菔子、枳实、橘红。

3. 肺痰喘嗽，咳嗽喘促，气急鼻煽者

可以麻杏石甘汤加天竺黄为基础方：

天竺黄 3g　麻绒 3g　杏仁 6g　石膏 9g　前胡 6g　瓜蒌皮 6g　桑皮 6g　紫菀 6g　甘草 1g

如烦躁气粗，苔黄舌赤热甚者，加黄芩、山栀仁、银花、连翘；如发热而无汗或少汗，加荆芥、牛蒡、薄荷；如咳嗽剧烈，痰涎壅盛，加葶苈子、荆竹沥、胆南星；如伴有时时惊搐，加钩藤、全蝎、僵蚕、郁金。

善后调理，养脾益气

小儿咳喘之疾，善后调理十分重要，倘若体虚未复或痰浊未尽，则有成为慢性咳嗽或哮喘痼疾之虑，故必须谨慎善后。调理之时，以养脾益气为大法，脾健肺固，则食饮得化，痰浊得消。用药宜以甘淡之品养脾，清润之品补肺。药用沙参、麦冬、百合、山药、扁豆、五味、莲米、苡仁之类以补养脾肺；痰浊未尽者，酌加化痰之品。

护理上，应让病儿多静卧休息，慎风寒，避免再受风邪，饮食宜进清淡而富营养之品，忌食辛燥及生冷油腻恋邪之物。

（刘小凡　整理）

赵心波

小儿咳喘证治挈要

赵心波（1902~1979），著名中医儿科专家

肺　　炎

　　肺炎以发热、咳痰、喘憋为临床主要特点，相当中医文献中所述的"肺闭喘咳""肺风痰喘""火热喘急"等。是由于外感风温或风寒，闭塞毛窍，入里化热，与痰浊相搏，壅塞气道，灼伤肺络，引起肺气不能宣通，肃降失职的疾病。

一、初期

　　肺炎初期邪气在表，尚未传里。可有以下诸证：

　　1. 风寒闭肺

　　症见不发烧或发热不高，无汗，恶风寒，喘憋重，咳嗽，痰多稀白，甚至呼吸困难，张口抬肩，鼻翼煽动。脉浮紧，苔薄白。治宜祛风散寒，宣肺开闭。

　　小青龙汤合华盖散加减方

　　炙麻黄 3g　桂枝 3g　细辛 1.5g　法夏 6g　白芍 6g　甘草 3g　杏仁 6g　苏叶 6g　厚朴 6g　生姜 3 片

喉间痰鸣，胸腹满闷，可选用海浮石、旋覆花、瓜蒌、青皮等。

2.风温闭肺

症见发热，有汗，咳嗽连声，痰白黏稠，口鼻气粗，甚至喘满鼻煽。舌尖边红、苔白或黄。治用辛凉解表，宣肺开闭法。

银翘散合麻杏石甘汤加减方

麻黄 3g　杏仁 6g　生石膏 15g　生甘草 3g　金银花 10g　连翘 10g　薄荷 2.4g　桔梗 6g　淡豆豉 6g　牛蒡子 6g

二、极期

表邪失宣，入里化热，由卫转气，形成里热为主之证，以高烧不退、喘憋气促为主要证候特点。可分成下列 4 型。

1.痰热壅肺

症见发热不退，咳嗽声浊，喉间痰鸣，痰色黄，黏稠，早晚咳剧，动则甚，胸腹满闷，纳谷不香，口中乏味。脉滑数，舌质红、苔白或黄腻。治宜清热化痰，降气平喘。

麻杏石甘汤合清气化痰丸加减方

麻黄 3g　杏仁 6g　生石膏 24g　生甘草 3g　清半夏 3g　全瓜蒌 10g　贝母 6g　胆南星 3g　黄芩 6g　橘红 6g　知母 6g

2.肺胃热盛

症见高烧不退，日晡益甚。汗出不止，口渴欲饮，呼吸气促，喘憋鼻煽，咳声不断，烦躁不安，夜寐不宁，便干尿黄或口舌生疮。舌质赤、苔黄，脉数。治宜清热解毒，泻火肃肺。

银翘白虎汤合麻杏石甘汤加减方

麻黄 3g　杏仁 6g　生石膏 24g　甘草 3g　金银花 10g　连翘 10g　知母 10g　黄芩 10g　板蓝根 10g　麦冬 10g　鱼腥草 10g

大便秘结，腑实不通者可加芒硝、大黄通腑泄热；热毒弥漫三焦，躁扰不安，喘满不得卧，用上方效不显，可加用黄连解毒汤（黄连、黄柏、黄芩、栀子、大黄），并可配合服用紫雪散、壬金散。

3. 气营两燔

症见高烧不退，汗出不解，口鼻气热，喘憋鼻煽，烦躁不安，神昏谵语，病夜重，甚至昏迷抽风。脉滑疾，舌质绛、老黄或灰黄苔，偏干。治宜清营转气，解毒泻火。

清瘟败毒饮加减方

生石膏 45g　生地 10g　知母 10g　玄参 10g　栀子 10g　黄芩 10g　淡竹叶 6g　丹皮 6g　连翘 10g　赤芍 10g　黄连 3g　甘草 3g

或加服羚羊粉 0.3g，日 3 次，冲服；或加用壬金散日 3 次，冲服。抽风者可加用全蝎、蜈蚣、钩藤、天麻等品。有斑疹、鼻衄、便血者，重用清热凉血法，可加犀角粉 0.6g，日 3 次，冲服。

4. 热耗气阴

症见发热汗出，呼吸气弱，咳声无力，痰不易出，口干唇燥，面青无泽，涕泪俱无，齿枯乏荣，皮肤干燥。舌干失泽，苔或黄或灰乏津，脉细数无力。治宜清热养阴，益气生脉。

生脉散合竹叶石膏汤加减方

人参 6g　麦冬 10g　五味子 10g　生石膏 15g　淡竹叶 6g　芦根 10g　天花粉 10g　生甘草 3g

如果病情进一步恶化，出现体温不升，汗出不止，四肢厥冷，呼吸欲绝，倒气抽泣，脉微或无，舌不转动，此乃元气将脱，急用参附、生脉回阳救逆，补气固脱。临证经验：此种阴津已被耗竭转致虚脱，多数因于表散太过，邪热郁闭而伤阴；或火毒壅遏，燔灼胃液，大有涸竭之势，因而用参附救逆回阳不要过剂，阳气一回即转顾津液，否则又会助长毒邪。同时要注意与"热深厥深""真热假寒"相区别。

三、后期

热邪渐解，气阴未复，往往出现正虚邪恋，但此时一般无大热。

1.余热未尽

症见壮热已解，午后低热，咳唾黄痰，五心发热，两颊发赤，睡眠欠安。舌质红、苔微黄，脉略数。治宜清解余热，润肺生津。

加味千金苇茎汤

芦根 10g　桃仁 5g　杏仁 5g　冬瓜仁 6g　薏苡仁 10g　知母 6g　天花粉 6g　麦冬 6g　贝母 6g

痰多者可以合用导痰汤；微喘者可佐降气平喘之品，如旋覆花、苏子、法半夏、厚朴等。

2.肺燥津伤

身无大热，喘满已平，咳痰不爽，夜间尤甚，口干唇燥。舌质红干、少苔，脉细数。治宜养阴润肺，生津止咳。

沙参麦冬汤加减方

沙参 10g　麦冬 10g　玉竹 6g　天花粉 10g　芦根 10g　甘草 3g　贝母 3g　桑叶 6g

总之，对小儿肺炎辨证施治既要掌握温热病的规律，又要结合脏腑辨证特点，不可拘泥一格。但要抓住重点，"热毒"和"气阴"是肺炎正邪交争的两个方面。所以，要紧紧把握"热毒"的变化（传变规律）和"气阴"存亡进行辨证施治。在热盛气阴不衰的情况下，治疗时重用清热解毒法；在热盛气阴已受损的情况下，治疗时应清热解毒，益气养阴并用；在热盛气阴将竭的情况下，首先补气，回阳救逆，病情稳定后，还必须清热解毒，有一分热邪就要清解一分，不留后患，如果热退正虚，则主要以扶正养阴为主。这些是肺炎辨证施治的基本原则。

哮　喘

痰声嘶吼，气粗有声者为哮；呼吸急促，两胁煽动者为喘。故哮以声响言，喘以气息言。哮是气为痰阻，呼吸有声，喉若拽锯，难于卧息，乃痰热内阻，邪留肺络，热壅气逆；喘是肺失清肃，出纳升降失常，张口抬肩，气逆奔迫。

哮喘经验方

桑白皮 12g　麻黄 3g　法半夏 5g　杏仁炒, 6g　黄芩 10g　银杏 10g　生石膏 30g　瓜蒌 12g　阿胶 10g　麦冬 10g　甘草 3g　苏子 5g

本方麻黄、苏子、桑白皮、生石膏既能解表又兼清肺降逆；法半夏、瓜蒌、杏仁、银杏专化浊痰，宁嗽定喘；黄芩、生草、麦冬、阿胶清肃肺窍浊热，兼益气生津。急、慢性哮喘均可用。

根据哮喘的证候特点分成四证。

1. 风寒证

大多发热不明显，头痛，多涕，无汗，喉中哮鸣，痰多呈泡沫状，舌苔薄白。

小青龙汤加减方

麻黄 3g　桂枝 5g　细辛 2.4g　干姜 3g　五味子 5g　白芍 6g　射干 6g　法夏 3g　甘草 3g

2. 风热证

呼吸气促，喉中痰鸣，阵咳，痰黄稠不畅，胸闷面赤，或有发热，小便黄，大便干，舌苔黄。

麻杏石甘汤加减方

麻黄 5g　杏仁炒, 6g　生石膏 18g　甘草 5g　桑叶 10g　黄芩 10g　海浮石 12g　瓜蒌 12g　海蛤壳 10g

3. 火郁证

喘息气粗，痰黏稠，面赤唇干，津少，小便短赤，大便燥结。

白虎汤加味方

生石膏 30g　知母 6g　桑皮炙，10g　玄参 10g　粳米 12g　杏仁炒，6g　紫菀 10g　款冬花 10g

4. 肺虚证

症见呼长吸短，动则喘促加剧，面色㿠白，小溲清长，大便多溏。

《本事》黄芪汤加减方

人参 6g　黄芪 12g　茯苓 10g　炙草 3g　附子 10g　白芍 6g　五味子 3g　麦冬 10g　天冬 10g　乌梅 1 枚　生姜 3 片

慢性支气管炎喘息缓解后，可用核桃肉 500g，冰糖 500g，炒杏仁 250g，白果 250g，共捣成泥，每晨服 1 匙，连服 3 料以防复发。

百　日　咳

百日咳即顿咳或鹭鸶咳。初期与普通伤风咳嗽无大差异，一二周后不仅不愈，反而加剧，甚至咳嗽成顿，每次十几声连续不止，严重时期有回哨音，甚则咯出鲜血，或巩膜、鼻腔出血，眼睑浮肿，舌系带下有小溃疡。

早期治疗可用清解肃肺之剂，能使咳嗽减轻，但不能全部停止。

桑菊饮加减方

桑叶 10g　菊花 6g　杏仁炒，3g　百部 6g　紫菀 10g　薄荷 1.5g　连翘 10g　桔梗 3g　橘络 3g　黄芩 6g　生草 3g

待至痉咳时期，可用葶苈大枣泻肺汤加味调治。

葶苈大枣泻肺汤加味方

葶苈子 10g　制桑皮 10g　杏仁炒，6g　瓜蒌 10g　百部 6g　紫菀 3g

旋覆花 6g　黄芩 6g　大枣 3 枚　桃仁 3g

后期即可用沙参麦冬汤加减，使其逐步痊愈。

治疗中切需注意，不可妄用止涩之品，如罂粟壳、白矾等，否则容易留邪成患，影响疗效。曾有一例患儿，首投麻杏石甘汤加止涩之品不效，继而去麻黄、石膏和止涩之品，改用旋覆花、枇杷叶、焦大黄降气逆而舒肺络之品，同时加上导滞清肠类药物，服药后诸症大减。还要特别留意痉咳期的治疗和护理，如果重染外感，引起发烧，可使本病合并肺炎，导致危险。

经验方

1. 鸡苦胆（如无，用猪苦胆代亦可），白糖适量，每天服 2 次，白开水冲服。病轻者 2 天服用 1 个，病重者每天服用 1 个。

2. 蜂蜜 60g，橘络 6g。

将蜂蜜放锅内熬开，再放入橘络煮 15 分钟，每日服 2 次，每次约 10g。

（《赵心波儿科临床经验选编》）

郑颉云

治喘大法，宣清补固

郑颉云（1905~1983），原河南中医药大学主任医师

郑颉云老中医从事中医教学和临床工作 50 余载，对咳喘证的治疗执宣、清、补、固四法为要，积有丰富的经验，今作一简要介绍。

邪在表，宣散为先

宣法，即宣发肺气，驱除外邪之法。临床多用于新感初起之证，若为伏邪引动，则兼其内。

风寒外束，腠理壅遏，致肺气郁阻，须宣肺解表，汗而越之，邪从表解，常用宣消散（自拟方），清热散（自拟方）。

自拟宣消散

薄荷叶 9g　荆芥穗 9g　杏仁 9g　苏叶 9g　麻黄 6g　焦三仙 6g　番泻叶 1.2g　止嗽散

自拟清热散

琥珀 15g　钩藤 15g　柿子霜 15g　蔻仁 15g　西滑石 60g　朱砂 24g　薄荷冰 1.5g　粉甘草 45g

外寒束表，兼痰盛者，用温肺定喘汤（自拟方）。

自拟温肺定喘汤

干姜 2.4g　细辛 2.4g　薄荷 2.4g　苏叶 3g　五味子 3g　杏仁 6g　麻黄 1.5g

若外感风热或风寒郁而化热，应辛凉宣透，其热重、咳喘轻者，用桑菊饮加减；咳喘重、热轻者，用麻杏石甘汤加瓜蒌、贝母等。小儿脾常不足，咳中多兼乳食积热，常加大黄、焦三仙、槟榔等消滞泄热之品，以利肺气宣通。

苏某　男，1.5 岁。1964 年 2 月 19 日初诊。

患儿因受凉引起咳嗽 4 天，痰鸣流涕，发热溲黄，体温 39℃，指纹紫，舌质红、苔白薄。

外感风寒，客于肺卫，肺气失宣。治宜宣肺，解表，止咳。方用宣消散，紫雪散 1.5g。

1 日 3 次分服。

复诊（2 月 20 日）：体温正常，咳嗽减轻，痰鸣消失，但仍流涕，溲黄，指纹、舌象同前。又方宣消散、清热散各 4.5g。

二药混匀，每日 3 次冲服，连服 3 日后痊愈。

邪在里，清解为要

清法，旨在清解肺胃大肠之实热。清肺平喘用泻白散；喘重兼痰者用定喘汤；肺经郁热，痰壅于肺，咳喘不息，用清热平喘汤（自拟方）。

自拟清热平喘汤

生石膏 9g　杏仁 6g　麻黄 2.4g　甘草炙, 3g　松罗茶 4.5g　大枣 3 枚

热毒内攻，脓浊阻肺，咳吐脓血者，用千金苇茎汤；阳明腑实，大肠不通，热干于肺，发作咳喘，用牛黄散（自拟方）。

自拟牛黄散

大黄　牵牛各等份

若久咳不止，或因跌扑损伤，伤及血络，阻滞气机而致咳嗽者，用活血理气止咳法，方用活瘀理气汤（自拟方）。

自拟活瘀理气汤

胡桃捣碎, 3枚　三棱 4.5g　莪术 4.5g

运用清法，依证候变化特点，可兼用他法。与宣法同用，组成清宣之剂；与下法同用，组成清下之剂。随证变通，不可拘泥一端。

刘某　男，7岁。1964年1月9日住院。

患儿1周来胁痛乏力，近3天出现壮热，咳嗽，体温39℃，经治不效。后经X线拍片，诊为右下肺脓疡而入院治疗。

痰热毒邪壅盛之肺痈。治宜清热解毒，化瘀理气。方用千金苇茎汤加减。

白芥子 9g　青皮 9g　黄柏 9g　紫草 9g　地丁 9g　槟榔炒, 9g　瓜蒌仁 9g　冬瓜仁 9g　广木香 4.5g　苍术 6g　葶苈子 6g　蒲公英 24g　苇茎 15g

水煎服。连服10剂。

二诊：体温复常，咳嗽平息，诸症悉退。

又于上方去黄柏、苍术、瓜仁、槟榔、苇茎、紫草，加紫河车粉6g，冬虫夏草 4.5g，再服10剂，补肺填精，以善其后。

1月30日X线复查，病灶吸收，病愈。

虚者补之，审度阴精阳气

咳喘用补，有补阳、补阴、补气之不同。当寒邪袭肺，气逆不降，宜温肺降逆，方用小青龙汤。重用干姜温阳散寒，脾得温而运，使之散精上归于肺，肺能肃降，通调水道，下输膀胱，水液代谢无阻，不使停蓄，此为温脾肺而从其本。阴虚咳喘，虚损痨瘵，伤及肺肾者，当滋阴润肺，止咳定喘。方用滋补定喘汤（自拟方）。

自拟滋补定喘汤

白干参 6g　五味子 6g　麦冬 9g　沙参 9g　枸杞子 9g　熟地 9g

若热病后咳，或风燥伤肺，用清燥润肺法，方选沙参麦冬汤、清燥救肺汤等。咳喘气虚者，调补脾肺，尤重补脾，培土生金，常用四君子汤、参苓白术散；久病气虚，阴损及阳者，用人参蛤蚧散。

李某　女，1 岁 8 个月。1965 年 1 月 5 日就诊。

患儿素患支气管炎，遇冷常发，缠绵难愈，近几日来咳嗽又作，逐渐加重，喉中痰鸣，咳甚呕吐。指纹淡紫，双手不温，舌质淡、苔白腻。

肺脾二经气阳不足，寒湿内滞。治宜温中散寒，祛湿止咳。方用六君子汤加减。

党参 6g　白术 6g　干姜 6g　吴茱萸 6g　杏仁 6g　苏叶 6g　甘草 6g
半夏 9g　陈皮 9g

红糖为引，2 剂，水煎服。服药后咳吐均愈。

咳喘日久，固敛为本

固法，用于久病无表邪者，寓敛肺和固肾之意。久咳不已，肺气不固，宜敛肺止咳，方用九仙散，取养中有敛；若元气不足，肾气不固，应补肾固本，用固本定喘汤（自拟方）。

自拟固本定喘汤

白果仁 9g　细辛 2.4g　龟甲胶 6g　五味子 4.5g　干姜 3g

若兼见真阳亏损之候，常配以紫河车粉服用。

宣、清、补、固四法，是郑氏治疗咳喘证的主要法则，咳喘有寒热虚实之分，临证应以辨证论治为准绳，用药守法而不泥方，灵活变通，随证化裁，可谓法中有法。

（史纪　周世印　整理）

贺本绪

婴幼咳喘病属胎风，疏风解毒扶阳治肺

贺本绪（1906~1990），陕西省中医研究院研究员

婴幼儿发病之原因，不外妊妇胎养不善，六淫七情所伤，母病及子；婴儿脱胎初生张口时咽下羊水，与儿肠内焦屎一起不能排出，结为"胎毒"。二者是胎风的内因。婴儿稚阳之体，外御能力低，为风邪所袭，是为外因。诸风之来肺先受之，肺为娇脏，婴幼尤娇，故咳喘之证最为突出。

婴幼儿咳喘，初病易治，若失治、误治，长时不愈，每感风寒即加剧。幼儿时期如果调护适宜，慎寒温，防外感，饮食营养合理，如无他病，发育正常，4岁以后，随着胎风的消失，咳喘症自愈。

婴幼儿秉气幼弱，脏腑娇嫩，治疗宜顺其生意，扶养阳气为首要，不可挫伤其生机。内风宜镇摄，外风宜疏解，立方要简，用药要轻。特别是喘咳症，重在肺，勿伤肺气，使肺行其宣降之职，则咳喘缓解而痊愈。

胎毒散

锦纹大黄（大黄之佳品，断面细致如锦缎纹）1g　粉甘草 0.5g
辰砂 0.06g

共为细面，按婴儿体重大小，一次服其 2/3 或 1/2 量。

服时加红糖 3g，温开水调匀，乳前喂下，泻下焦屎及黏物，排出

胎毒，防胎风内积。

胎风散

荆芥穗 1.5~3g　防风 3~5g　全蝎 3 个　甘草 1.5g~3g　白银（洗净银锈）1 块

1 岁以内婴儿服汤药，只煎 1 次分 2 次服；1 岁以上者，煎 2 次分 2 次服。一煎气轻，二煎味重，以适应婴幼儿不同用药。

此方原是一小儿医所传，一味全蝎与白银共煎治婴幼诸风，临床师其意，加荆、防、甘草，轻扶阳气，与全蝎相合，祛风更为有力。用白银取其质重性沉镇摄胎风，无味气清而不碍阳气上升。

随证加减：

（1）初感微热，咳嗽稍有痰，胎风散加桔梗 5~8g，薄荷 1~3g。

（2）咳喘不止，伴有高热，胎风散加天竺黄 1~2g，胡黄连 1~1.5g，银花 3~6g。

（3）高热 3~5 日不退，咳喘加剧，胎风散冲服牛黄安宫丸 1/4 粒（初病不服）。

（4）伴有惊痫、抽风，胎风散加琥珀 3g，蝉蜕 5~10g。

（5）伴呕吐腹泄，胎风散加灶心土（即伏龙肝）5~10g，生姜 1~3 片，红糖 3~5g。

（6）伴大便不通，胎风散水煎送服保赤万应散。

（7）伴小便不利，胎风散加连翘 1~3g，木通 1~3g，灯心 0.1g。

婴幼儿病变化迅速，宜相机加减药味，不必拘限一方。

孙姓　男，8 个月。1986 年 10 月诊。

初生 2 天即咳嗽，发热，气短喘息。诊断为"肺炎"，住院治疗半月症情缓解出院。现发热、咳嗽，伴轻度抽风，中西药治之未愈。给予胎风散加桔梗 6g，天竺黄 1.5g，茯苓 6g，炙草 3g，每剂只煎 1 次分 2 次服，3 剂咳喘缓解，热退。鉴于患儿面色㿠白，有时呕吐，仍稍有抽风，给胎风散加西洋参 8g，生白术 8g，陈皮 3g，生姜 1 片，服 2 剂痊愈。

李姓 女，1 岁半。1987 年 4 月 11 日初诊。

1 个月前因感冒引起咳嗽，气喘，高热。某院诊为"肺炎"，肌注青、链霉素 1 周，热退，但咳喘不止，食欲减。脉弦细。给予胎风散加党参 8g，生白术 10g，茯苓 10g，陈皮 3g，银花 10g，胡黄连 1g，苏叶 3g，生姜 3 片（为引），服 3 剂咳喘止，食欲增。

某男 初生。

患咳嗽，气喘促，不乳，强喂即呕吐，不大便，不发热。在医院治疗半月不愈，来家求治。诊见患儿面色青暗，舌红苔腻。不食不便，此为焦屎未除，胃气不行。嘱用全蝎 3 个，白银 1 块共煎，送服保赤万应散，如不便，再服 1.5g。药后便下焦屎甚多，渐能进乳，咳喘亦愈。

周某 男，1 岁。1982 年 9 月就诊。

感冒发热，咳嗽。发病第 2 天住院，诊为"病毒性肺炎"，用清热解毒剂、红霉素、镇咳药，3 日后咳嗽减少，高热未退，出现气短喘促，第 5 日症加重，诊为"心衰"，下病危通知，夜 9 时邀诊。患儿昏睡，四肢厥冷，口、鼻、额发凉，腹部烘热，呼吸微弱，不食，手脉不充，跌阳脉小，太溪脉微动。此乃阳气将脱之象，幸太溪脉有一线之微，肾气未绝，尚可挽救。急用高丽参 30g，浓煎顿服，以挽回垂绝之阳，并以牛黄安宫丸，1 次服 1/4 粒，清心退热。当晚服药，次晨身微汗出，四末见温，热退，神识清楚，再未服药，3 天后病愈出院。

陈　和

小儿咳喘运脾消积

陈和（1911~？），河南中医学院第一附院主任医师

《素问·咳论篇》云："五脏六腑皆令人咳，非独肺也。"各种原因引起的肺气升降失常均可致咳喘。然小儿多责之于脾胃功能失调，这是由小儿生理特点所决定的。小儿若草木方萌，生机旺盛，所需各种营养成分较多，而营养来源于脾胃，赖脾胃受纳运化功能来完成，故小儿脾胃负担较重；另一方面，小儿脏器稚嫩，脾常不足，加之乳食不知自节，故易伤于乳食而形成积滞。陈老认为积滞作为病理产物，一方面阻碍脾胃气机，进而影响受纳运化功能，使积滞加重，形成恶性循环，久之脾虚不运，聚湿生痰；另一方面积滞日久生热，灼津为痰，痰积互结，相互滋生，痰既成，咳喘生。六淫之邪常作为诱发因素，引动痰饮，使痰阻气道，气机不利，咳喘作矣。因而积滞既是脾胃的病理产物，又是小儿咳喘的主要致病因素，陈老按"治病求本"推之，常将小儿咳喘曰作"脾胃病"。

一、治病运脾消积

脾土肺金，为母子之脏，"脾为生痰之源，肺为贮痰之器。"小儿脾常不足，易生积滞，因而健脾运脾，消积导滞，子病治母，杜其生痰之源是小儿咳喘的重要治疗原则。临证应辨属虚属实，虚者健脾运

脾，兼以化痰消积；实者祛邪导滞，参以止咳平喘。陈老治此虽亦运用宣肺化痰，止咳平喘等法，但始终不离乎调理脾胃之剂，常将健脾运脾消积之法贯穿于整个病程的治疗之中。在方药使用上，善用散剂，既方便煎服，又节省药材。咳喘初起，外感风寒者，常选用宣消散（荆芥穗、麻黄、苏叶、薄荷、北杏仁、焦三仙、番泻叶）；若外感风热者，常选用达原散（柴胡、黄芩、葛根、炒薏苡仁、炒槟榔、川厚朴、草果仁、番泻叶）。陈老认为：咳喘之初，外邪束表，当发表祛邪，配以苡仁、草果、三仙、槟榔等运脾消积，少量番泻叶疏理肠胃气机，消食导滞，使表邪得散，积滞内消，内外不相并，则病可速愈。

咳喘迁延或反复发作，因于痰积互结者，若未曾化热，常选用消积散（焦三仙、鸡内金、陈皮、炒扁豆）合银杏散（白果仁、小茴香、甜杏仁、麻黄）以运脾消积，温化痰饮；若已化热常选用消积散合葶苈散（葶苈子、僵蚕、川贝母、射干、甘草）以运脾消积，清热涤痰；若见脾虚湿盛，滋生痰浊证候者，主用参苓白术散健脾化湿，杜生痰之源；若见脾胃虚寒，痰饮内停者，主用理中散温中健脾、疏化寒饮；若脾虚日久积滞内停，见面黄，毛发枯涩，鸡胸，腹大青筋暴露等疳积者，主用加味三甲散（制鳖甲、制龟甲、炮穿山甲、鸡内金、砂仁、炒槟榔、番泻叶）以健运脾胃，化积软坚。

纵观陈老临证处方，不难看出其治咳喘独重脾胃的特色，陈老把握调理脾胃之总绳墨，参以止咳化痰、平喘之品，处方用药，配伍精妙，加减变化灵活，常常取得满意疗效。

二、病后注意饮食调理

陈老认为，小儿病后的饮食调理，对康复至关重要。人赖五味以生长，五味化五气，是脏腑功能活动的物质基础，若不注意饮食调摄，养成偏食习惯，使五味太过，过者反害五脏，故平时饮食宜清淡易消化。病后若出现脾虚纳呆，痰浊壅盛者，则滋腻碍胃，煎炸荤腥之物当属禁忌。临床上常见一些患儿因不注意病后饮食宜忌，而致咳喘反复发作，屡治不效。

针对部分患儿家长一见小儿咳喘，便自服蜂蜜、梨膏糖、止咳糖浆等，陈老指出，患儿家长不知本证因于脾胃失调者多矣，如蜂蜜类虽有润肺之功能，却滞碍脾胃，助湿生痰。不加辨证，药食杂投，不利于小儿咳喘的康复。

陈老关于饮食宜忌，多从调理脾胃，恢复受纳运化功能出发。于此，亦体现陈老治疗小儿咳喘重视脾胃之学术思想。

刘某　女，1岁半。1990年1月14日初诊。

患儿咳喘月余，投用多种中西药物未效，转陈老诊治。

检查：咳嗽气喘，喉中痰鸣，痰白清稀，面黄消瘦，纳呆便溏，手足欠温，舌淡、苔白润，指纹淡红。脾胃虚寒，痰饮犯肺。治宜温中化饮。方用理中散合银杏散。

理中散6g，银杏散3g。

日1剂，水煎分3次服。并嘱注意饮食宜忌。

服药3剂，咳喘减轻，守方又进6剂，咳喘平息，纳食增加，诸症皆失。

申某　男，7岁。1991年1月18日初诊。

患儿因入冬受凉而咳嗽，服药缓解。后遇凉即发，迁延不愈，近日咳嗽又作，曾投中西药治疗3天未收寸功，转陈老诊治。

检查：咳嗽阵作，痰黏难咯，纳差腹胀，大便干结，舌红、苔薄根腻，脉滑数。咽部稍充血，扁桃体Ⅱ度肿大。积滞内停，痰热内生，肺失清肃。治宜运脾消积，清热涤痰，软坚散结。方用三甲散合葶苈散。

三甲散 8g，葶苈散 5g。

日 1 剂，水煎分 3 次服，嘱注意饮食宜忌。

服上药 3 剂，大便已通，食欲渐开，咳嗽稍减，守方共服 12 剂，咳嗽瘥。

（郝育文　整理）

谢仁甫

清金一贯饮治疗麻疹合并肺炎喘嗽

谢仁甫（1911~？），重庆市中医研究所主任医师

清金一贯饮为解放前重庆著名中医补一老人常用验方。治小儿咳喘，尤其是小儿麻疹后咳喘甚佳。

清金一贯饮

黄芩 4.5~12g　桔梗 1.5~6g　牛蒡子 1.5~6g　荆芥 1.5~4.5g　白前 1.5~9g　青皮 1.5~6g　木通 1.5~6g　甘草 0.8~2g　白芍 6~12g

以上为 1~7 岁小孩的剂量。为 1 日量。可按体重增减剂量。

火盛、大便结，3 日不便，加大黄 1.5~9g；血热、出疹赤黑，加生地 1.5~9g；3 日后麻疹红活，加玄参 1.5~9g；高热、大渴，加石膏 6~15g；呕吐，加竹茹 1.5~6g，藿香 1.5~4.5g；伤食、纳差，加山楂、神曲、谷芽各 1.5~9g；咳嗽无汗，加重荆芥；一有喘促，可用麻黄 3~10g。

小儿麻疹咳喘，其证凶险，极易变坏转危，临证抓住寒、热、痰、滞，用"清金一贯饮"加减变化，屡试屡验。

然而还须注意如下几条：

（1）寒凉之药不可太过，否则便要碍脾胃阻肺气，导致无效。

（2）大便不通，即当下之，不可手软；但以通为度，切忌大下伤正。

（3）嘱病孩避风，但要注意空气清新。

（4）忌辛辣食物及酸甜食物，宜鲜淡饮食。

（5）保持病孩口腔清洁，宜少量频饮开水。

（6）小孩不宜穿戴过多，以免生热。

（7）煎药时，嘱先用冷开水将药泡透，一沸即用筷子拌合，5~10分钟即可取汁，不宜久煎。久煎反而无效。

如能仔细诊查，并按中医辨证无误，且能依照上述加减法和遵守注意事项，则能收到桴鼓之效。否则，会大大影响疗效。

所以，检查要细致，诊断要精确，辨证要确切，医嘱交待要详尽，严重后果要讲明，促使医患双方紧密配合，才能药到病除，疗效卓著。

刘某 男，2岁半。住重庆归元寺后街。1952年5月上旬到患孩家中诊治。

高热不退已3日，身面出现不均匀斑点，有与麻疹病孩接触史。今晨发热加剧，部分麻疹点子出现发黑凹陷，并渐次收点，伴咳喘频仍，干渴饮冷。

检查：发育中等，疹子稀少，色黑凹陷，面赤晦暗，目赤，眼泪汪汪，体若燔炭，体温39.6℃，张口抬肩，咳声嘎哑，指纹细黑紫色，直冲命关。

诊断：小儿麻疹，邪火灼金之重证候（麻疹合并肺炎）。始劝病家速送医院，因病孩母亲坚决恳求中医治疗，并说西医院告诉病危且拒不收治。既如此，则勉为其难，尽力为之，速以救治。

方用：外用方与内服方

1. 外用方：紫色浮萍300g。

嘱病家急用紫色浮萍300g速煎水一大浴盆，紧闭门窗，生火盆，使室内保持20℃左右，忌风。乘热用竹席围绕浴盆成一圈，将病孩全身先熏蒸后浸泡，重点浸泡胸背部。再三嘱咐切勿烫伤。

经熏蒸浸泡 35 分钟后，麻疹点子渐次红活出齐。

2. 内服方：清金一贯饮合麻杏甘石汤加味。

白芍 4.5g　黄芩 9g　桔梗 3g　牛蒡子 3g　荆芥 3g　白前 6g　桑白皮 4.5g　杏仁 4.5g　麻黄 2g　生石膏 12g　青皮 3g　木通 3g　生甘草 4.5g　侧耳根 15g

1 剂。水煎取汁频服，日 3 次，夜 2 次。

患孩当晚午夜时分高烧退下，咳喘稍减。

复诊（翌晨）：病孩由其母抱来诊所，检查体温 37.4℃，患孩微露笑容，神情静，咳喘大减，疹子已出齐。苔白，指纹细并退至风关。

处方：将原方去麻杏甘石汤，加建曲 6g，再服 2 剂，日 1 剂。

并嘱加强口腔卫生，食后即用消毒棉签蘸冷开水拭口腔。

三诊（隔 3 日）：患孩咳喘已止，体温 36.8℃，苔薄白，指纹细。至此已患病第 8 天，疹子渐退渐消，呈散在分布。

方加生地 9g，丹皮 6g，蝉蜕 4.5g。2 剂。

半月后，其母本人来诊所就诊，并告诉药服完后病孩的咳喘即告痊愈。

（谢之林　整理）

孙一民

小儿肺炎痰喘胀，化裁葶苈五子方

孙一民（1919~　），河南安阳市中医院主任医师

小儿肺炎是呼吸系统常见病。该病在临床中虽属外感热病的范畴，但患儿就诊时，多无表卫症状。其病机以痰热阻肺、肺气壅塞不通为特征。运用清利痰湿，通降肺气的葶苈五子汤治疗是症，经81例临床总结，痊愈显效率达82.7%。其中23例患儿曾病危，无1例死亡。

痰热壅塞，肺失肃降，腑气不通

一、痰鸣、喘促

临床上，外感热病的喘症常以发热、喘咳为主症，由于其病机为邪热郁肺，肺失清肃，故多用麻杏石甘之类，辛寒清解以平喘咳。在临床常用麻石加味汤（麻黄、生石膏、杏仁、川贝母、化橘红、鱼腥草、牛蒡子、甘草）治成人大叶性肺炎之高热、喘咳，每获良效。小儿肺炎则不然，患儿的临床表现多以痰鸣辘辘、喘促气急、腹胀为特征，发热则次之。痰鸣、喘促、腹胀是小儿肺炎的三大主症，其中痰鸣为首要症状。如果以热喘来概括大叶性肺炎，那么小儿肺炎则可概括为"痰喘"二字。

小儿为弱稚之体，脏腑娇嫩，抵抗力弱，易受外邪侵袭，导致肺失宣降，治节无权，津液不能正常宣发输布，凝聚化痰；痰热壅塞于肺，肺气上逆而发喘迫气急；痰阻气道，故喉中痰鸣，辘辘有声。本病的症结所在是痰，故临床分型也以痰而定。

1. 痰热证

患儿体内有郁热，或痰湿化热，复感风邪者，临床表现除见痰鸣、喘促、腹胀外，兼见发热、汗出、心率快、烦躁、大便干、指纹红紫、舌苔黄等热象（有二三症即是）。

2. 痰湿证

患儿体质肥胖，痰湿素盛，症见痰鸣、喘咳，腹胀，兼见纳呆，便溏，或面部下肢浮肿，舌苔白腻等湿多而热象不明显者，为痰湿证。

此二证皆以痰鸣、喘促、腹胀为主。

二、腹胀

小儿肺炎三大主症中，痰鸣、喘促乃呼吸系统症状，腹胀为肠道腑气不通的表现。临床上，80%以上的患儿都有腹胀这一症状，说明腹胀不是一般的兼症。腹胀与痰鸣、喘促，甚至病情的轻重转机有着十分密切的内在联系。如患儿病情严重，痰涎壅盛，喘憋气急，面青唇绀等高度呼吸困难时，腹胀也往往十分严重；若腑气得通，腹胀减轻时，病情也同时好转。在一定情况下，腹胀的轻重，预示着疾病的进退。一些痰喘严重的患儿，经用通调腑气法后，患儿出现转矢气，或大便通畅，腹胀立即减轻，随腹胀之减轻，痰鸣喘促很快得到缓解。

肺在上，肠居下，肺气通达，腑气通调，清升浊降，气机正常。若肺气壅塞，肃降失司，则可引起腑气不通，浊气不降；腑气不通，浊气上干于肺，又能引起肺气闭塞上逆。肺与大肠在病理上常相互影响，关系密切。临床上遇一些痰喘严重，单降肺气不能控制病情的情况时，加用通调腑气的药，往往可收到较好的效果。通调腑气是降肺气、利痰湿的一个重要方法。

葶苈五子，化痰定喘，消胀泻满

《素问·脏气法时论篇》说："肺苦气上逆，急食苦以泻之"。孙氏认为其不仅概括了肺的病理特点，也提了"以苦泻之"的治疗大法。对小儿肺炎痰喘，针对痰鸣、喘促、腹胀三大主症，处方用药在化痰定喘消胀治则的前提下，经临床反复应用验证，筛选出效果较为理想的三组药物。

化痰：葶苈子、莱菔子、牛蒡子、川贝母、化橘红。

定喘：葶苈子、紫苏子、杏仁、莱菔子。

消胀：莱菔子、紫苏子。

这三组药经常配伍使用，为了临床使用方便，定名为葶苈五子汤。

葶苈五子汤

葶苈子 3g　牛蒡子 6g　莱菔子 6g　苏子炙, 4.5g　杏仁炒, 6g
川贝母 4.5g　化橘红 6g　大枣去核, 5 枚

上方 8 味，重 36g，为 1 岁小儿用量。其他年龄用量酌情增减。每日 1 剂，或研细末，水煎，分 3 次温服。

痰热证以葶苈五子汤为主方。发热加苇根、连翘；痰稠黏加海浮石、海蛤粉；小便黄加山栀子、竹叶。

痰湿证以葶苈五子汤加茯苓、薏苡仁、冬瓜子等淡渗利湿之品。

精神萎靡加北沙参或西洋参。

葶苈子苦寒滑利，能降肺气，泻水逐痰，兼走大肠，使水湿痰气从大便而去。小儿肺炎喘咳多因痰作，故治喘以治痰为上，治痰又降气为先。若肺气下降，痰浊得清，喘咳则可自止。降肺气，利水湿实为治痰治喘之关键。葶苈子之功效对降肺气、利痰湿有其独到之处，故为方中之主药；牛蒡子、川贝母、化橘红能清化痰热，使潴留在肺部气管之稠黏痰液变稀，不仅能缓解因痰热壅肺引起的呼吸困难，且能使变稀之痰易于排出；莱菔子、紫苏子、杏仁均能下气消胀，与上药同用，使壅塞于肺部的痰气郁热从大肠排出。临床常见患儿服药后，往往大便变稀（水湿得泄），次数增多，或夹有风沫，或排气较多（腑气通调），但同时痰涎相对减少，喘促立即明显好转。这一降肺气、一利痰湿的治疗途径，与治疗一般成人痰喘不同。对成人痰喘，多用化痰药使痰液变稀，经气管口腔咯出，而小儿肺炎，多发生于1岁以内患儿（经81例统计占70.4%），在其不会自行咯吐痰液的情况下，因势利导，使肺部痰湿从下而去，实为小儿肺炎的独特治法。

此外，对一些病情较重，由于痰湿阻络引起心衰的患儿，通过上方的使用，使痰湿利，脉络通，心衰也可得以纠正。心衰由于痰湿，治痰乃治其本。现代药理研究也证实了葶苈子有抗心衰的作用。

小儿肺炎脑型的治疗

临床上，个别患儿由于内热较盛，毒热入脑，症见高热、神昏、抽搐等脑部症状者，定为脑型。如毒热入脑而出现脑症状时，治疗应遵循治温病的清脑开窍法，临床用安宫牛黄丸确实取得了很好疗效。不过，在患儿尚未进展为昏迷前，若过早服用安宫牛黄丸，反会引邪入内，促使患儿进入昏迷，或加重昏迷。故在昏迷前，或发现患儿有摇头症状时，可用温开水冲服紫雪丹为宜。

关于患儿出现摇头问题，经临床观察，凡患儿发生摇头时（正常玩耍除外），多为即将昏迷抽搐之先兆，为热邪已经初步入脑之征象。摇头这个症状虽微不足道，但临床意义很大。因为如发现热毒已开始入脑，及时给予治疗，可防止病情发展，避免患儿陷入深度昏迷。如没有这个预兆，病情发展加重后，将给治疗带来一定的困难，甚至危及患儿的生命。

李某 男，11个月。1980年5月31日初诊。

患肺炎1周，在某医院诊治，曾给红霉素、卡那霉素、新青霉素、氢化可的松等药治疗，不效。

精神萎靡，喉中痰鸣，喘咳，鼻煽，呼吸困难，发热，体温38.7℃，腹胀，肠鸣。两肺呼吸音粗糙，可闻及干湿性啰音，心率160次/分钟，心律齐，无杂音，腹胀，叩诊呈鼓音，肝脾未触及。实验室检查：白细胞计数 $13 \times 10^9/L$，嗜中性粒细胞60%，淋巴细胞40%。痰热壅肺，肺失肃降。治宜化痰定喘，清热止咳，消胀。方用葶苈五子汤加味。

葶苈子 3g 大枣去核，3枚 川贝母 4.5g 苏子 3g 莱菔子 6g 化橘红 6g 杏仁 3g 牛蒡子 6g 海浮石 6g 苇根 9g 连翘 6g 枇杷叶 3g

二诊：服上方2剂后，患儿精神转佳，开始玩耍，咳喘、痰鸣、腹胀均减，微有发热。上方继服3剂。

三诊：患儿痰喘、腹胀均愈。听诊：两肺呼吸音清晰，已无啰音。惟有轻微咳嗽，流涕。上方加减。

葶苈子 2g 川贝母 4.5g 苏子 3g 杏仁 3g 莱菔子 6g 化橘红 6g 牛蒡子 6g 大枣 3枚 薄荷 1g 苇根 9g 连翘 6g 枇杷叶 3g

2剂后未再来诊。后经随访，病已痊愈。

（孙燕 整理）

马新云

轻开救三法治疗小儿肺炎喘咳

马新云（1919~2000），河北中医学院教授

"肺炎喘嗽"病名首见于谢玉琼《麻科活人全书》，以发热咳嗽，喘促气急，甚则鼻翼煽动为主要表现。小儿形气未充，藩篱疏，肌肤薄，肺娇嫩，卫外不固，易受六淫侵袭，郁闭肺气，而易罹患此症。临证多以"轻""开""救"三法取效。轻者，用药轻清灵动，以理高位之娇脏；开者，宣肺疏表，肃肺泻热，开启肺闭祛外邪；救者，救稚阴稚阳之衰亡，为应变之法，以挽患儿于危急之际。

治上焦如羽，非轻不举，清灵拨动理娇脏

小儿脏腑娇嫩，形气未充，卫外不固，六淫侵袭，郁闭肺气，邪热烁津成痰，阻于气道而为此证。叶天士云"上焦药味宜以轻"，吴鞠通言"治上焦如羽，非轻不举"。轻可去实，桑叶、薄荷、牛蒡子、连翘诸药气味轻薄，清灵活泼，皆为宣肺透邪，宣畅肺闭之佳品。桑叶经霜凋零，可疏风解肌，宣畅肺气之郁闭，且禀金水之气，可助肺金之清肃，堪称轻清理肺之上品。连翘一味，叶天士谓其"辛凉，翘出众草，能升能清，最利幼科，能解小儿六经郁热"。本药清热解毒之中，兼有透表之力，小儿服用 10~15g，常可得微汗，表邪肺热并除。

且轻可清滋，白茅根、芦根，中空质轻，性凉津充，善清肺中郁热，兼润其津，若用鲜者，其效尤速。余如桔梗之宣散，杏仁之清肃，均可配伍其中，共奏轻清宣透，宣肺化痰之功。

既言轻清，则非大寒大热、质重味厚之品可知。肺为娇脏，大寒大热之品，最易损气耗津。《小儿醒》云："小儿难任非常之热，亦不耐非常之寒，稍有太过不及，则病变丛生……治热当令热去则不寒，治寒当令寒去而不热。"治小儿肺炎喘嗽，大寒大热之品，不应轻易率投。至若味厚质重之品，如熟地、阿胶、龟甲之属，老人咳喘尚可用之，以老人多兼内伤下元亏虚。治小儿肺炎喘嗽，则不敢贸然加入，以虑其滋腻碍邪。一言以蔽之，治位高娇嫩之肺脏，妙在轻清灵动，轻可去实，且不伤正，此叶、吴之遗旨，实为必须师从之法。

宣肺透邪，肃肺泻热，旨在宣肃开肺闭

六淫外袭，痰热内闭，气道阻塞，咳喘气息，皆肺失宣肃之用，肺气郁闭为病机之关键。宣肺透邪，肃肺泻热，皆开门逐盗，祛邪宁肺之意。

肺气失宣，不外风寒、风温闭肺，患儿发热无汗，喘咳气急，苔白不渴，脉象浮紧，指纹青红，多在关。治宜辛温解表，宣肺化痰。方选华盖散加减，药用：麻黄、杏仁、桑白皮、橘红、茯苓、紫苏、甘草。

麻黄外通玄府，上宣肺气，下降逆气，通调水道，一药三能，堪称对证良药，仲景治外感痰喘偏重此品，可谓慧眼独具。惟麻黄生用发汗解表，炙用润肺止咳，临证当区别用之。

一、风湿闭肺证

宣肺散寒之剂，只宜暂用，不可久服，以小儿稚阳之体，六淫之

邪，皆从火化，风寒在表，化热极速，故以风温闭肺证多见。治风温闭肺证，应审其轻重分途而施。

1. 风温闭肺轻证

症见发热恶风，咳嗽气促，微有汗出，口渴咽红，舌苔薄白微黄，脉象浮数。

治宜辛凉轻剂桑菊饮，疏风散热，宣肺止咳。痰多可加浙贝母、旋覆花；咳重加炙杷叶、前胡；咳甚重用桔梗；便秘用瓜蒌仁；热重加淡豆豉以疏散风热，使邪有外出之机，则咳喘可愈。

2. 风温闭肺重证

症见患儿高热不退，汗出神烦，咳嗽喘憋，鼻翼煽动，口唇青紫，痰咯难出，口渴喜冷。宜用辛凉重剂麻杏石甘汤，宣肺泄热，祛痰平喘，方中麻黄配石膏，意在宣泄肺热而非仅解表也。故《本草正义》云："麻黄轻清上浮，专疏肺邪，宣泄气机……虽曰解表，实为开肺，虽曰散寒，实为泄邪。"配以清解肺胃之生石膏，则其辛温之性尽去，宣肺之良能犹存，无论汗出与否，皆可用之。热重者加金银花、连翘、鲜芦根，痰多加松萝茶或陈细茶、瓜蒌仁、竹沥水，咽部红肿加山豆根，口渴甚加天花粉。

二、痰热闭肺证

1. 痰热壅盛闭肺

外邪虽解，痰热壅盛闭肺，症见壮热汗出，气喘鼻煽，喉鸣痰壅，张口抬肩，口唇紫绀，小便黄赤，大便秘结，舌红苔黄，指纹紫黑，脉来洪数。急宜泻肺祛痰，通腑泻热。方用葶苈大枣泻肺汤加味。葶苈子用白者，祛痰平喘之力尤良。可加石膏、知母以清热，瓜蒌仁通便，桑白皮泻肺，痰热清则喘嗽自愈。

2. 痰热内盛入营

若失于疏解，痰热内盛，内陷心营，患儿高热神昏，喘急紫绀，谵语烦躁，或项强抽搐，两目直视，指纹青紫，急当清心开窍，祛痰息风。方用银翘钩藤汤加减，药用：金银花、连翘、贝母、钩藤、白芍、桑叶。痰多加天竺黄，呕吐加竹茹，抽搐加羚羊角、蜈蚣，神昏宜急灌服安宫牛黄丸，开窍醒神，便秘者用紫雪散，镇惊开窍通便，使内闭之邪有外达之机。

总之，治风温、痰热闭肺证，无汗者当使其有汗，宣肺祛邪，便秘者当使大便通畅，泻热清肺，终以使邪热外达而不内闭为圭臬。

温阳救逆，益阴敛津，固本扶助稚阴阳

小儿稚阴未充，稚阳未长，邪热过盛，或过用克伐，均易耗阴伤阳，致变证丛生。若患儿在病程中突然面色苍白而青，呼吸短促，额汗不温，四肢逆冷，脉沉弱细数，指纹紫黑，透关射甲，此稚阳消亡之重证，急宜温阳益气，救逆固脱。先以人参汤浓煎服下，继以参附龙牡汤回阳固脱，待阳回神安，再议缓调。

若热盛劫夺真阴，患儿身面赤，汗出如油而黏，神志恍惚，喘促气浅，舌红绛无苔或黑黄干燥。此元阴欲竭，急用生脉散加黑锡丹即刻灌服，救阴敛津，固稚阴而恋稚阳，以防阴竭阳脱。但应注意扶阳而不伤阴，滋阴而不伐阳，俾其阳秘阴固，正气渐复而愈。

"轻""开""救"之治，临证宜灵活掌握，视轻重缓急而施，轻清治肺，有轻以去实之妙用，无过药伤正之弊端；开闭祛邪，为开门逐盗而设，防邪热内闭之虞；救阴扶阳，应变之法，常挽患儿于垂危之际。诚能融汇诸法，权衡利弊，审慎用药，则于小儿肺炎喘嗽之治，思过半矣。

（吴以岭　整理）

李少川

勿惑于炎症，滥施寒凉
审寒热虚实，辨证治之

李少川（1923~　），天津中医药大学教授，主任医师

小儿咳喘，其病机有肺失宣降、痰火内郁、肺气不敛等。由于小儿属幼稚之体，罹患本病，变化多端。故临床应注意辨证施治，庶不致误。

咳喘初期，责在疏风散寒

咳喘一症，主要病位在肺，因肺为娇脏，职司清肃，一旦感受外邪，肺气郁闭，失其清肃之令，气机上逆，痰阻气道而为咳喘。临床有风邪犯肺、痰热阻肺、阴虚肺热之分。临证体会就小儿咳喘之病因来看，风邪外束为其主要方面，从发病季节来看，以感受风寒者多，感受风热者少。因此，治疗咳喘，切莫为"炎症"所惑，一味妄投寒凉清热之味，而使气机阻遏，苦燥伤阴，应遵"治上焦如羽，非轻不举"之古训，着眼于微苦微辛以疏风散寒为上。

在临床上多以杏苏饮化裁。咳喘气急加麻黄、苏子，一开一降，相得益彰。体弱之儿，可去麻黄，加太子参、葛根、羌独活，仿人参败毒饮之意，以扶正祛邪，每多奏效。

里热壅盛，治以清肺平喘

风邪外束，易于化热，是小儿咳喘的另一特点，由于里热壅盛，肺气不宣，遂见身热神烦，咳喘气促，鼻翼煽动，唇干齿垢。临床治疗，常以麻杏石甘汤加味。方中麻黄辛温，宣肺平喘；生石膏辛凉，清泄肺热；杏仁苦温，佐麻黄以止咳平喘；甘草甘平，调和诸药。此方虽由辛温与寒凉药物配伍，而主要具有辛凉作用，功可宣泄郁热，清肺平喘。临床遇及此类病儿，多以此方为基础，随证加味；若表实热盛，高热无汗，咳喘急促者，可加薄荷、豆豉、山栀、黄芩，仿大黄石膏汤之意，以清热疏表；痰声辘辘可加天竺黄、瓜蒌仁、黄连，以开胸涤痰；咳嗽明显者，加苦桔梗、前胡、白前，以肃肺止咳；正虚邪实，应服羚羊角粉，一般每日量为 0.3~0.5g，日 1 次，可连续服 3 天；至于方中麻黄用量，3~5 岁小儿至少用 5g，3 岁以下也不少于 3g，与石膏比例为 1:5。此方宗《内经》：风淫于内，治以辛凉，佐以苦甘之意。若出现神昏谵语，甚则抽搐时，可配芳香开窍之"局方至宝丹"，亦每多奏效。

肺气不敛，法宜益气养阴

小儿咳喘，反复发作迁延不愈者，多系先天禀赋不足，后天脾胃失调，患儿面色㿠白，形瘦神疲，喘咳乏力，脉细无力，乃肺虚而气失所主也。法宜益气养阴，收敛肺气，切莫见喘治喘，肇犯虚虚实实之戒。在临床治疗上，常以沙参、麦冬、玉蝴蝶以益气养阴，银杏、五味以收敛肺气，茯苓、半夏、陈皮以利水健脾，以绝痰源，再加甘草以甘缓其中。若兼外感时，应少佐苏梗、前胡、杏仁、桔梗以宣通肺气，咳喘痰多加紫菀、川贝母，汗出而喘加糯稻根、浮小麦。

王鹏飞

肃肺降逆化痰热，银黛功殊疗咳喘

王鹏飞（1911~1983），原北京儿童医院主任医师，教授

治疗支气管炎与肺炎，不宜过用宣散、解表、发汗之药，以防小儿稚阴稚阳之体被过汗耗营，伤及正气，而多以护肺降逆，清化痰热之药为主。对正处于恢复期的患儿，要照顾调理脾胃，慎用大苦大寒、大热大补之剂。临证每用银黛合剂，疗效卓著。

支气管炎与肺炎

一、实热型

（1）肺胃蕴热，饮食积聚，复感风邪，胃热熏蒸于肺，肺失肃降

症状：发热，咳嗽，呼吸急促，烦躁厌食，口渴思饮，大便干，小便短赤，唇红，舌红苔白或黄，上腭黄紫或红，脉数。临床多见于支气管肺炎及大叶性肺炎的患儿。

治法：清热化痰，护肺固肺。

药用：青黛、银杏、地骨皮、寒水石。

（2）肺蕴痰热，湿痰郁结，肺热素盛，灼液成痰，胀满壅实，阻塞肺络而作喘

症状：发热，咳嗽，喘促，鼻煽，胸高，腹胀满，喉中痰鸣声如拽锯，食欲差，大便稠黏不化，舌红苔白，上腭白兼黄，脉滑数。临床多见于支气管肺炎、喘息性毛细支气管炎的患儿。

治法：清热化痰，肃肺降逆。

药用：青黛、银杏、寒水石、苏子、瓜蒌。

（3）肺胃蕴热，兼有肝热，肺胃热盛，肝风欲动

症状：灼热持续不退，无汗，轻咳，嗜睡，双眼阵阵上吊，动则惊乍，大便干，小便短赤，唇焦，舌质绛红，舌有黄白苔，脉弦数，上腭红紫。临床多见于病毒性肺炎及重症肺炎合并中毒性脑病的患儿。

治法：清热化痰，凉血平肝。

药用：青黛、银杏、苏子、钩藤、竺黄、寒水石。另加明矾面0.6g，竹沥汁30g（分3次冲服，3岁以上酌情加量）。

（4）疹后余毒未尽，肺气郁闭，气逆作喘

症状：身热不退，咳喘，烦躁，口唇焦裂，舌红，苔白或苔褐，脉弦细或细数，上腭红或紫。

治法：清热肃肺，凉血解毒。

药用：青黛、银杏、苏子、紫草、生地、寒水石。

二、虚热型

因肺热脾虚，患儿先天禀赋虚弱，或后天养育失调，复感外邪，肺蕴痰热，或病久脾虚胃弱，气血两亏。

症状：身瘦无力，皮肤不润，头发发黄而干枯，面色黄，发热（或不热）咳嗽，喘促有痰，食欲差，烦躁易怒，舌淡红，苔薄白或有褐色苔，脉滑数。临床多见于营养不良、贫血、佝偻病或先天性心脏病之患儿。

治法：护肺降逆，健脾和胃，佐以清热。

药用：青黛、银杏、百合、草蔻、乌梅、木瓜。

为了便于临床应用，我院进行了剂型改革，根据证型分为两个方剂：凡实热型者用银黛一号；虚热型者或处于恢复期者用银黛二号。

银黛一号　适用于早期或中期肺炎。症见发热、咳嗽伴喘。

青黛　银杏　苏子　地骨皮　寒水石　天竺黄

银黛二号　适用于肺炎合并营养不良、佝偻病患儿，以及肺炎恢复期者。

青黛　银杏　百合　木瓜　草蔻　乌梅

随证加减：凡高热不退者，加天竺黄、寒砂散、竹沥汁、明矾面；凡喘重者，加莱菔子、瓜蒌、苏子；咳频者，加紫菀、乌梅、百合；烦躁者，加钩藤；恶心呕吐者，加藿香、丁香、厚朴；食欲差者，加草蔻、建曲、砂仁；腹泻者，去苏子加赤石脂、木瓜；口炎者，加紫草、金果榄、乳香。

芦某　男，5个月。病案号41825。1976年2月18日至2月25日住院。

4天来咳喘有痰，哭闹不安，精神、食欲均差，曾在门诊口服红霉素无效。

检查：发烧，体温38℃~39℃。发育营养中等。神清，易烦。咳状，呼吸48次/分。全身皮肤发花，四肢末梢凉。心率164次/分。两肺可闻细湿啰音，右侧较多。腹软，肝右肋下1.5cm，脾未及。舌质淡，薄白苔，上腭红二边白，脉细数。化验：白细胞18.8×10^9/L，中性粒细胞75%。胸透：支气管肺炎。

西医诊断：支气管肺炎。辨证：痰热蕴肺，肺失清肃。治宜清化痰热，肃肺降逆。

青黛 3g　银杏 9g　寒水石 9g　莱菔子 6g　瓜蒌 9g

住院第二天心力衰竭，给毒毛旋花子甙 K 静脉滴注，喘憋重，有轻微三凹征，口周青，给氧并静脉滴注"654-2"和"681"，眼结膜水肿，用速尿 1 次，给支持疗法输血浆 1 次，坚持服中药未加用抗生素。

二诊：服上方药 3 剂后，体温恢复正常，咳喘明显好转，停吸氧气，用下方：

青黛 3g　银杏 9g　寒水石 9g　苏子 6g　紫菀 9g　百合 9g

服上方药 4 剂后已不喘，咳亦少，精神、食欲均好，双肺可闻少许湿啰音，腹软，肝肋下 1.5cm，复查末梢血常规：白细胞 14×10^9/L，中性粒细胞 64%。为防止在病房交叉感染，带中药出院。8 剂药后精神食欲均正常。

此例为痰热蕴肺，肺失清肃，以致咳喘有痰。病情重，曾吸氧，服中药并配合使用毒毛旋花子甙 K。方中除用银杏、青黛肃肺化痰外，再用瓜蒌增加化痰之力。

杨某　男，2 岁 9 个月。病案号：36714。1975 年 8 月 5 日至 8 月 14 日住院。

1 周来咳嗽，近 3 天发烧 39℃ 以上，咳加重，无痰，精神、食欲均差，嗜睡。病后曾在某医院诊为"咽炎"，曾服中药清解二号及西药四环素、镇咳药，均未见效。今晨又高热达 40℃，白细胞 21×10^9/L，胸透：右上肺炎而收住院。

检查：发育营养良好，精神差，右上背叩浊，呼吸音减弱，左肺呼吸音粗，体温 39℃，呼吸 48 次/分，心率 128 次/分，腹软，肝肋下 2cm，舌苔白，上腭红中黄，脉沉数。胸透：右上肺可见大片致密影。西医诊断：支气管肺炎（大病灶型）。辨证：肺胃蕴热。治宜清热肃肺。

青黛 3g　银杏 9g　寒水石 9g　瓜蒌 9g　天竺黄 9g

二诊：服上方药 2 剂后咳减，但体温仍高。

上方去瓜蒌加地骨皮 9g。

三诊：服上方药 1 剂后热退，3 剂药后精神、食欲均好，右肺底叩浊，呼吸音稍减弱，改用下方：

青黛 3g　银杏 9g　寒水石 10g　莱菔子 6g　木瓜 9g

四诊：服上方药 4 剂，右上肺部叩已不浊，呼吸音恢复正常，肝肋下 1cm。胸透：右上肺炎较前明显吸收，末梢血白细胞 13.4×10^9/L。带药出院，方药如下：

青黛 3g　银杏 9g　寒水石 9g　木瓜 9g　草蔻 3g

此例病程 1 周，X 线胸透为"大病灶性肺炎"。临床表现高热，嗜睡，咳嗽但无痰，苔白，上腭红，中柱黄，虽以肺胃蕴热为主，但患儿仍嗜睡，此症为肝热所致。故加用天竺黄，此药与青黛相伍可泄肝热。入院服 4 剂后体温下降，精神食欲好转，住院第 5 日咳消，第 8 日复查胸透"右上肺炎明显吸收"而出院。

哮喘与喘息性支气管炎

姜某　男，7 岁。病案号：36887。

1 月前因接触敌敌畏而哮喘，夜间重，不能平卧，端肩，大汗淋漓，曾服中西药，但均无效而入我院。

检查：发育营养一般，呼吸急促，轻度鼻煽，无发绀，轻度桶状胸。叩诊清音，双肺满布喘鸣音，无湿啰音，心腹正常。肝肋下 1.5cm，剑下 4.5cm，无叩压痛。肝功能正常，白细胞 14.8×10^9/L，中性粒细胞 0.47，嗜酸粒细胞 0.17。西医诊断：支气管哮喘。辨证：肺蕴痰热，失其肃降。治宜肃肺降逆，清化痰热。

青黛 3g　银杏 9g　百合 9g　紫菀 9g　苏子 6g　莱菔子 6g　五倍子 6g

二诊：服上方药 4 剂后，喘息稍见好转，但夜间仍重，依前方加减：

青黛 3g　银杏 12g　百合 9g　苏子 6g　寒水石 9g

三诊：服上方药 3 剂后，喘息明显减轻，精神食欲好转，双肺听诊有少许喘鸣音，再服药 4 剂。

青黛 3g　银杏 12g　百合 9g　莱菔子 6g　苏子 6g

四诊：呼吸平稳，喘憋消失，带药出院。

青黛 3g　银杏 12g　百合 9g　乌梅 9g　寒水石 9g

此例患儿因阵发性哮喘 1 月，用中西药无效而住院。入院时，病儿属肺蕴痰热，失其肃降而喘，予肃肺降逆药清化痰热。服中药 7 剂，喘明显好转，哮喘未大发作，服 11 剂药后呼吸平稳而出院。方中用苏子、莱菔子降逆化痰平喘，但肺为娇脏，用苏子、莱菔子因泄肺气太甚，故用银杏护肺、敛肺。银杏配苏子或莱菔子，一降一敛，降气而不伤肺。紫菀辛苦微温，辛而不燥，温而不补，润肺下气，化痰定喘。后期用百合、乌梅，以固肺生津。

李某　女，5 岁。病案号：36293。1975 年 7 月 20 日至 7 月 29 日住院。

近 1 年多经常连续咳嗽，遇寒加重，反复大发作 10 余次，每次发作约 10~20 多天。发作时咳有痰，夜间喘重。每次发作时服西药及对症处理后好转。每次发作与季节饮食有关。近半月来咳喘又发作，经治疗无效而入院。

检查：精神弱，喘促状，但能平卧，呼吸 54 次 / 分，双肺满布喘鸣音，舌微红薄白苔。胸透：两肺纹理多，未见片状影，心（－）。白细胞 6.4×10^9/L，中性粒细胞 0.47，淋巴细胞 0.38，嗜酸性粒细胞 0.13，单核细胞 0.02，嗜酸性粒细胞 0.04。

西医诊断：喘息性气管炎。辨证：痰阻肺络，气机不畅。治宜护肺降逆，化痰定喘。

青黛 3g　银杏 12g　百合 9g　苏子 6g　莱菔子 6g　寒水石 9g

二诊：服上方药 3 剂后，咳喘明显好转，肺部喘鸣音减少，体温正常，精神食欲均好。

青黛 3g　银杏 9g　百合 9g　苏子 6g　木瓜 9g

三诊：再服上药 4 剂后已无咳喘，双肺未听到喘鸣音，住院 10 天显著好转出院。

此患儿间断咳喘已 1 年多，近半月来又发作而住院。当时咳喘重，舌有薄白苔。证属痰阻肺络，气机不畅，治应护肺降逆，化痰定喘。银杏配苏子，护肺降逆；青黛配寒水石，清肺热而引热下行；方中用木瓜，有固肺敛肺化痰之功。

周伯川

宣肺为大法，化裁用三拗

周伯川（1917~？），重庆市中医研究所主任医师

治疗小儿咳喘，常以肺气闭阻之有无、轻重为辨治的主要依据。其治法，注重宣调肺气，佐以化痰清热、扶正之品，组方精当，药简力专，用之十分有效。

主用"三拗"，宣畅肺气

小儿咳喘，多因外感而发，然用一般解表宣肺之类，如银翘、桑菊等常难奏效，盖小儿感邪，入里甚快，表未解，肺已受邪，其脏娇嫩，宣肃功能极易失调，不论是外感风寒或风热，此刻肺气闭阻已属主要病机，非宣透轻剂药力可逮。此时组方选药必须遵从既能速解闭郁之肺气，又能兼疏卫表之原则，为了达到效捷之目的，重心尚在"宣""降"同用。"三拗汤"用于本病，最为合拍。方中麻黄宣肺，杏仁降气，甘草和中，三药合用，发散表邪，化痰止咳，降气平喘，宣畅郁闭之肺卫气机十分有效。

麻黄、杏仁的剂量与疗效关系极大。一般 1 岁以下患儿，麻黄仅用 2g，蜜炙居多，杏仁不超过 4g。2~5 岁患儿，麻黄用 3g，杏仁用 5~6g，其剂量大小应随病情轻重调整，当用大剂时应果断投入，否则

坐失良机。

本方随症加减非常灵活。喘甚者常加苏子，兼有苔黄发热者加用鱼腥草、芦根、黄芩、石膏等。小儿稚阴稚阳之外感风邪（无论风寒、风热）最易化热，故临床所见小儿咳喘属风热者居多，因此清热药常用。咳甚者加百部、紫菀、款冬花、桔梗、清明菜等；外感症状较显，咽喉不利，痰鸣咳喘者常改投射干麻黄汤加减。此症不宜用姜、辛、味、枣，因其性与小儿体质不符。若遇寒热夹杂者可用定喘汤治之。不论如何加减换方，麻黄、杏仁乃必用之品，非此二味，闭阻上逆之肺气不能宣降、不得疏解也。

对以咳为主者，用三拗化裁，也是从病机着眼，用时麻黄量可酌减，患儿服药常可即瘥。

某 3 岁半。

反复咳嗽 8 月未愈。近日病情加重，咳嗽频作，痰稠淡黄，时汗出，大便秘结 4~5 日未行。闻其咳声重浊，夹有痰鸣，舌红，苔白黄，脉滑数。

予三拗汤合宣白承气汤加黄芩、鱼腥草、紫菀。

一剂便通汗止，嗽平。

佐以桑皮、葶苈，肃降泻肺为辅

肺气以降为顺，小儿咳喘症中除肺气失宣外，多有肺气上逆之势，夹以痰热，壅滞于胸，加重肺气之闭阻。故治疗时应宣降兼施。常以三拗汤合泻白散或葶苈大枣泻肺汤治之，视症情中肺气之闭逆孰重孰轻，权衡两类药份量之比例。曾治一 5 岁患儿，咳嗽近 1 周，用麻黄类方治疗效果平平，加桑白皮、葶苈子、款冬花等后症减，继服 2 剂诸症悉解。用葶苈子，1 岁以下者 2~3g，4~5 岁者用 3~4g。

善用化痰，通利气道以畅气机

小儿咳喘性多偏热，数日间热邪炼津成痰，其痰热蕴肺之证最为常见，或患儿有"宿痰"病根，感邪诱发初起则痰涎壅盛。不论痰由何起，痰阻气道，使肺气出入不畅，喘嗽加重，是治疗中必须注意的一环。故在治疗中始终以杏仁与麻黄相伍，甚至有时麻黄可去而杏仁不可去。凡痰多者均加用二陈汤，热痰重者常加胆星、鲜竹沥等。

祛邪无效，当思正虚而行调补

小儿咳喘实证居多，但对病久、体弱、有宿痰者不应忽略其正虚之影响。如病程迁延，阴津受损者，可致脾脏失调而肺气不利；脾胃虚弱者，化源不足致使肺气虚弱，或脾虚生湿蕴痰；有宿痰者常属脾肾不足而痰现于肺。上述种种皆可使患儿病情缠绵或反复发作，咳喘经久难愈。治肺阴虚、肺热重的喘嗽患儿，不用麻黄，改用麦门冬汤配泻白散加知母、鱼腥草、芦根；体弱正虚者可酌加参类，有表证者可用南沙参，肺阴虚者用北沙参；心脏不好，面色差者去麻黄，改用苏子另加参类；对痰多，纳差，面色萎黄或㿠白者当调补脾胃，可合用六君子汤以扶中气；对脾肾虚弱的咳喘宿痰者，加用参、术、仙灵脾、补骨脂等；肺肾之阳不足者可用参麦、七味都气丸等。但在固本基础上，应随时考虑肺气之宣降，加用麻杏汤标本兼顾，而不致闭门留寇之患。

此外，辨证尚有一技，即从患儿咳喘声中区分证情。患儿就诊，每每让其发出咳喘之声，有痰无痰，痰多痰少，有喘无喘，喘重喘轻，许多察舌按脉难获之真情均悉于心中，指导治疗十分便当。

综上述治疗咳喘，用"三拗"宣降，化痰利气，总以调理肺卫气机着眼，不以治邪为主。不论证属寒属热，或咳或喘，都用三拗汤化裁，临证屡效，其要领在于紧扣病机关键，主药选择精当。

（肖幼平　整理）

贾　堃

咳喘六证，要在理肺涤痰

贾堃（1919~　），陕西省中医药研究院主任医师

小儿咳喘，多因病邪郁于肺经，阻塞肺络，阻碍了肺气的正常运行，郁久化热，炼液成痰，痰壅气道，肃降无权而发病。所以一般认为肺气上逆则为咳嗽，闭郁不宣则为气喘。这本来是无可非议的，临床上以此为依据来进行治疗，多能收到较好的效果，但也未免失之过简，以至于临床经验较少的医生，面对复杂多变的病情，由于缺乏足够的认识而束手无策。根据多年的临床经验及病状特点，把小儿咳喘归纳为：风邪束肺、实痰壅塞、热邪闭肺、病后继发、体虚邪恋、营卫虚弱六证。认为唯有如是方可反映本症复杂多变的特点，治疗时有法可依，有律可循。

风　邪　束　肺

初起症状和感冒相似，继之突然高热，咳嗽气喘，呼吸困难，发绀，精神萎靡不振或精神不安，昏迷不醒，鼻翼煽动，惊厥，患儿胸部（胸廓）两下肋凹陷及颈窝陷入。年龄小、体弱的患儿，体温多不升高，呼吸更为困难，严重的甚至虚脱、呕吐及腹泻等。在病情发展过程中又可分为 3 个阶段。

1. 初起

症见呛咳不爽，呼吸急促，恶寒发热，无汗，舌质淡红，舌苔薄白或白腻，指纹红或红紫，脉浮紧。这是由于邪郁于内，失于宣泄所致，宜用宣肺解表之法。此法用药，常以大青龙汤为基本方，多用麻黄、杏仁、生姜等，目的在于宣泄肺卫，使邪有出路，正气回复，而病可愈。

2. 发展

症见烦躁口渴，高热不退，啼哭无泪，无鼻涕，鼻孔出现如烟煤状物，气急，鼻煽，咳嗽气喘并伴痰声，咽红，舌质红而干，舌苔微黄或黄，指纹红紫，脉滑数。乃邪毒炽盛，热铄肺津所致，宜用清热解毒之法。常用麻翘石膏汤（自拟方）为基本方。

麻翘石膏汤

麻黄 6g　连翘 20g　金银花 20g　生石膏 20g　大贝母 20g

1 剂药煎两遍，兑在一起，加白糖 30g，蜂蜜调匀。1 岁内的小儿，分 6 次服；1~3 岁小儿，分 5 次服；3~6 岁小儿，分 4 次服；6~9 岁小儿，分 3 次服；9~12 岁小儿，分 2 次服。每 4~6 小时服 1 次。如有条件，最好制为糖浆，味甜可口，小儿喜食，效果更佳。

方中麻黄解表邪，石膏清里热，浙贝母泄降，连翘、银花清热解毒。合用有解表清里，通阳泄热之效。加味药如大青叶、桔梗、牛蒡子、生艾叶、陈皮、生姜等，目的是清解热毒，以救肺急，此时不可仅用一派寒凉药而忘导邪外出。

3. 后期

体温不高，呼吸困难，甚至虚脱，呕吐腹泻，脉细无力，是邪热伤阴，宜用育阴固脱益气之法。可用清燥救肺汤加减，加味药如黄连、黄芩、黄柏等，意在坚阴。

实痰壅塞

发病缓急不定，可分为慢性和急性二类。慢性者发病较缓，多是开始先发生似感冒样的症状，经过几天以后突然发热，咳嗽气喘，呼吸困难，口唇和四末变成青紫色（发绀），患儿有时惊厥甚至虚脱。急性者，则发病急骤，多是突然高热，流清涕，烦躁不安，厌食，咳嗽及呼吸困难。舌质红，舌苔白或薄黄，指纹红紫，脉浮数或浮滑。但不论急性或慢性，都是由热毒炽盛、烁伤肺津、炼液成痰、阻塞清窍所致，宜用泄热解毒、祛痰镇痉、定喘止咳之法。常用星霜散（自拟方）。

星霜散

胆南星 6g　巴豆霜 6g　明雄黄 6g　朱砂 3g　青黛 30g　毛橘红 10g　全蝎 6g　僵蚕 15g　大黄 10g　山楂 10g

将以上药物共研为极细粉。1 岁以内的小儿，每服 0.06~0.12g；1~3 岁小儿，每服 0.09~0.2g；3~6 岁小儿每服 0.1~0.24g；6~9 岁小儿，每服 0.15~0.3g；9~12 岁小儿，每服 0.2~0.5g。1 日 1~2 次。开水冲服。

方中巴豆霜、大黄泄下热邪；雄黄清热解毒；青黛泻肝、散郁、清热；胆南星、橘红祛痰止咳；全蝎、僵蚕镇痉除风；山楂化滞除秽；朱砂安神养心。合用有泄热解毒，祛痰化滞，除秽开窍，止咳定喘之效。屡验于临床，多收良效。

热邪闭肺

多突然高热（大部分体温在 40℃左右），几天后又突然自行退热。在发病前多有呕吐，腹痛及腹泻等症状，咳嗽却较少，容易被误诊为急性腹泻症。少数患儿有头痛及惊厥等脑症状，大部分患儿在发热的第二天才开始咳嗽，胸部疼痛，并随咳嗽咯出铁锈色的黏液，同时呼吸困难，发绀，面部发红，尤其是患病的一侧面孔红得较厉害，在口唇部出现疱疹，皮肤上出现可移动的红斑，大便秘结，小便黄赤等。舌红绛或红紫，舌苔黄厚，指纹青紫，脉滑数。这是由于暴受外邪，闭郁肺经，气机不通，聚液成痰，气闭血滞所致。宜用泄热通闭，涤痰导滞，定喘止咳之法，常用枳星牛黄散（自拟方）为主药，意在祛痰热而咳喘可愈。

枳星牛黄散

生枳壳 30g　胆南星 15g　黑牵牛 15g　酒大黄 30g

上药共为细粉。1岁以内的小儿，每服 0.5~0.3g；1~3岁小儿，每服 0.3~0.6g；3~6岁小儿，每服 0.6~1.2g；6~9岁小儿，每服 1~2g；9~12岁小儿，每服 1.5~3g。1日3次。开水或糖水送下。

方中枳壳、胆南星疏风涤痰，宽胸通塞；大黄、牵牛泻热导滞。合用有泻肺定喘，涤痰通腑，泄热通闭之功。

病后继发

多发于麻疹、疫咳（百日咳）及流行性感冒等传染病之后，一般是在发生原有疾病的症状后，突然高热，咳嗽气喘加重，呼吸困难，呕吐及发绀等。但如发生在出生2个月左右的婴儿时，多不发热，而呼吸困难，咳嗽，面部发青，并且症状逐渐加重，舌质红、苔白或黄，指纹红或红紫，脉数有力或细数无力。这是由于邪盛正衰所致。

宜用益阴扶正，疏清余邪，化痰定喘之法。常用桑贝散（自拟方）为主。

桑贝散

高丽参 6g　天花粉 13g　桑白皮 12g　地骨皮 12g　川贝母 12g　全蝎 3g
麝香 0.12g　清半夏 6g　生甘草 3g

上药共为细粉，1 岁以内的小儿，每服 0.15~0.3g；1~3 岁的小儿，每服 0.3~0.6g；3~6 岁的小儿，每服 0.6~1.2g；9~12 岁小儿，每服 1.2~3g。1 日服 3 次。开水冲服。

方中高丽参、天花粉益阴扶正，利痰生津；桑白皮、地骨皮以清伏热，并能泻肺化痰；佐以川贝母、清半夏、生甘草宣肺、祛痰、和中；全蝎、麝香疏风镇痉，解毒通滞。合用有益阴扶正，化痰定喘，止咳之效。

体 虚 邪 恋

症状轻重不等，轻者低热或不热，而精神萎靡不振，疲倦无力；重者症状与热邪闭肺型相似，但发病较慢，常呈阵发性的干咳，少痰，食欲不振。这种咳喘常常病程很长。一般舌质淡红或红紫，舌苔薄白或厚腻，脉缓或稍数。这是因为阴津亏耗所致。宜用益气固脱，醒脑开窍之法。常用参麝樟茶散（自拟方）来进行治疗。

参麝樟茶散

高丽参 3g　麝香 0.9g　樟脑 3g　紫阳绿茶 3g

上药共研为细粉。1 岁以内的小儿，每服 0.09~0.12g；1~3 岁小儿，每服 0.12g~0.24g；3~6 岁小儿，每服 0.24~0.3g；6~9 岁小儿，每服 0.3~0.6g；9~12 岁小儿，每服 0.6~1.2g。1 日服 3 次，开水或糖开水冲服。

方中高丽参、樟脑益气固脱；麝香、绿茶醒脑开窍。常用桑叶、生石膏、沙参、生地、阿胶、杏仁以佐之，意在增强养阴止咳之效。

营 卫 虚 弱

初起多是持续不退的高热，体温保持在 39.5℃左右，并见咳嗽气喘，口渴引饮等，接着体温忽高忽低，波动在 36.5℃ ~40℃之间，日轻夜重，出汗多，汗性黏凉，汗出而身热不解，并有咳嗽，面色苍白，精神萎靡不振，喘急，舌质淡嫩，舌苔薄白，脉弦细或细软无力等。这是由于心阳不足、正虚邪恋、无力抗邪外出所引起的营卫虚弱证。治宜补虚扶正，调和营卫，宣肺降逆，止咳定喘之法。可用桂枝加龙骨牡蛎汤为主，佐以天花粉、桑白皮、地骨皮、生艾叶、陈皮、生姜等。以期增强扶正祛邪，定喘止咳之效。

哮

喘

王肯堂

嗽而呀呷作声、齁鮚证治准绳

王肯堂（1549~1613），字宇泰，明代医家

嗽作呀呷声

《圣惠》：夫小儿嗽而呀呷作声者，由胸膈痰多，嗽动于痰，上搏于咽喉之间，痰与气相击，随嗽动息，呀呷有声。其咳嗽大体虽同，至于治疗，则加消痰破饮之药，以此为异尔。

圣惠射干散　治小儿咳嗽，心胸痰壅，攻咽喉作呀呷声。

射干　麻黄去根节　紫菀洗去苗土　桂心各半两　半夏汤洗七遍，去滑，半分　甘草炙微赤，锉，一分

上件药捣，粗罗为散。每服一钱，以水一小盏，入生姜少许，煎至五分，去滓，入蜜半茶匙，搅令匀，不计时候，量儿大小，分减温服。

陈橘皮散　治小儿咳嗽，咽中作呀呷声。

陈橘皮汤浸，去白，焙　桑根白皮锉　杏仁汤浸，去皮尖，麸炒黄　甘草炙微赤，锉　甜葶苈隔纸炒令紫色，各一分

上件药捣，粗罗为散，每服一钱，以水一小盏，煎至五分，去滓放温，量儿大小加减服。

萝卜子散 治小儿咳嗽喘息，作呀呷声。

萝卜子微炒　麻黄去根节，各一分　灯心一大束　皂荚子煨，去皮，十枚　甘草炙微赤，锉，半分

上件药捣，粗罗为散。每服一钱，以水一小盏，煎至五分，去滓。不计时候，量儿大小，以意分减温服。

蝉壳散 治小儿心胸痰壅，咳嗽咽喉不利，常作声。

蝉壳微炒　半夏汤洗七遍，去滑　甘草炙微赤，锉　汉防己各一分　桔梗去芦　陈橘皮汤浸，去白，焙，各半两

上件药捣，细罗为散。每服以生姜粥饮调下一字，三岁以上，加之半钱。

辰砂半夏丸 《圣惠》又方：《太医局方》以此治痰嗽。

半夏汤洗七遍，去滑　甜葶苈隔纸炒令紫色　杏仁汤浸，去皮尖双仁，麸炒微黄，各一分　朱砂细研，飞　五灵脂各半分

上件药捣，罗为末，用生姜自然汁煮糊和丸，如绿豆大。每服煎麻黄汤下三丸，日三服，量儿大小以意加减。

张涣桔梗汤 治小儿咳嗽呀呷，咽膈不利。

桔梗　半夏泡七次　紫苏叶炒　石膏　甘草炙，各半两　皂荚烧灰存性，一分

上件捣，罗为细末，每服一钱，水一盏，入生姜三片，煎五分，放温，时时与儿服。

齁　　𪘨

〔曾〕郭氏曰：小儿此疾，本因暑湿所侵，未经发散，邪传心肺，变而为热，有热生风，有风生痰，痰实不化，因循日久，结为顽块，圆如豆粒，遂成痰母。推本其原，或啼哭未休，遽与乳食；或饲以酸

咸，气郁不利，致令生痰；或节令变迁，风寒暑湿侵袭；或堕水中，水入口鼻，传之于肺；故痰母发动而风随之，风痰潮紧，气促而喘，乃成痼疾。急宜去风化痰，先以五苓散同宽气饮（俱惊）宽热饮（里热）用少姜汁和匀，沸汤调服，次进知母汤、雄黄散、如意膏、半夏丸（痰涎）。

知母汤 治䯒𩨗气喘，痰鸣发热，咳嗽恶风。

知母 甘草各半两 贝母 羌活 滑石别研 大黄 小麦各三钱 麻黄去根节，汤泡，去沫，焙 苦葶苈 诃子肉各一钱半 薄荷去梗，二钱

上件㕮咀。每服二钱，水一盏，姜二片，煎七分，无时温服。

雄黄散 主暴中急慢惊风，䯒𩨗痰涎满口，及雨侵闭汗不通，或凉或热，坐卧生烦。

雄黄红亮者，二钱半 白药去黑皮 川乌炮裂，去皮脐 草乌炮裂，去皮 天麻明亮者 川芎各半两

上除雄黄外，余五味锉焙，同雄黄为末。惊风痰壅，每服半钱或一钱，用姜汁、茶清调下。发汗，水、姜、葱、薄荷同煎，并投三服，取效。

如意膏 治痰喘气促，咳嗽连声不已，冷热二证皆可投。

半夏炮裂 南星炮裂，各一两半

上二味为末，以生姜汁和匀，捻作小饼如钱样，用慢火炙干，再为末，复取姜汁如前，经两次炙干，仍焙为末，炼蜜丸芡实大。每服一丸至二丸，仍用姜蜜汤无时化服，有热，以薄荷汤下。

雄黄丹 治小儿䯒𩨗，喘满咳嗽，心胸烦闷，伤热蠲毒。

雄黄 朱砂另研，各一钱 杏仁炒，十四粒 巴豆七粒 豆豉淡者，二十一粒

上杏、巴、豉三味，用米醋半盏，干姜指大一片，煮令干，研成膏，皂角一寸蜜炙焦，先去子与皮，法制牛胆一分，同雄、朱与杏膏

研细和匀，面糊为丸，如麻子大。每一岁儿五丸，壮者七丸，二岁十丸，淡生姜汤下。

玉诀贝母丸　治小儿龟。

贝母　天南星姜汁制　人参　茯苓　甘草　白附子炙，各等份　皂角子炮，七枚

末之，炼蜜丸小豆大。每服五七丸，薄荷汤吞下。

油衮丸　治小儿龟鲐及虫积。

雷丸　五灵脂各一分　巴豆取霜，十五粒

上末之，滴水丸。每三五丸麻油滚过，井水吞下。

惠眼内金丸　治小儿龟鲐咳嗽。

鸡内金　雌黄细研，水飞过，去水，露三日方使　半夏生　延胡索各等份

上为末，枣肉为丸，如小豆大。周岁三丸至四丸，灯心汤下。

吉氏家传治奶龟方

天竺黄　蚌粉炒各等份

上件研匀。蜜调涂奶头上，与吃。

脑子散　治小儿伤风，咳嗽不住，兼治痰呷。

大黄一分　郁金二钱

上件二味，先以猪牙皂角煮一复时，取切片子，焙干为末，次入粉霜、脑子各少许，再同研令匀。每服一字，砂糖水调下，量儿肥瘦，加减用之。

（《幼科准绳》）

冯兆张

小儿哮喘秘录

冯兆张，字楚瞻，清代医家

喘

喘急者，气为火所郁，而积痰在肺胃也。膏粱之人，奉养太过，及过爱小儿，皆能积热于上，而为喘咳，宜以甘寒之剂治之。《脉经》云：肺盛有余，则咳嗽上气，喘渴心烦，胸满短气，皆冲脉之火行于胸中而作，系在下焦，非属上也。盖杂病不足之邪，起于有余，病机之邪，自是标本病传。凡饮食劳役，喜怒不节，及水谷之寒热，感则害人六腑，皆由中气不足，故膜胀腹满，咳嗽呕食，宜皆以大甘辛热之剂治之。又曰：寸口阴脉实者，肺实也。肺必胀，上气喘逆，咽中塞如呕状，自汗皆肺实之证。右寸阴脉虚者，肺虚也。必咽干无津，少气不足以息。然实者，肺中邪气实也。虚者，肺中正气虚也。故华佗云：盛则为喘，减则为枯。《活人》云：发喘者，气有余也，非言肺气盛及有余，乃言肺中之火盛，及火有余也，故泻以苦寒之剂，非泻肺也，泻肺中之火，实补肺也。《金匮》又曰：实喘者，气实肺盛，呼吸不利，肺窍壅塞。若寸沉实宜泻肺，虚喘者，气短肾虚，先觉呼吸少气，两胁胀满，左尺大而虚，此肾虚证，治宜补肾，勿谓小儿无欲肾实，如禀先天不足者，尤为真虚耳。故实则清理其上，虚则温补其下，况上病疗下，治法之要领也。然大抵初喘多属外因，宜从标治，或因风痰壅塞者，必兼壮热咳嗽，鼻塞头疼；因痘疹未出者，必兼惊厥烦躁，身热足冷；因停滞胀满者，必兼呕吐恶食，嗳臭肚疼；因惊痫痰热者，必兼抽掣搐搦，面青啼叫；因痰哮大喘者，必发秋冬暴冷，张口抬肩。如非前症，继诸病后，非子令母虚，即脾肺两困，多从本治。况有短气少气，似喘非喘，更难与喘同例也。诸喘久而不愈者，不妨先用劫药一二服即止，既止之后，因痰治痰，因火治火可也。然喘胀二症相因，并皆小便不利，故喘则必胀，胀则必喘，先喘而后胀者，主于肺，先胀而后喘者，主于脾。《经》曰：肺朝百脉，通调水道，下输膀胱。又曰：膀胱者，州都之官，津液藏焉，气化则能出矣。是小便之行，由于肺气之降下而输化。若肺受邪而喘，则失降下之令，以致水溢皮肤，而生肿满，此是喘为本，肿为标，治宜清金降气为主，而行水次之。更脾主肌肉，恶湿克水。若脾虚不能制水，则水湿妄行，外侵肌肉，内壅溢上，因肺气不得下降而喘乃生，此是肿为本喘为标，治当实脾行水为主，而清金次之。肺症而用燥脾之药，则金得燥而喘愈加；脾病而用清金之药，则脾得寒而胀愈甚矣。如无故喘声陡发如锯，身不热而目窜者；鼻孔、胁肋、心胸俱为开张者；腹硬青筋，口吐涎沫，面无神色而唇白者；诸病小痉之后，勿交子午时喘鸣者；喘促目急，黑睛出汗，印堂青色者，皆为不治。其脉滑而手足温者，生；脉涩四肢寒者，死。《经》曰：喘鸣肩息者，脉实大也。缓则生，急则死。盖喘鸣肩息者，阳症也。脉当实大，更实大中而缓，则邪气渐退，故可得生。若实大中而急，则邪气愈增，病当死矣。

哮

哮吼喘者，喉中如拽锯，如水鸡之声者是也。如气促而连属不能以息者，即谓之喘。夫哮以声响名，喘以气息言耳。喉如鼾声者为虚，喉如水鸡声者为实。丹溪曰：治哮必用薄滋味，专主于痰，宜大用吐药，吐药中宜多用醋，不可纯用凉药，兼当带表散，盖此是寒包热也。亦有虚而不可吐者，慎之。总是痰火内郁，风寒外束而然，亦有过啖咸酸，邪入腠理而致者，治法须审其新久虚实可也。

一朱姓儿　三岁，哮喘大作，声闻邻里，二三日不止，身热汗出。一医投以滚痰丸利之，下泻二三次，其势更甚，六脉洪数，胸胁煽动，扶肚抬肩，旦夕无宁刻，粒米不能食，头汗如雨，数日不寐，势甚危迫，乃延余治，余曰误矣。夫声出于气喉，连喘数日，下元已伤矣。今已峻利药，从食喉下之，伐及无辜，下元更虚极矣。所以有扶肚抬肩，恶候来也。令以人参、麦冬各一钱，五味子七粒，肉桂三分，水煎温服，一日二剂，服后而哮声顿减。至夜复作，次日往视，余曰：此气少复，而阴未有以配之也。乃以八味丸加牛膝、麦冬、五味子者，纳熟地，每剂五六钱，桂附，每剂各四分，水煎冷服，午前午后各一剂。服后而竟熟睡，醒来饮食大进，其声悉止。次日往视，喘热俱已。但劳力运动，喘声微有，此未还元之故也。以生脉饮调理三四日，精神全复。

款花五味子汤　治小儿久嗽。

款冬花　五味子　麻黄　马兜铃　杏仁去皮、尖，各二钱　甘草炙，一钱

水煎，食远服。

人参宁肺汤　治小儿肺胃俱寒，涎喘气急，不得安眠。

人参　五味子　茯苓　白术　陈皮去白　甘草炙，各三钱

姜枣水煎，食远服。

杏苏饮　治小儿喘急，咳嗽不止。

杏仁去皮、尖，炒　紫苏子炒　陈皮去白　赤茯苓　桑白皮　大腹皮　半夏曲　甘草炙，各一钱

姜水煎，食远服。

贝母膏　治风热天哮。

黑玄参焙　山栀炒　天花粉焙　川贝母焙　枳壳焙　橘红　百部炒　黄芩焙　杏仁去皮、尖，炒，各一两　桔梗焙　粉甘草焙，各五钱　薄荷净叶焙，七钱

蜜丸，弹子大，灯心汤或淡竹叶汤化下。

润肺化痰膏

大白梨汁一斤　白茯苓乳制，晒干，研极细末，四两　麦冬熬汁，四两　川蜜一斤　川贝母去心，研末，二两　核桃肉去皮，净，捣烂，四两

先将梨汁熬熟，次将蜜炼熟，入前药在内，再熬成膏。如痰有血，入童便四两在内，每早空心白汤调半茶盅服。

清化丸　治肺郁痰喘。

贝母　杏仁　青黛

上为末，蜜和姜汁丸，口含嚼化。

千金方　治初生十日至五十日，卒得嗽逆吐乳。

生姜七片　桂心二钱　甘草　款冬花　紫菀各三钱　杏仁　蜜各一钱　山栀一钱五分

上微火煎如饴，涂唇化下。

吉氏治乳齁方

天竺黄　蚌粉煅，等份

研，和蜜调涂乳上，令吮。

补肺阿胶散　治肺虚久嗽作喘。

人参　阿胶各一两三钱　白茯苓炒　马兜铃去老梗　糯米各五钱　杏仁二十一粒　炙甘草四钱

上为末，取二钱，水煎服。

定喘汤　治齁嗽无不取效。

（《冯氏锦囊秘录》）

陈复正

哮喘证治集成

陈复正，字飞霞，清代医家

经曰：犯贼风虚邪者阳受之，阳受之则入六腑，入六腑则身热不得卧，上为喘呼。又曰：肺病者，喘咳逆气，肩背痛，汗出。夫喘者，恶候也。肺金清肃之令，不能下行，故上逆而为喘。经曰：诸气膹郁，皆属于肺。喘者，肺之膹郁也。吼者，喉中如拽锯，若水鸡声者是也。喘者，气促而连属，不能以息者是也。故吼以声响言，喘以气息名。凡如水鸡声者为实，喉如鼾声者为虚，虽由于痰火内郁，风寒外束，而治之者不可不分虚实也。

有因外感而得者，必恶寒发热，面赤唇红，鼻息不利，清便自调，邪在表也。宜发散之，五虎汤。

有因热而得者，必口燥咽干，大小便不利。宜葶苈丸微下之。

有因宿食而得者，必痰涎壅盛，喘息有声。先用山楂、神曲、麦芽各三钱，煎汤与服，消其食，次千缗汤。

素有哮喘之疾，遇天寒暄不时，犯则连绵不已，发过自愈，不须上方。于未发时，可预防之。有一发即能吐痰者，宜服补肾地黄丸加五味、故脂，多服自愈；有发而不吐痰者，宜痰喘方。

凡哮喘初发，宜服苏陈九宝汤。盖哮喘为顽痰闭塞，非麻黄不足以开其肺窍，放胆用之，百发百中。

或胸膈积热，心火凌肺，热痰壅盛，忽然大喘者，名马脾风。盖心为午火属马，言心脾有风热也。小儿此证最多，不急治，必死，用牛黄夺命散下之效。

凡大病久病之后，或久服寒凉克削之后，或久吐久泻之后，忽然气急，似喘非喘，气息短促，名为短气。短者断之基，气将脱也。速宜挽救，人参五味子汤效。

又有虚败之证，忽然张口大喘，入少出多，而气息往来无滞。此肾不纳气，浮散于外，大凶之兆，速投贞元饮；不效，理阴煎加人参、鹿茸，或可挽救。

如汗出如油，发润而喘者，肺绝也；汗出如油，张口大喘者，命绝也；直视谵语而喘者，肝绝也。凡大病正气欲绝，无根脱气上冲，必大喘而绝矣。

入方

五虎汤 治寒邪入肺而作齁鼾，盖齁鼾为寒痰固结，非此方不能解散。

净麻黄七分　光杏仁一钱　陈细茶一钱　熟石膏一钱五分　甘草炙，四分

净水煎，空心服。

葶苈丸 主乳食冲脾，伤风咳嗽，面赤身热，痰多喘嗽。

甜葶苈略炒　黑牵牛炒　汉防已炒　光杏仁去皮尖，炒黄色，另研，各等份

上为细末，入杏仁泥，和蒸枣肉为丸，绿豆大。每5~7丸姜汤化下，量儿大小加减。

千缗汤 治痰闭肺窍，喘息有声。

法半夏二钱　大皂角五分　老生姜一钱　甘草炙，一钱

水煎服。以上皆素无哮喘，而暴发者用。

补肾地黄丸　治先天不足，肝肾虚者通用。

熟地黄　怀山药　山萸肉各一两　嫩鹿茸　怀牛膝各二两　粉丹皮　白云苓　宣泽泻各一两　北五味　补骨脂各一两

上为末，蜜丸绿豆大。每服三钱，淡盐汤空心下。

痰喘方　治哮喘无痰者，盖痰入于肺窍，不能出故也。

官拣参　制南星　制半夏　瓜蒌霜　香附米　皂角灰　真广皮炒　萝卜子炒，各等份

共为末，姜汁煮神曲糊丸麻子大。每服一钱，姜汤化下。

苏陈九宝汤　治风寒闭肺而作哮喘。

净麻黄五分　陈皮五分　南薄荷五分　青化桂取心五分　紫苏叶四分　桑白皮五分　大腹皮一钱　光杏仁四分　甘草（炙）六分　生姜三片

水煎，临服加童便少许冲服。

牛黄夺命散　治胸膈有痰，肺胀大喘。

黑牵牛半生半炒，取头末，五钱　锦庄黄酒润，晒干　陈枳壳麸炒，各一两

上为细末。每服一钱五分，白汤调下。量儿大小加减，临服加蜜数匙，以气平为度。

人参五味子汤　治久咳脾虚，中气虚弱，面白唇白。

人参一钱　白术一钱五分　白云苓一钱　北五味半钱　杭麦冬一钱　炙甘草八钱

加生姜三片，大枣三枚，水煎去滓，温服。

贞元饮（景岳新方）　治气短似喘，呼吸急促，提不能升，咽不能降，势甚垂危。常人但知为气急，其病在上，而不知元海无根，肝肾已败。此子午不交，气脱证也。

大熟地五钱　白当归三钱　甘草炙，一钱

水煎，热服。如兼呕恶，或恶寒者，加煨姜五片；气虚脉微至极者，速加人参；如肝肾阴虚，手足厥冷，加肉桂一钱。

理阴煎（景岳新方）　治肾肝亏败，不能纳气，浮散作喘。

干熟地三钱　白当归二钱　炮姜灰一钱五分　甘草炙，一钱

手足冷者，加熟附子一钱，青化桂一钱。

水两盅，煎七分，热服。

哮喘简便方　治痰气壅塞。

雪梨汁一杯　生姜汁四分之一　蜂蜜半杯　薄荷细末一两

和匀，器盛，重汤煮一时之久，任意与食，降痰如奔马。

化痰丸

丝瓜烧存性，为细末，枣肉为丸，如弹子大。

每服一丸，姜汤化下。化痰。

（《幼幼集成》）

吴 麓

阳虚土败齁鮯案

吴麓（1751~1837），字渭泉，江苏如皋人，清代医家

医友任君云：有郭氏乃郎，年方舞勺，感冒咳嗽两月，予治无效。故代延视之。余往察其气促喘急，四肢厥冷，脸白无神，脉虚细微。此阳虚土败所致。即用人参五分，制附子四分，炮姜四分，遂七服而喘咳大减。后用四君子及补中益气汤加桂、附、炮姜，四十剂而痊。

李亚白孝廉云：小子三岁，月前感冒咳嗽，近则乳食不纳，形气委顿，病势日甚。幼医皆回难治。余视其上气喘急，面唇青色，痰涎黏如胶漆，喉间若拽锯声者，此为齁鮯。……，即用吴子玉方三两服渐效。

白色信石一字　生南星、枯矾各一钱　鹅管石　硼砂各五钱　绿豆粉　雄黄各一钱五分

信石并下豆粉炮研后，共为末，糊丸如萝卜子，临卧冷茶清吞下五丸。

（《临证医案笔记》）

郁文俊

平息发作亦需扶正，七分治肺三分脾肾

郁文俊（1934~？），四川省中医研究院教授

小儿哮喘，既是常见病，又是难治症。急暴发作，控制症状殊非易事，根治尤难。虽先贤证因论治法方甚多，但效与不效，难于确定，颇有"千方易得，一效难求"之感。

古往今来，言发病原因不外内有宿食痰饮，因外邪引动而发。病机为外邪闭肺，肺气上逆，痰随气升，气痰交迸，阻塞气道，致成哮喘。痰之始生，责之小儿脾虚宿食；气之上逆，责之肺气闭郁，不能上宣下泄，肾虚不能纳气归根，故病位总不离肺、脾、肾三脏。何以屡止屡发，难于根治，巢氏《诸病源候论》所言最为精要："内有窠臼伏饮，因外邪引动而发，内有窠臼伏饮，实为本病时作时止之根由。"据此，对小儿慎调寒温，节择饮食，乃为中西医学防治本病之要，正如明代儿科大家万全所说："调理脾胃者，医中之王道也，节戒饮食者，却病之良方也"。

病有新久，证有轻重，方有大小，药有专功。临床数十年来的经验，以下方药疗效确切。

发作期，七分治肺三分脾肾

世医常尊仲景表不解不可治里之戒律，岂知本病发作，绝非单

纯外邪之故，必内有窠臼伏饮，故单纯治肺，往往效不理想。临证首辨寒热虚实，分证不宜庞杂，七分治肺、三分治脾肾，总的治则为：肺气宜上宣下泄，脾气宜健运消积，肾气宜潜伏滋补，肺脾肾三脏同治。

证需辨认轻、中、重。但不论轻证重证，总是急症，医者必须树立"三分病证，七分措施"的思想。另外传统经验古方要按古今药理之说，严于选择成方；亦可加用新发现平喘之味。在临证发作期分清寒热。

一、轻症

1. 寒（实）证

三拗汤合二陈汤加巴戟天、胡芦巴、黑故纸、淫羊藿。

2. 热（实）证

麻杏石甘汤合导痰汤加熟地、女贞子、枸杞。

二、重症

寒热分证基础方和加味不变，无分寒热均需再加葶苈大枣泻肺汤和"丹红饮"（即丹参、红花二味，为笔者验方），以加强泻肺、活血之功。

三、极重症

哮喘持续状态，伴有抽搐、神昏、紫绀的症状。其病机为风痰阻塞，痰浊蒙蔽清窍，引动肝风所致，主因在痰，亟需大剂攻逐豁痰之剂，自拟息风镇喘汤主之。

息风镇喘汤

麻黄　全瓜蒌　鲜竹沥　天竺黄　胆南星　钩藤　白芍炒　白僵

蚕　地龙　生龙牡　鲜菖蒲　浙贝母

同时化服控涎丹和金匮肾气丸、复方丹参片。

按一般证治规律，发作期当治肺脾，攻字着手，何以同用补肾之品？有无引邪入里之弊？实则非也。热实哮喘，见症必有手足心热，两颧潮红，此为肾阴亏损，不能上承肺金，滋生内热，炼液成痰，继而加重肺气闭郁，哮喘重作；如系寒实证，见症必有面色青灰，肢冷多汗，乃为肾阳亏损之证，有是证用是药，亦不离辨证论治之规范。儿科病证，非独哮喘，寒热虚实错杂，数脏同病者甚为常见，故表里同治，寒温并用，攻补兼施亦为常用之法，特别是疑难顽证，此习儿科者不可不知。

缓解期，益气健脾，补肾敛阳

发作期证治大多数只能控制症状，能不能根治关键在于缓解期的调护与证治，要特别注意两点：一是因为患儿无急迫症状，医者务必向患儿家长说明继续治疗的必要性，同时方药剂型要简便易服，最好是丸散或浸膏，以便于坚持治疗；二是要注意调寒温，节戒过敏性饮食，预防感冒。对于因气候因子导致的过敏者，而移地疗法又受种种条件的限制，故治疗的目的在于改变患儿的过敏素质，消散窠臼伏饮和护卫固表，调节阴阳平衡等至关重要。汇集古今的证治方法，或以益气固表治肺为主，或以滋补脾肾为主。而滋补之中，注重于脾？还是侧重在肾？补阴为主？还是补阳为上？临证经验诸法皆可取，关键在于因人而异，兹提出以下证治三法与方药。

一、益气固表法

适用于平素怕冷恶风，肤色欠红润，四肢欠温，多汗，脉、舌、二便如常而无热象者。常用方药以玉屏风散加生龙骨、生牡蛎、炒白芍、北五味子。加此 4 味意在"阳在外阴之使，阴在内阳之守"，玉屏风散益气固表，龙牡白芍五味固精敛阳，相互为用，相得益彰，实为妙用。

二、健脾燥湿法

适用于脾虚纳少便溏，体质瘦弱的患儿。健脾不用四君子汤呆补，重视运脾燥湿消痰，临证时习用张景岳的六安煎加炒莱菔子、厚朴。莱菔子理气消食运脾，与原方中白芥子合用，直消窠臼伏饮；厚朴与原方中杏仁合用，此乃仿仲景桂枝加厚朴杏仁宽膈降气运脾之法。

三、补肾敛阳法

适用于常无明显外邪而骤然易发的患儿，且多发于阴雨冬日夜间，或素有肢冷多汗，屡发屡止，越发越重之顽症。临证固然有素体（肾）阴虚的患儿，宜用麦味地黄丸者，不过十之一二；余多为肾阳虚的患儿，即素体脾肾阳虚之体，故以温补肾阳为主，此为根本。从实验临床筛选古方，考究古今药理，习用《幼幼集成》的补肾地黄丸（其中鹿茸昂贵，可用鹿角霜加倍剂量取代）加紫河车。何以选用此方？陈飞霞自谓："哮喘于未发之时，可预防之……宜补肾地黄丸，多服自愈。"分析其药效，鹿茸温肾力强，内含生长激素，能促进生长发育，提高免疫系统功能。加紫河车意在补肾益精，既补肾阳而又能敛阳，且擅长于抗过敏。临证应用，虽不能百发百中，但如坚持服用二三月，从此根治永不复发者，确非少数。

以上三法，其中补肾敛阳法是本病证治基本方药，若无他疾，或无阴虚征象者，宜应用始终。益气固表法与健脾燥痰法的选择，要视患儿发病起因、症状、素质而定，亦可数法合用，辨证立法是原则，关键在于精选方药，当以前贤经验结合新医药理，个人临床体验加减而定，不断精益求精，以提高临床实效为准则。缓解期治疗常需坚持服药 1~3 月，汤剂不便坚持，以丸散浸膏或片剂为宜。

平喘良药，麻蚕龙艽

药有专功，只是每味药的专功古人多以复方应用，未知其详，但亦有认识到的，如平喘药之魁首——麻黄，清代陈复正《幼幼集成·哮喘证治》中说："哮喘为顽痰闭塞，非麻黄不足以开肺窍，放胆用之，百发百中。"在临证中对于平喘之品除必用麻黄外，还常加用白僵蚕、地龙、秦艽，意在：白僵蚕善通络中之风痰，散窠臼之伏饮，又按现代药理之说，其所含的蛋白质有刺激肾上腺皮质激素入血的作用，间接缓喘急；地龙所含之氮素具抗组织胺治过敏和舒展支气管平滑肌的功效；秦艽能显著地降低毛细血管壁的渗透性，有抗过敏作用。以上三味是治疗哮喘的良药，协同辨证论治主方合用，互相增效，相得益彰。

刘韵远

发时祛邪，缓时扶正，详明用药法度

刘韵远（1917~？），北京市儿童医院主任医师

小儿哮喘是多种因素引起的呼吸道慢性疾病。反复发作，不易速愈。治标较易，治本较难。医者功夫就在"治本"二字。所谓治本，主要是提高患儿机体抗病能力，避免内外因素的干扰，减少哮喘的发作，这是防病治本的有效措施。

临证多见体质虚弱，自汗盗汗，容易感冒，并以"正虚"为特征。正虚表现在肺脾肾三脏的气虚、阳虚或阴虚。

正虚容易导致外邪侵袭。外邪侵袭，是引起哮喘的主要诱发因素。这些因素是多种多样的，但无论哪种因素引起，皆属"实喘"。实喘在发病过程中，仅占短暂时日，而"正虚"却长期存在，故在哮喘发作期表现为"正虚邪实"的证候。由于患儿个体有差异，感邪有轻重，临床常出现虚实兼见，寒热并存，或痰浊蕴结，互相夹杂，相互转化的证候，可结合临床辨治。为了便于追踪观察和总结，要有一套施治方案坚持施行。

哮喘发作期和缓解期的辨治

一、哮喘发作期

以实证为主。因感受外邪引动伏痰，痰阻气道而诱发。

实证有寒喘、热喘之分，根据"急则治标"的原则，以控制哮喘的发作为当务之急。为了便于随证加减，临床多采用汤剂治疗。

1. 寒喘

多见于气阳衰弱之患儿，常发于寒冬季节，尤以夜晚发作较重，由于患儿气阳衰弱，脏腑功能减弱，脾肾阳虚，不能运化精微、温养脏腑，因而卫气不固，易感外邪。

临床表现：体弱消瘦，面色苍白，形寒肢冷，痰多稀白，舌质淡红，舌苔薄白，脉缓无力等。

治法：辛温散寒，宣肺平喘为主。

方用：自拟人参定喘汤加减。

炙麻黄　杏仁　银杏　甘草炙　干姜　太子参

喘重选加诃子、川椒，或冲服沉香面以宣降肺气而平喘。咳重选加桃仁、紫菀、冬花以止咳化痰而平喘；痰多稀白选加肉桂、茯苓、白芥子以温化痰饮而平喘。

2. 热喘

临床表现：发热、咳喘，痰少而黏，舌质偏红，苔黄白欠津，脉数有力。

治法：辛凉透表，宣肺平喘。

方用：麻杏石甘汤加味。

炙麻黄　杏仁　生石膏　甘草炙　黄芩　地龙

咳重选加桃仁、前胡、白前，以清热宣肺、活血止咳；喘重选加僵蚕、赭石，以肃肺平肝、降逆平喘；若伴发热、无汗，选加苏梗、柴胡，或重用石膏，以解郁理气，清泻肺热而平喘。

3. 虚喘

阴虚内热咳喘多在夏季炎热季节发作。由于素体阴虚加之炎热气候的熏蒸更易伤阴耗液。

临床表现：潮热汗出，五心烦热，颧红，唇干，舌质嫩红，苔少，脉细数无力等。

治法：养阴清热，益气平喘。

方用：沙参麦门冬汤合竹叶石膏汤加减。

沙参　麦冬　五味子　天花粉　百部　银杏

咳重选加知母、贝母、化橘红，喘重选加太子参、礞石、川贝等以养阴清热，生津益气平喘。

二、哮喘缓解期

发作期经过治疗后，邪势虽去，哮喘暂时缓解，而正虚未复。治以扶正补虚为主。当辨其偏气虚，偏阳虚或偏阴虚分别施治。为了方便患儿服药，制成成药（丸、散、膏、片剂），按年龄大小服用。偏气虚者，用自制"补气片"（黄芪、煅牡蛎、五味子、茯苓、黄精等）以健脾益气；偏阳虚者，用自制"喘宁片"（砒霜、枯矾、淡豆豉、银杏、五味子、甘草等）以温肾扶阳；偏阴虚者，用自制"滋阴片"（沙参、麦冬、黄精、五味子、紫菀、冬花等）以滋阴补肾。

药物配伍与给药方法

一、药物配伍

1. 炙麻黄与炙甘草

生麻黄辛温发汗、止咳平喘，取其发汗常与桂枝配伍，以增强其发汗作用。小儿哮喘多是卫气不固，自汗盗汗，故一般不用生麻黄，而用炙麻黄。

麻黄经蜜炙后减轻了其发汗之力，与炙甘草相伍，不仅可解麻黄毒，而且可相对增强其止咳平喘之功。但炙麻黄仍属辛温开肺之品，为治疗实喘之要药。

2. 炙麻黄与银杏

银杏具有苦降敛肺平喘之功，为治疗虚喘之要药。与炙麻黄相配，一宣散、一收敛，一开、一合，共奏辛开苦降之功，使肺气宣降得宜，而咳喘自平。此乃标本同治，虚实兼顾，寒热并用，动静结合之法。由于麻黄、银杏及杏仁皆有小毒，用量稍大恐有中毒之弊，并可产生心悸、恶心等症，故将麻黄与甘草经蜜炙后用，既可解三药之毒，又可避免产生心悸，更增强止咳平喘之力。此外，麻黄经蜜炙后，临床用量可适当增大，既提高药效，又无中毒之虞。凡年龄在3~6岁病情较轻者，炙麻黄日用量3~6g；6~9岁日用量6~9g；10岁以上日用量9~12g。炙甘草用量常与炙麻黄相同，不得低于炙麻黄。银杏日用量可大于炙麻黄1~2倍，经历年临床应用疗效显著，无副作用。

3. 银杏与白果仁

二者同属一物，连皮壳者为银杏，去皮壳者为白果仁。用银杏即连皮壳同打入药。其皮壳可解白果毒，虽用量稍大，亦不易中毒，故常用银杏而不用白果仁。根据临床观察，银杏日用量为5~7岁每日

15~20g 疗效明显，无副作用。超过 30g 者始有恶心、心悸等轻度反应，饮糖水后休息 2~3 小时症状可消失。

4. 杏仁与桃仁

咳喘重者临床常配伍应用。杏仁入气分，以肃肺降气止咳；桃仁入血分，活血理气止咳；根据"气虚（滞）则血瘀"的理论，二药合用，一理气一活血，气血畅则咳喘自平，临床应用效果良好。

二、给药方法

根据本病反复发作，病程较长的特点，要有一套施治方案坚持执行，方可收到事半功倍之效。

1. 哮喘发作期

以祛邪平喘为主。由于病情变化较多，常伴有兼证，故以汤剂为主，便于随证加减。一般给药 3~6 天，哮喘可基本缓解。

2. 哮喘缓解期

以扶正补虚为主，为便于服用，改服中成药，根据年龄大小分服。偏气虚者给自制"补气片"（按年龄增加递加 1 片），日服 2 次，以益气健脾。偏阳虚者，给自制"喘宁片"，3 岁内服 2 片，每增 3 岁加 1 片，以温肾扶阳。偏阴虚者，给自制"滋阴片"，3 岁内服 2 片，每增 3 岁需加 1 片。每 3 个月为一疗程。根据病情轻重，在第 1 年坚持服药 1~2 个疗程停药追踪观察。为了巩固疗效，在第 2 年好发季节前再加服 1 个疗程；根据病情需要，必要时在第 3 年好发季节前，再加服 1~3 个月后停药追踪观察，定期复查。5 年不复发者为治愈。

北京儿童医院中西医结合气管炎科研门诊，应用中医中药治疗为主，西医诊断为辅，十多年来随访治疗大量哮喘患儿，均采用"标本兼治法"，分 3 个阶段治疗。

第一阶段：1970~1971 年。应用喘宁片为主，治疗小儿哮喘 506

例（包括喘息性支气管炎），追踪观察 1 年，近期治愈率为 51.2%，显效为 26.5%，好转为 19%，无效为 3.3%。说明中医药对治疗小儿哮喘是有疗效的。

第二阶段：在第一阶段基础上，为了进一步了解其远期疗效，至 1977 年连续观察随访 5 年以上，能坚持按疗程服药的 84 例。其中治愈 70 例为 83.3%，显效 6 例占 7.1%；好转及无效各 4 例占 4.8%，总有效率为 95.2%。证实中医药对小儿哮喘的疗效是肯定的。

第三阶段：1978~1981 年。进一步提高病例选择标准，又系统观察 61 例，总有效率上升为 98.3%，无效病例下降到 1.7%，说明坚持服药时间越长，疗效越高。

胡翘武

气闭痰瘀升降蠲涤，斟酌寒热峻药缓投

胡翘武（1915~2002），安徽中医药大学附属医院主任医师，临床家

小儿支气管哮喘（以下简称"支哮"），多发病急，病情重笃，如痰涎壅塞过甚，呼吸急迫，大有气憋息止之虑。诚如《证治汇补·哮病》所云："哮即痰喘之久而常发者，因内有壅塞之气，外有非时之感，膈有胶固之痰，三者相合，闭拒气道，搏击有声，发为哮病。"然其中"内有壅塞之气""膈有胶固之痰"为其主要发病机理。胡翘武主任医师虽于内伤杂病以平淡制胜著称，但遇危急之小儿"支哮"证，亦大胆择用峻猛蠲涤之品，参于升降气机、启闭壅遏方中，常收一剂知，再剂已之效。

升降蠲涤乃消除气闭痰壅之大法

小儿之体，稚阴弱阳，染病之后，易虚易实，如若迁延日久，或治不如法，非阴阳日益亏耗，即痰浊壅遏更甚，虚实两极分化，应迅速启闭壅塞肺气，蠲涤胶固之痰，刻不容缓。方拟杨栗山《伤寒温疫条辨》之升降散化裁，去姜黄代以枇杷叶或金沸草。考蝉蜕轻升开肺，枇杷叶（或金沸草）肃肺宽胸，大黄通幽安里，僵蚕散结解痉，融升降通散于一炉，使其斡旋上下，升降气机，壅塞之气可通，郁遏肺气

也即开达矣。且蝉蜕、僵蚕皆性平无毒，更具解痉缓急之用，于"支哮"百利而无一害。蠲涤胶固之痰，非王道难取近功，二陈、导痰、涤痰等方皆难奏捷，故径取性猛力专之猪牙皂、葶苈子、芫花、商陆、泽漆、白芥子等，配伍升降通散气机方中，痰祛气畅相辅相成。

痰有寒热之殊，治有温凉之异

小儿"支哮"常随患儿禀赋之不同，寒热转化各异。

痰热胶固者，当以苦寒之品泻涤，如痰热壅盛证，以葶苈子辛苦性寒，泽漆苦寒，为祛痰行水泻热决壅之上品，为此证理想之药；桑白皮、鱼腥草、薏苡仁、黄芩等皆为清化痰热之剂，佐使上药协同取效。

寒痰胶固者，则应辛热蠲逐，药取性温味辛之猪牙皂、白芥子以温肺豁痰，攻坚散结，当为首选之品，他如细辛、姜半夏等也有散寒化痰之用，而相辅为助。

再如饮邪浸渍，贮蓄不化者，上药不中与之也，可予芫花、商陆涤蠲之。芫花秉花性而体轻扬，善逐上焦之水邪，故《本经》谓其主治"咳逆上气，喉鸣喘，咽肿短气"。商陆逐水消肿，善治胸胁积饮之患，二药合用，蠲饮力专，于小儿"支哮"之为饮邪久渍者其效甚宏。然此又当与温阳化饮之干姜、细辛、五味子、附片等为伍，方不失蠲饮涤痰、通阳化饮之旨。

故用药应视寒热之异而异，方能恰合病机，峻猛之品尤应如斯。

峻药缓投，中病即止

小儿"支哮"蠲饮涤痰均择性猛力专之品，且惟恐轻不济急，药量相对来说要重一点，稚阴弱阳之体，施以峻猛量重之剂，实乃"无粮之师利于速战"也。然煎服之时，定要嘱其家长分次缓投，一日2煎分为4、5次服用，一旦病情缓解，咳哮衰其大半者，上述之品或药味减半，或剂量减半，或撤换他品，无使药过病所，戕害稚弱之正气。

如斯驾驭，虽峻猛之商陆、皂角、芫花也变为缓投之品，量重之细辛、葶苈、泽漆也成为轻投之方，绝无流弊，是故孟浪之品不可孟浪服用也。

李某 男，5岁。1990年6月10日初诊。

其母代诉：一周前感寒，当夜即咳喘痰鸣，经治未控，症状日甚，第3日起气息急迫，呼多吸少，喉间痰声辘辘，满肺哮鸣音，"三凹"征明显，面颊潮红，口唇紫暗，额汗淋漓，口干喜饮，纳少便结，小便黄少，舌红、苔黄腻，两脉浮滑数。痰热壅盛，肺气郁闭。升降气机，清涤痰热。

葶苈子布包，10g　泽漆10g　大黄6g　蝉蜕6g　僵蚕10g　桑白皮10g
鱼腥草15g　薏苡仁20g　黄芩10g　枇杷叶10g

二诊：3剂药后腑气通畅，咳哮几无，痰鸣之声只于夜间可闻，口干，舌淡红、黄腻之苔渐化，脉浮细滑数。上方去大黄、泽漆，加芦根20g，南沙参20g。5剂告愈。

周某 女，4岁。1991年4月16日初诊。

其母代诉："支哮"2年，冬春好发，此发2周，经治乏效。面色虚浮青晦，喉间痰鸣且痒，胸膈憋闷，抬肩撷肚，呼吸急迫，满肺哮鸣音，大便2日一行，小便清，舌淡暗润、苔白滑，脉浮弦数。寒痰凝滞，气道闭阻。升降气机，温蠲寒痰。

猪牙皂角2g　白芥子6g　苏子10g　酒制大黄4g　蝉衣6g　僵蚕10g
细辛6g　姜半夏10g　金沸草10g

二诊：3 剂。服药 1 剂后即咳吐盈碗清痰，随之咳哮大减，尽剂基本向愈。继予上方去猪牙皂角、酒制大黄、细辛，加白术 10g，橘红 6g，干姜 3g，白芥子减为 3g，3 剂。以健脾温中化痰善后。

张某 女，10 岁。1988 年 12 月 14 日初诊。

咳哮气急胸憋痰鸣 1 周。患"支哮"6 载，每年数发，以冬季为甚，用抗过敏、解痉、消炎、镇咳药无显效，脱敏治疗也告失败，发辄迁延匝月不已，刻下正值症状严重阶段。患儿面目微肿，口唇青紫，汗出发湿，胸膈憋闷莫可名状，痰鸣之声可闻户外，咳逆甚时呼吸停止。纳差，口不干，夜不成寐，畏寒肢冷，溲少色清，舌淡润、苔白薄滑，脉弦滑数。阳虚之体，胸阳不振，痰饮渍肺阻络。蠲饮涤痰，升降通阳。

芫花 2g　商陆 3g　大黄 3g　金沸草 10g　蝉蜕 10g　僵蚕 10　射干 10g　麻黄 3g　干姜 3g　细辛 4g　五味子 3g　生姜 5 片

二诊：3 剂药后二便通利，咳哮锐减，痰鸣声细，气息均匀，汗出止，肿消唇红。上方去商陆、大黄、麻黄，加桂枝 10g，茯苓 20g，附片 3g，以增通阳化饮之效。5 剂。

（胡国俊　整理）

黎炳南

顽固性哮喘治疗体会

黎炳南（1916~2012），广州中医药大学教授

顽固性哮喘的治疗重点是肺、脾、肾三脏。临证则分发作期与缓解期而施治。在急性发作期，痰气相搏，阻塞气道，肺失肃降而发为哮喘，"急则治其标"，此时治肺攻邪，实为当务之急。其中冷哮，治宜温肺散寒，化痰平喘；热哮则宣肺清热，化痰降逆，此易为人所注意。

攻邪虽为大法，却非惟一治法，攻邪之中辅以扶正，亦常为必不可少之法，此则易为人所忽视。盖哮喘之发病虽因宿痰而起，溯本追源，痰实为津液所生，而津液生于水谷，赖脾气敷布而上辅于肺，脾虚不运反积湿成痰，上贮于肺，此所谓"脾为生痰之源，肺为贮痰之器"。肺主表卫外，肺为痰困则卫外不固，外邪乘虚而袭，此乃本病易为外邪感触而起之根源。黎氏治疗本病一方面宣肺化痰，降气定喘；另一方面益气健脾以绝生痰之源，扶元固本而令邪不可干。祛邪为主兼以扶正则外邪痰浊去而正自安；正气复而外邪痰浊毋能再犯，如此则顽疴亦可期渐愈。若专于攻邪治标，则痰随去而随生，且滥施攻伐，正气内馁，病虽暂愈亦易遇邪而时时触发，故专于攻邪者往往难于奏效，其道理正在于此。

哮喘一症，可长年累月反复发作，在急性发作期临证多表现为本

虚标实，患者除气喘痰鸣外常伴面色萎黄，神疲纳呆，自汗盗汗，形寒肢冷，舌淡苔白，脉细无力等脾虚气弱之象。这时一方面当宣肺散寒，化痰定喘加投麻、桂、苏、葶、陈、夏等；另一方面须益气健脾，可重用党参，并酌加术、苓、炙甘草，甚至归、芪之类。此外人参亦为喜用之品，一般认为哮喘为气逆于上，治法以降为顺，参、芪补气升提，常被视为发作期的禁用之品。但黎氏认为一药之性不能代表一方之性，放胆用之则非但无害反而有益，有些屡治不能平喘的病人，有用参芪反而获缓解者。

久病不已，穷则及肾，小儿阴阳稚弱，血气未充，久病常致肾虚。虽其表现往往不如成人明显，但细细辨之亦常可察。肾为水火之脏，其证有阴虚阳虚之别。肾阳虚冷失于温养而致喘者，可伴见面色㿠白无华、目眶黯黑、肢冷、夜尿、脉沉无力等，具此象可酌加补骨脂、益智仁、菟丝子、巴戟天、淫羊藿、鹿茸等扶元固肾之品；寒甚者尚须配附、桂之类以温肾散寒。肾阴亏损，不能上滋于肺，亦能导致肺阴不足而喘者，其症可伴见咽干痰少，心烦不眠，舌光红而干、苔少或无苔，脉细略数。治法除宣肺定喘外，宜配滋肾清肺之品，常合生脉散以及女贞子、何首乌、熟地、沙参，肺肾同治亦属"金水相生"之意。肺、脾、肾三脏关系甚为密切，须纵观全局而调之，不可有所偏颇，且攻邪不忘补虚，此为至要。

对缓解期的治疗，宗"缓则治其本"之意，当以扶正固本为主。用金水六君煎（二陈汤加熟地、当归）为基础，从肺、脾、肾着眼加减化裁之。本方为张景岳所创，其称之为"治虚痰之喘"的"神剂"，其中二陈理脾，以归、地理肾，此方既除痰去实邪，又扶元固本，治脾肾虚之喘咳，疗效颇佳。偏于肺脾虚者可加参、术之类；偏于肾虚者则加补骨脂、巴戟、鹿茸之属。同时本病以宿痰内伏为病根，哮喘一时平息，而伏痰实未尽去，故在补虚的基础上须继续使用宣肺化痰之品，除二陈之外尚可配加麻、桂之类，以求祛邪务尽，此补虚不忘攻邪之意，这对巩固疗效、争取痊愈有着重要意义。近代研究发现哮喘病人缓解期虽无喘，但支气管仍有炎症和痉挛，故认为扩张支气管药物不宜中断，以求彻底缓解，否定了过去认为哮喘缓解后生理功能即恢复的不恰当看法。在缓解期的治法是得到现代科学实验的支持的。

顽固性哮喘，指哮喘发作频繁，或发作持续，选用中西药物难以缓解者。传统治疗方法，是以"发时治肺"，治标攻邪为主，临床分寒性、热性哮喘为治。黎炳南教授研究、治疗哮喘多年，认为顽固性哮喘病机复杂，沿用常法往往难以奏效。故其常据患者之病理特点。灵活施用多种治法，取得良效。兹以跟师所见，简介其治法数则。

温 下 清 上

据黎老观察，患者出现上热下寒者不少，而单纯之上热证则不多。若见痰黄、咽红或唇舌偏红、苔黄等症，未可遽下"实热"之定论。四诊详审，常可发现部分患者有脾肾阳虚的表现，如面色苍白、自汗、肢冷、尿频、便溏、脉细无力，甚至张口抬肩、气短不续等气不归根之症。本病多起于感寒饮冷。夜寒阴盛时症状益甚，过用清凉病反增剧。上热，多为局部之兼症，而非哮喘发作的主要病因。

下寒，才是病发之主因。辨证时须注意，唇舌暗红色深，为气郁血瘀之征，但易误作热症；喘作时，不论寒热虚实，其脉必数，不能单凭此作热证之据。黎老的经验，治哮喘切忌过用苦寒，若忽视下寒而把上热作为主因，甚至把假热误作真热治疗，必然加重病情。下寒上热者，治以温下清上法。可选补骨脂、巴戟天、紫河车、肉桂、当归、白术以温补脾肾；选用蚤休、毛冬青、黄芩、射干等以清上热。

一寒一热，各有归经，自能温下清上，各行其功。

苏某 男，10岁。

因受凉后哮喘复发1周。难以平卧，痰稠而黄白相间，怯寒，多汗。面色苍白，肢不温，咽红，喉核中度肿大，舌淡、苔白厚，脉细数。

辨证：以阳虚感寒为主，痰黄、咽喉红肿等上热症状为兼证。

方用：麻黄、细辛、苏子、鹅管石宣肺化痰定喘；补骨脂、白术、当归、五味子、炙甘草温补脾肾；佐毛冬青、射干、蚤休清热利咽。

3剂后哮喘大减。守方继进3剂而喘止。

祛瘀通络

肺朝百脉，主一身之气。顽固性哮喘患者肺病既深，血脉不畅，甚者可致心血瘀阻。施治时，应预见病理之发展，先行截断其演变过程，在宣肺降气的同时，早用、重用祛瘀通络之品。如毛冬青祛瘀通络而兼清肺，宜于挟热者；当归可活血补血，且"主咳逆上气"（《神农本草经》），用于阴血不足者；桃仁、丹参适于瘀证明显者。此外，黎老亦常选用地龙、全蝎、僵蚕等虫类以搜络行瘀，祛风解痉。气血相从，血和则气顺，脉络畅通，有利于气机之恢复，加速疾病向愈。若待瘀证外现才予处治，则气滞血瘀互为因果，治疗十分棘手。黎老曾指导研究生检测17例哮喘发作患者，发现其均有微循环障碍。在方药中加用活血通络药物治疗1周后，患者哮喘症状明显缓解，复查甲皱微循环，均见毛细血管管径扩大，血流瘀滞现象消失。

疏肝通腑

哮喘病发在肺，而其因则非独在肺。肺主一身之气，人体各部息息相关，其他脏腑气机失调，均可影响肺气之宣降。除前述注重调理脾肾外，黎老尚注意疏理肝气与降气通腑。

顽喘患者往往精神苦闷，导致肝气郁结，反侮于肺，又可加重病情。

肺与大肠相表里，气机相通。气逆而喘者，每致腹胀便秘。腑气不通，又令肺气不降。对此，黎老常用枳实、川朴、胖大海降气通腑；挟热者，酌加大黄，用量以大便畅通为度，对缓解顽固性哮喘不无裨益。

益气升阳

哮喘者肺气逆上，一般慎用升提之品。用之不当，每见喘咳加剧。黎老认为，若患者气喘不甚，但绵绵不已，且伴脾虚气陷见症，如气怯声低，动辄出汗，腹泻便溏，或尿频遗尿，面色苍白，舌淡苔白，脉弱无力者，可用益气升阳与降气定喘并进之法。人参、黄芪益气升阳，能健旺脾胃之气而上充于肺，肺气旺则有助于其肃降功能之恢复，故与宣肺气之品合用，有相辅相成之效。

某 男，8 岁。

喘作 2 周，屡治不愈。现症喘咳痰多，尚可平卧，气怯声低，渴不欲饮，尿频清长，舌苔花剥，脉细无力。

黎老以麻黄、苏子、法半夏、陈皮、北杏仁降气平喘，配黄芪、升麻、人参须（另炖）补气升阳，调治 4 天，哮喘乃止。

一般情况下，哮喘患者多为本虚标实，用药宜及病则已。但顽喘者病情深痼，邪正相持不下，黎老主张在病机关键处重兵击之，且兼以扶正，可获捷效。若以"轻清"自囿，则药力不济，迁延时日，正气更伤。如用细辛，古有"细辛不过钱"之说，黎老指出，此为用于散剂之限量，若作汤剂，可投 1~4g，对顽喘者有较好之散寒化饮效果，而从未见有明显的不良反应。桂枝温通经脉，效用卓著，黎老常重用于寒性顽喘者。小儿用 8~12g，年长儿可投 15g 以上，成人常需15~30g。

某 男，14 岁。

喘而痰白，恶寒喜暖，面白肢冷，脉浮而紧。感寒作喘。小青龙汤加减，桂枝用 15g。药进 3 剂，症稍减而未见显效。

虑其寒凝经脉，桂枝量轻难以为功，乃加量至 30g，余药不变，继进 2 剂，患儿自觉全身温暖，喘咳大减。

（黎世明　整理）

王玉玲

开壅泄痰滞，麻杏苈桑汤

王玉玲（1906～？），江苏泰县中医院主任医师

临证之余，王老每每论及小儿哮喘之发作，丹溪专主于痰，故欲平哮喘，必除其痰，欲除其痰，必顺其气，泻其肺。倘不急泻其肺，则气无由平，不除其痰，则满无以泄。而泻肺之品，首推葶苈，次则桑皮，二者同用，泻肺之力愈强。王老善用皂角除痰，尤在泾谓："皂角味辛入肺，除痰之力最猛"。小儿不善咯痰，王老认为呕吐及通泄不失为祛痰之途径，大凡患儿服有皂角之汤剂，每多呕吐痰涎，从而哮喘得以缓解。肺与大肠相表里，川军下泄痰滞，清洁肠腑可逐壅肺之痰，从而使痰浊上下分消。小儿哮喘虽为痰浊内壅，但每多因外感风邪而引发，故疏风宣肺亦不可缺，当以麻黄配杏仁最妙。葶苈配杏仁专泄肺中之满，而麻黄、杏仁与葶苈、桑皮相配，有宣有肃，有升有降，使气机升降顺利，气道通畅，则哮喘常可立平。多年来，王老还常以本方为主加减治疗小儿暴喘，每获药到喘平之效。

姚子杨

豁痰验方小儿浣痰散

姚子杨（1916~？），山东临沂地区医院主任医师

小儿浣痰散　主治小儿痰喘症，喉中痰涎壅盛，吐不出，咽不下，咳喘不已，体温不高者。

煅礞石 5g　明矾 3g　牙皂炭 3g　硼砂 5g　南星 2g　海浮石 3g　大黄 3g　槟榔 3g　天竺黄 5g　冰片 2g

上药共为细末，1~2 岁者每服 3g，3~4 岁者每服 3~4g，日 2 次。服后或呕吐黏痰，或大便稀黏，有速效。

本方治疗小儿哮喘痰盛，屡发屡中。张景岳谓"有宿根，遇寒即发，或遇劳即发"。姚师认为"宿根"乃夙痰内伏。夙痰留饮伏于胸膈，一旦感受外邪，触动痰饮，则内外相引，气道阻塞，肺失宣降而喘逆上气，痰壅难咯。方中礞石下气坠痰，善除陈积伏匿之老痰；牙皂辛散性燥，豁痰导滞，通肺与大肠气，顽痰胶固甚宜。硼砂清热消痰，浮石、明矾、天竺黄清肺燥湿豁痰，为治痰热壅盛之要药。南星辛温性燥，除痰散风，解痉以平喘；冰片香窜散结搜邪，散痰火之壅滞。大黄、礞石、牙皂三药相配重坠攻下，导痰火下行，使伏痰自肠道而去。槟榔下气导滞，用之有气行痰消之功。总之，本方清燥攻散，上下分消，邪有出路，其效亦速。若痰除息平之后，再以小剂量续服，以大便正常为度。连服数月，虽有感冒，喘憋不再发作即为痊愈，可停药。

王　烈

哮喘三期治，要在化血瘀

王烈（1928~　），长春中医药大学教授

哮喘之变，气虚血瘀痰积

小儿哮喘，是以哮吼为特征的疾病，包括西医学所称的支气管哮喘、哮喘性支气管炎，以及急性毛细支气管炎、喘息型肺炎等病。临床调查 1000 例小儿哮喘，认为小儿哮喘的发病与气虚、血瘀、痰积有关。先天不足，后天失养的小儿，形体胖而不坚，素有佝偻、面色㿠白者，多属气虚，1000 例中具有气虚征象者占 85%。临床体验，无哮时补虚可防哮，哮后气虚宜治虚以防哮喘再发，可见气虚为哮鸣发病与哮喘之发作的病理基础。血瘀为哮喘发作的主要病理机制，气虚易罹外感，受邪后肺气失调，血行不畅而瘀于肺，导致痰积，形成气血痰壅塞肺窍，肺主气，司呼吸，故肺气不宣，肺失升降，哮喘遂成。故哮喘发作之治重在活血化瘀，理气除痰。

三期分治，妙用活血化瘀

哮喘有发作、缓解、恢复 3 个不同期，各期又有不同特点。发作

时哮吼为著，以气壅血瘀痰阻为主要病理改变。因此，止哮平喘为古今论治之大法。实践体会，重用活血化瘀，理气除痰，其效颇佳。发作期常用自拟方药"小儿止哮汤"。

小儿止哮汤

地龙 15g　露蜂房 10g　川芎 15g　侧柏叶 15g　白鲜皮 15g　僵蚕 10g　射干 10g　黄芩 15g　苏子 15g　刘寄奴 10g

本方具有活血化瘀、理气除痰作用。临证所治甚多，其中统计200例幼儿哮喘（哮喘性支气管炎），于发作时服用小儿止哮汤为主，多数病例于服药4日缓解，8日稳定。比古时习用之定喘之剂，如《摄生众妙方》的定喘汤为优，本方平喘止哮效果好。方中药物均有不同程度的活血化瘀作用，攻瘀散血的有地龙、露蜂房，破癥祛瘀的有刘寄奴、射干；其余药物亦有祛瘀生新之作用。上述药物重在活血化瘀，同时还兼有理气祛痰之效，如苏子、僵蚕等。诸药配合共奏畅旺血行，消散瘀滞之效，使血运通畅，从而消除血瘀气壅痰阻的病理改变。根据现代的认识，小儿哮喘与感染、过敏有关，发作时气管处于痉挛状态，一般治用抗炎、抗敏、抗痉法。查本方所用药物，如白鲜皮、黄芩、射干抗感染及脱敏，地龙、侧柏叶、露蜂房等减缓气管痉挛。哮喘发作时气喘痰壅，故治之以苏子、僵蚕等，益增其效。

哮喘发作之后，多进入缓解期，此时虽然不喘，但痰多未消除，以沙参、川芎、胆星、侧柏叶、桔梗、苏子、莱菔子、旋覆花、甘草等活血化瘀较柔和，而重在除痰之剂为主要治疗方剂。多数病例服用1~2周解除症状。

后期治疗以防哮为主。哮喘乃顽疾，不仅病程迁延，而且常有反复。因此，此期哮喘虽获愈，血瘀气壅痰塞的病理改变亦有改善，但实邪去而虚邪尚存。患儿多呈气虚改变。此种气虚乃在血瘀后须成，临证虽然平和如常，但易在感寒伤热等多种因素影响下使哮喘复发。

故应重视恢复期治疗，其调理时间不应少于前两期的治疗时间，以防哮喘复发。治以活血化瘀益气之法。用自拟防哮汤。

防哮汤

黄芪　熟地　当归　人参　女贞子　补骨脂　薏苡仁　玉竹　五味子　山药　牡蛎

其中人参一味，可以太子参取代。补养气血，稍事化瘀，多数病儿服用 4 周，不仅减少发作，而且亦有些病例，虽罹外感，其哮亦未见发作。《直指方》云："气有一息之不通，则血有一息之不行。"临床经验，辨哮喘之血瘀，应以气血之改变为依据。对哮喘应用活血化瘀法的辨证指征，归纳为：

发作时见有哮吼之症，面色青，尤其是口唇色暗，鼻孔气热，舌尖暗赤，脉数而沉。

小儿哮喘气血失和之征象，不同于血流脉外而瘀之见痛、见块、见斑、见热等瘀血征象，而是脏腑功能失调，尤其肺的气血失和所形成的病变。此种改变，于哮喘发作、缓解等不同阶段，其程度亦有区别。

哮喘之用药，应详辨活血化瘀药的功能、性味、特点，及其兼有作用。如地龙活血化瘀，解痉；黄芩、白鲜皮活血化瘀，清热解毒等。发作时所用活血化瘀之剂应偏清，缓解之后的活血化瘀则应偏补，从而使哮喘的证治效果不断提高。

某　男，7 岁。病志号：哮喘病 761 号。1983 年 11 月 4 日就诊。

该患幼时罹哮，至今 5 年。历年皆犯，发则需月余方解。近 2 年来，每年约发作 2~3 次。此次乃于受凉后起病，为时 3 日。症见哮吼，日夜不宁，尤以活动后气喘为甚，病后不发热，但伴有咳嗽，痰多。饮食尚可，夜卧不实，大便软，小便黄。

检查：神疲，面色红，口唇青，舌尖暗红。心音钝，肺部布满哮鸣音，腹软，脉沉数。X 线胸透示肺透光度较强。白细胞 9×10^9/L，中性 0.51，嗜酸性粒细胞 0.2。

哮喘。活血化瘀，理气除痰。方用小儿止哮汤。

地龙 10g　露蜂房 10g　川芎 10g　侧柏叶 10g　白鲜皮 10g　僵蚕 10g　射干 10g　黄芩 10g　苏子 10g　刘寄奴 10g

经治 4 日哮喘缓解，咳嗽减少，有痰，继服 2 剂完全缓解。改服下方：

沙参 10g　川芎 10g　胆星 5g　侧柏叶 10g　桔梗 10g　苏子 10g　莱菔子 10g　旋覆花 10g　甘草 5g

连服 8 日，诸症悉除。

更用防哮汤，方药为：

黄芪 10g　太子参 10g　当归 5g　薏苡仁 10g　女贞子 5g　补骨脂 5g　玉竹 10g　五味子 10g　山药 10g　牡蛎 15g

连服 6 周，患儿状态好，体力增强，虽有外感，其哮未作。

连续 2 年未见发病，其中发热 2 次，症情较轻，尽管有咳，但未见哮。

冯视祥

哮喘肾虚虽为本，宣肺降逆每并举

冯视祥（1914~？），四川省中医研究院主任医师

析因论治，标本同求

哮喘每因素体不足，痰湿内蕴，外邪袭肺，触动伏痰，痰阻气道，肺失宣肃，气逆痰鸣而发。

古今中医学家对于小儿哮喘的病因病机的论述基本上是客观实际的，与西医学对小儿支气管哮喘的病因认识有某些近似之处。但由于历史条件的限制，不可能把以肺部感染为主因的"小儿哮喘性支气管炎"与以变态反应（过敏）为主因的"小儿支气管哮喘"加以区分，从而在临床表现上以多痰多咳为特点的"小儿哮喘性支气管炎"与少痰少咳为特点的"小儿支气管哮喘"未予区分。因此，将两个不同哮喘病的主要病因概属为"痰"是值得商榷的。

小儿支气管哮喘的病位虽在肺，其实以肾虚为其根本，即"肾不纳气，气不归根"，紧紧把握"肾为气之根"和解决"肾不纳气"这个关键，用补肾疗法防治本病，其显效率颇高。临床体会："发时治肺"和以"攻邪为主"的原则，对于病程短和症状轻者可以收效，对于病程长、症状重以及持续性哮喘患儿疗效则多不理想。从多年临床工作

中探索出"标本同治，宣、降、纳并举"的治疗原则，在平喘疗效上虽不及西药快，而持久性则较强，还可以缩短疗程收到远期疗效。小儿肾虚多系先天性的，与成人后天的肾气损伤和久病伤肾（小儿亦有久病伤肾）有所不同；支气管哮喘由肾虚不能抗御外邪而发病，与慢性支气管炎病位在肺，久咳伤肾有所不同，支气管哮喘是气的宣、降、纳失常为主，与哮喘性支气管炎以感染且痰多的邪实为主有所不同。标病与本因处于相等的情况，故宜标本同治。

由于小儿肾虚的症状不如成人明显，较大的儿童可询及有无腰酸、脚软、下肢畏寒、夜尿多等症状；仔细望诊亦可查见方头，肋缘外翻，或身体矮小，或头发稀少色黄少华等迹象；若重审脉象，往往重按无力。辨病与辨证相结合，对那些虽无法诊察出肾虚症状的小儿，只要是反复持续性哮喘，便可认为是肾虚不纳气所致，而同样运用上述的治法，亦能取得满意的效果。

一、温柔补肾，燮理阴阳

补肾之剂用温柔补肾法而略偏温，旨在增益肾元阳气而发挥其"纳气"的功用。选药以温和而不刚热之品，如甘温之胡桃仁、微温之巴戟天，以及温而不燥之补骨脂、淫羊藿；对于大辛大温之附片一般不用，或偶而一用仍需配伍熟地、怀山药等具有滋补之性之品以制其刚热。至于偏肾阳虚者亦应兼顾肾阴的温柔法，自始至终遵守补阳不损阴的原则。因肾之精气，肾阴肾阳相互依存，肾之阴精是化生肾之阳气的物质基础（精化气），肾之阳气是产生阴精的内在动力（气生精）。支气管哮喘虽与肾不纳气相关，如只着眼于气为阳的一面，而忽视阴精一面，是不能调和阴阳于平衡而达到治愈目的的。

本病往往夜间发作较多，因此，在给药的次数上以每日分早、中、晚和睡前 4 次服药为宜，特别要强调晚上临睡前给药，对于控制发作或减轻症状有一定的作用。

二、麻黄合葶苈，平喘效彰

祛邪平喘，临床每善用葶苈子、麻黄。选用麻黄是取其宣肺平喘，肺寒者则亦取其散寒之用，但对部分患儿有使汗出增多的副作用，配伍白术可使汗出减少，但多数患儿并不显汗多。苏子、葶苈子是降气平喘的有效药物，与麻黄配伍，一开一降相得益彰。但古人有认为这2种药是大泻肺气的峻猛之品，特别是苦葶苈不能轻易使用，或者只宜小剂量，或者需配伍大枣同用。在临床实践中曾审慎而大胆的尝试，经常使用，剂量较大，并未发生任何副作用。

小儿支气管哮喘在急性发病时，虽有外邪与痰的标实证，同时存在肾气不足的本虚证，形成上实下虚的病机，权衡标本均等，故在发病时宜从标本同治，攻补兼施，调气着手，宣、降、纳并举。间歇期多属虚证，宜补肾元以治其根本。

发病时分感热感寒

一、肺热肾虚

除支气管哮喘临床表现的共有症状外而兼见发热或发热已退，口渴、痰稠，唇红，咽喉红肿，舌质正常或红、苔黄薄或白，脉滑数无力。或见方头、肋缘外翻，或身体矮小或发稀、发黄少泽，或下肢软。治宜宣肺豁痰，清热平喘，补肾纳气。

一号平喘汤

麻黄　杏仁　银花　连翘　女贞叶　苏子　苦葶苈　地龙　胡桃　淫羊藿　补骨脂　胡芦巴　甘草

热未尽者加生石膏；汗多者加白术；咳稍多加款冬花、枇杷叶；胸闷加旋覆花；病程长者酌选巴戟天、冬虫夏草、山药、熟地等一二味。

吉某 男，8岁。1973年9月10日就诊。

持续哮喘21天。患儿自幼患哮喘，每因气候变化受寒热而发，本年8月20日发高烧后，每晚哮喘大发作，气急痰鸣，张口抬肩，嘴唇发绀，不能平卧。该厂职工医院诊断为支气管哮喘，注射庆大霉素，口服氨茶碱、非那根、强的松、四环素等3周，又服中药9剂，哮喘仍未得到控制，只能一时缓解。因而来就医。诸症如前，精神疲乏，下肢软弱，面色苍黄，舌质红、苔黄白相间，脉滑数无力。双肺满布哮鸣。

哮喘。肺热肾虚。宣肺豁痰，清热平喘，补肾纳气。一号平喘汤加减。

麻黄6g　杏仁6g　银花藤30g　连翘15g　苏子15g　葶苈子15g　地龙9g　橘红皮9g　鲜女贞叶30片　胡桃4枚　补骨脂12g　胡芦巴12g　甘草3g

煎3次和匀，分4次服，1日1剂（煎药法和服法以下同）。嘱其停服西药。上方连服4剂，5天内仅发作2次，症亦较前为轻，患儿可以入睡。

二诊（9月26日）：咳嗽、浊涕、咽部充血，夜间多汗，此为痰除气畅而肺热尚未得清，肾气仍虚，上方加怀山药30g。

三诊（9月29日）：患儿于27日晚受凉，当晚哮喘又发作一次而症状较前轻，伴发热（体温37.6℃），咳嗽加剧，鼻衄，双肺有干啰音，舌质红，咽部充血，仍以上方为基础，加重清热剂。更方如下：

麻黄6g　杏仁6g　黄芩6g　银花藤30g　板蓝根21g　苏子15g　葶苈子15g　鲜女贞叶30片　胡桃4枚　胡芦巴12g　瓜蒌皮12g　补骨脂12g

地龙 9g　甘草 3g

服上方 3 剂，哮喘 5 天未发。

四诊（10 月 3 日）：轻微咳嗽，吐黄稠痰，食少，汗多，咽部不红，舌质正常、苔微黄，此为肺经余热未尽，拟用：

麻黄 6g　甘草 6g　银花藤 30g　连翘 15g　麦芽 15g　苏子 15g　葶苈子 15g　鲜女贞叶 30 片　胡桃 4 枚　胡芦巴 12g　瓜蒌皮 12g　补骨脂 12g　地龙 9g　白术 9g

五诊（10 月 8 日）：服上方 3 剂，哮喘一直未发，此肺热已清，标病得解。当日处以脾肾双补之方，嘱其连服余剂，巩固疗效。

随访 7 年，患儿哮喘一直未发。

二、肺寒肾虚

除支气管哮喘临床表现的共有症状外兼有口不渴，吐白色稀薄痰，唇色正常或偏淡，咽部不红，舌质淡或胖、有齿印，苔白或腻，脉平或略缓无力。或见方头，肋缘外翻，或身体矮小，或面色苍白，或发稀、色黄少泽，或畏冷，或下肢软，或夜尿偏多。治宜辛温开肺，降逆祛痰，纳气平喘。用二号平喘汤。

二号平喘方

麻黄　杏仁　法半夏　陈皮　茯苓　苏子　葶苈子　白芥子　胡桃　补骨脂　胡芦巴　鹿角片　甘草

痰不多者去半夏、茯苓。病程长者加淫羊藿、锁阳、制附片、熟地、山药等一二味。

林某　女，4 岁。1973 年 11 月 7 日初诊。

反复哮喘 3 年加重 1 年，急性发作 1 天。患儿半岁时开始发生哮喘，嗣后每年秋季遇感冒即发，夜间尤甚，其症呼吸困难，喉间痰鸣，张口抬肩，不能平卧，嘴唇发绀，往往半夜就诊。既往曾用四环素、卡那霉素、强的松、氨茶碱、非那根等药，尚能暂时平息，近年来发作频繁，往往持续半月，间歇 1 周又发，以上药物效果不佳，急发时需注射肾上腺素方可缓解一时，因而求治于中医。昨因气候骤冷受寒，当晚整夜哮喘，呼吸困难，不能平卧，偶咳吐白色泡沫痰。

检查：双肺满布哮鸣，舌质正常，苔白，面色白暗，精神欠佳，可见方头，肋缘外翻，四肢欠温，脉滑无力。查血：白细胞 8.3×10^9/L，多核细胞 29%，淋巴细胞 39%，嗜酸性粒细胞 32%。

支气管哮喘。肺寒肾虚。辛温开肺，降逆祛痰，纳气平喘。二号平喘方。

麻黄 6g　杏仁 6g　法半夏 6g　橘红皮 9g　茯苓 9g　白芥子 9g　地龙 9g　苏子 12g　补骨脂 12g　苦葶苈 12g　胡芦巴 12g　鲜女贞叶 20 片　胡桃仁 30g　甘草 3g

煎 3 次，和匀分 4 次服（以下同）。

二诊（11 月 10 日）：服上方 3 剂，哮喘减轻，昨晚只发 1 小时，偶而咳出黄稠痰。上方去白芥子，加黄芩 6g，大枣 15g。

三诊（11 月 13 日）：患儿下半夜仍轻度发喘，但已可入睡，咳嗽。昨日腹痛，泻稀大便 5 次，肺部检查阴性。上方去大枣、补骨脂，加广木香 6g，黄连叶 12g，紫菀 12g。

四诊（11 月 17 日）：服上方 3 剂，腹泻止，哮喘未发，微咳，白色痰。查血：白细胞 7.7×10^9/L，多核细胞 0.43，淋巴细胞 0.41，嗜酸性粒细胞 0.14，单核细胞 0.01。仍用 13 日方去广香、黄连，加山药 15g。

五诊（11 月 23 日）：患儿自 15 日起，哮喘一直未发，不咳，精神好转，舌质淡、苔薄白。拟补脾肾治本以巩固疗效。

党参 9g　白术 9g　橘红皮 9g　法半夏 6g　胡桃仁 30g　巴戟天 12g　补骨脂 12g　甘草 3g

嘱服数剂。

1974年3月随访，患儿4个多月来哮喘未发，平安越过冬季。查血：白细胞总数和分类计数均属正常。因不愿再服药，补肾法未予进行。随访观察5年哮喘一直未发。

1979年1月因受寒哮喘小发作1次，给服二号平喘汤1剂而哮平，尽3剂后改用补肾法：

怀山药15g　茯苓9g　五味子6g　山萸肉6g　胡桃仁30g　淫羊藿10g　补骨脂10g　胡芦巴10g　熟地10g　枸杞子10g　锁阳10g

嘱服2周。至今哮喘未复发。

间歇期分＝阶段补肾

一、第一阶段脾肾双补

以六君子汤加胡桃仁、补骨脂、胡芦巴、熟地、枸杞子、锁阳等，连服半月。

二、第二阶段补肾

以都气丸为基础方。偏阳虚者去丹、泽，加补骨脂、胡芦巴、枸杞子、锁阳等，亦应兼顾肾阴的温柔法；偏阴虚者原方加枸杞、菟丝子。连服1月左右。

孙谨臣

善调升降，妥施补泻

孙谨臣（1884~1973），儿科大家

小儿肺系疾病——肺炎喘嗽、乳蛾、哮喘、鼻衄、风温、感冒、喉痹等症的临床表现虽各有不同，但善治者只需了解特点，辨清证候，不外调其气机，适其寒温，理其虚实而已；惟小儿肺脏娇嫩，肺气不足，寒热虚实易于转化，遣方用药必须灵活应变，防患未然，并始终注意维护正气。

掌握呼出吸入之机，善调升降

肺系的全部功能在于肺气。肺气一主宣发，一主肃降。宣发者有升发、熏蒸、四布之意。肺喜疏宣，而恶郁闭。肃降者有清静、通降、下行之意。肺之有喜肃降而恶上逆之性。二者功能并行不悖，共为肺气之机。若肺气应宣而反闭，应降而反逆，则可出现腠理闭塞，发热无汗，鼻塞流涕，咳逆上气，痰声辘辘等症。从多年的临床实践中认识到肺气宣降二者功能失常，虽可同病相连，但非等量齐观。如寒邪束肺而见憎寒发热、汗闭肤干、咳嗽痰鸣、呼吸喘促等症，病机表现则以肺气失宣为主，治当宣肺透邪。若痰阻气道，热邪闭肺而见咳嗽、气喘、喉痧、喉痹者，则以肺气失降为主，治当肃肺泄热。宣发肺气法一般有清宣法和温宣法 2 种，前者适用于风热闭肺，后者适用于风寒束肺。通降肺气法常用的有降气肃肺法和通腑肃肺法 2 种。前者有降逆平喘之功，后者有祛痰泄热之效。临床在运用宣通二法时，紧紧把握小儿"易寒易热"的病理特点，时刻注意"宣肺应温清有度，肃肺须通降毋过"。尤其考虑到风温之邪传变最速，要及早投入清气药，以防入气传营，实为上工之治。

一、宣肺以疏其表

肺在气，属卫，司呼吸，外合皮毛，具有宣发之性。若肺感寒热之邪，其气郁闭不得宣发，则发为畏寒发热，汗闭肤干，甚至咳逆上气等症。从多年的临床实践中认识到"哮喘因外感而发者其病在表，不必定喘，只须发散，发散则表邪尽去，而哮喘自平矣"。治法以宣肺解表为主，温宣法适用于外感风寒之哮喘，清宣法适用于外感风热之哮喘。在临证时，还要考虑到小儿"脏气清灵，随拨随应"，选方用药应以轻清灵活为长，注意"温清有度，宣发毋过"，以免有伤小儿正气。

赵某 女，2 岁。

哮喘由感而发 2 日。始则畏寒发热，无汗，鼻流清涕，咳嗽气粗。继则哮喘发作，伴有痰声，喘甚时面色青滞，唇口紫绀，舌苔白厚，指纹暗而不明。

风寒外束，肺失宣和，痰气交阻，上壅气道。治宜宣肺解表，利气化痰。

苏叶 4.5g　淡豆豉 4.5g　法半夏 4.5g　防风 3g　前胡 3g　杏仁 3g　薄荷后入, 2.4g　枳壳炒, 2.4g　薄橘红 2.4g　桔梗 2.4g　葱管 3 支　薄姜 1 片

服后温覆取汗。

二诊：药后汗出溱溱，寒热尽退，哮喘已平，惟咳嗽未止，伴有

痰声。肺气已见疏宣，痰浊滞留未化。原方去解表药加化痰药治之。处方：

炒枳壳 2.4g　薄橘红 2.4g　桔梗 2.4g　甘草 3g　郁金 3g　杏仁 3g
炒瓜蒌皮 3g　大贝母 3g　法半夏 4.5g　茯苓 6g

三诊：2 剂后咳痰均减，气息平和。原方去枳壳、橘红，加米炒太子参 6g，茯苓 6g，炒薏苡仁 6g，连服 2 剂而愈。

黄某　男，3 岁。

哺乳期曾患有奶癣，2 岁始愈。春末感风温之邪，晨起状似畏寒，发热，咳嗽，两颊潮红，旋见哮喘痰鸣，烦躁不安，唇口干绛，舌色红，苔薄白，指纹紫暗。

风热犯肺，肺郁不宣。治宜清宣肺气，化痰利膈。

桑叶络 4.5g　连翘 4.5g　牛蒡子 4.5g　淡豆豉 4.5g　大贝母 4.5g
杏仁 3g　栀皮炒，2.4g　桔梗 2.4g　甘草 2.4g　天花粉 6g

二诊：药后身热得汗已解，哮喘渐平，咳嗽痰鸣均见减轻。原方去栀、豉，加南沙参 6g，枇杷叶（包）4.5g。连服 2 剂遂愈。

哮喘实证有寒热之分，常因感受病邪而发，其标在表，其治在肺。盖肺司气机宣肃，若外邪束肺，肺失宣和，治当疏宣肺气。故所治因外感而发之哮喘，常投以宣肺解表之剂，极少使用定喘降气之品。用药轻清如羽，取上浮宣发之性，以疏利上焦之气。方虽平淡，每获效机。况小儿肺常不足，又以宣肺而不耗气为上。

二、通腑以降其痰

肺主肃降，通调水道，与大肠相表里，此经络之联属也。临证经验：肺主肃降，功能在于贯通六腑，六腑赖肺气以降之，肺气降则六腑之气皆通；肺气又赖六腑以通之，六腑通则肺气亦降，是以六腑惟以通为用，肺气亦以降为和也。故对小儿哮喘之因于肺失肃降，痰阻气道，其气上壅而致者，多运用通腑法以肃肺气而降顽痰，使喘逆自平。用药缓而不峻，峻则大泻。又，小儿如新生雏犊，脏腑娇嫩，纵是实证，亦非大实，且小儿病理变化易虚易实，尤须注意通腑而不伤其元气。

费某 男，2 岁半。

形体肥胖，蕴有痰湿，呼吸常伴痰鸣。近因感受外邪，温温发热，咳嗽哮喘，声如拽锯，甚则呕黏痰，腹胀，舌红、苔薄黄，指纹晦暗不明。

肺失肃降，痰阻气道。通腑法以肃肺气，肺气降则痰亦下行矣。

郁李仁 4.5g　瓜蒌仁 4.5g　杏仁 4.5g　制半夏 4.5g　枳壳 3g　淡竹茹 3g

1 剂。煎汤送服礞石滚痰丸（研碎）2.4g。

二诊：药后频转矢气，旋解溏便少许，腹胀已消，痰声亦敛，咳喘顿平。显系腑气已通，肺气亦降。肺主气之宣降，能降自亦能宣，故又收汗出热退之效。素有痰湿，脾虚欠运，理宜缓则治本，重在健脾，稍佐益肾。处方：

米炒太子参 6g　茯苓 6g　白术炒, 6g　制半夏 3g　覆盆子 3g　山萸肉 3g　苍术炒, 3g　甘草 2.4g　陈皮 2.4g

连服 5 剂。

继以八珍糕调理 1 月，经随访数年，未再复发。

就本病常法而言，在用药时应考虑到宣中有降，降中有宣。但表邪束肺，应以宣为主，宣则腠理疏泄，邪从汗解，肺气相应通调；若顽痰阻塞气道，当以通为主，通则痰浊下行，肺气随之宣畅。尝用此二法分别治疗小儿哮喘性支气管炎表证较重，喘甚痰多者，均有较好疗效。曾有一女性成人患重型"乙脑"，极期过后，上呼吸道严重感染（大肠杆菌感染），气管分泌物极多，常堵塞气道而喘憋，气管切开后，脓性黏痰胶固不出（常需吸痰），乃用礞石滚痰丸方，改丸为汤，插管鼻饲，连灌 2 剂，脓痰显著减少，气道通畅。益信肺与大肠相表里，通腑即所以泻肺之理也。

杨某 男，4 岁。

微恶风寒，温温发热，鼻塞，咳嗽已 3 天，服保赤散、琥珀抱龙丸无效来诊。见面赤咽红，唇干口渴，发热无汗，咳嗽痰鸣，呼吸喘促，烦躁不安，舌红苔白，指纹浮红，脉浮数。

风热闭肺，肺失宣和。亟宜辛凉透邪，轻宣肺气。

桑叶络 6g　金银花 6g　连翘 4.5g　牛蒡子 4.5g　栀皮炒，3g　枯芩炒，3g　杏仁 3g　桔梗 3g　甘草 3g　薄荷后入，2.4g

二诊：药后身得润汗，发咳嗽痰鸣，气喘均见减轻，原方去薄荷、杏仁，加炒瓜蒌皮 4.5g，大贝母 4.5g，2 剂。

三诊：身热尽退，咳喘均平，舌红苔薄黄，口干唇燥。

小儿肺常不足，外感风热后，肺阴受灼，拟养阴清肺法以善其后。处方：

南沙参 6g　麦冬 6g　枇杷叶包，6g　大贝母 4.5g　天花粉 4.5g　野百合 4.5g　甜杏仁 4.5g　甘草 2.4g

本例温邪虽在上焦卫分，但小儿"肝常有余"，邪热易于窜肝动风，同时又善入气传营，故于辛凉解表药中，加清气药，断其窜肝入气之路。所用清气药均较空松，无大苦大寒伤肺之弊。且苦辛合用，宣中有降，颇合肺气升降之机。孙氏对风热感冒以及由此而发生的咳嗽、哮喘等症，亦常运用此法。对于外感风寒之肺炎喘嗽、感冒、咳嗽、哮喘等症，常喜温清并用。药用苏子、苏叶、防风、薄荷、牛蒡子、荆芥、淡豆豉、连翘、葱叶、生姜等味，用量甚轻，药性平和，适合于小儿。

明确恶寒畏火之性，谨用寒温

肺有恶寒喜温但又有畏火喜清之性。《内经》有"形寒饮冷则伤肺"之说。《理虚元鉴·虚火伏火论》指出："金畏火克，火喜铄金，故清肃之脏最畏火。"肺守中和之性，既恶寒亦恶热也。治其寒证当以热药，但不宜大热，以免热耗肺阴；治其热证当以寒药，但不可过寒，以免寒伤肺气。小儿肺脏娇嫩，尤应如此。故临床在治疗这类疾病时，注意法有尺度，量有分寸，谨用寒温，不使过剂。

李某 男，5岁。

哮喘年余，感寒即发，发则治肺，虽有缓解之期，但移时又作，常无安宁。患儿形体虚羸，面色青灰，哮吼之声不缀。形寒肢冷，咳痰清稀，纳少，神疲，小溲清长，大便濡软，舌胖苔白，脉沉细。

命火衰微，肾虚不纳。温肾纳气。

紫河车 9g　煅龙骨先煎，12g　熟地黄 4.5g　野山参 3g　鹿角片先煎，3g　熟附片 3g　五味子 3g　甘草炙，3g　肉桂焗服，1.5g　淡干姜 1.5g

二诊：服药 2 剂后气喘稍平，喘之声较缓，肢冷明显转温。上方已获效机，前方加山萸肉 9g，炙黄精 9g，怀山药 9g。全方加 5 倍剂量，共研细末，每次 6g，1 日 3 次，开水调服。

三诊：服上药以来，哮喘日趋平复，惟气息稍感细促，纳增，便实，形体略见丰腴，原方继服 1 月，并嘱调饮食，适寒温即可。

须知易虚易实之变，妥施补泻

小儿病理变化"易虚易实"。小儿之恙如"没把流星"，持之不住，握之不定。虚证不宜峻补，峻则壅滞满中；实证不宜猛泻，猛则克削伤正。必治实慎防转虚，治虚谨虑成实，如是者，斯可谓治有先服，胸有成竹者也。

王某 女，1岁半。

春末感风温之邪，微恶风寒，发热无汗，咳嗽气粗，唇干口渴。前医进疏风解表药未效，且日益加重。

检查：壮热面赤，神昏躁扰，舌绛，苔黄欠津，指纹紫滞达于命关，逆传之势已成。叶香岩指出："邪入心包络中，惟恐液涸神昏，当滋清去邪，兼进牛黄丸祛热利窍。"

风温逆传心包。治宜滋清解毒，扶正固脱。方用清营汤加减。

潞党参 4.5g　生地黄 3g　带心连翘 3g　连心麦冬 3g　人中黄 3g　金银花 3g　紫丹参 3g　九节石菖蒲 2.4g　川郁金 2.4g　鲜卷心竹叶 4 片　犀角屑 0.3g

牛黄清心丸半粒，一日 2 次。

二诊：热势稍挫，躁扰较安，惟神识尚未清爽，逆势已示转轨，仍须清热利窍，总以转出气分为吉。原方去竹叶，加鲜竹沥 1 匙，1 剂。

三诊：神识清爽，躁扰安静，舌干绛转润，热未尽退，咳有痰声。病机由里出表，佳兆也。应因势利导，清肺豁痰可矣。处方：

南沙参 3g　桑白皮 3g　地骨皮 3g　金银花 3g　瓜蒌仁 3g　大贝母 3g　薄荷后入，2.4g　桔梗 2.4g　甘草 2.4g　鲜枇杷叶刷去毛，布包，1 片

3 剂。药后诸症悉愈。

刘某 男，2岁。

形瘦神萎，自汗畏风，感冒缠绵不休，愈后未几又复感风寒，或已至尾声再继发，常服解表药无效。咳嗽痰稀，便溏日 3~4 次，伴完谷不化，舌淡苔白，脉浮细。

此缘肺气虚弱，腠理不密，外邪极易乘虚而入。常服疏风解表药，宣发已虚之肺气，更致卫外不固，此舍本逐末之法也。肺脾两虚

以肺虚见证为主，治当益气解表。然脾为肺之母，补脾亦不可缺。

肺气虚弱，卫外不固。治宜肺脾同补，扶正祛邪。方用玉屏风散加味。

黄芪炙，9g　白术炒，9g　防风 4.5g　甘草 3g　红枣 4枚　薄姜 1片

二诊：连服 3 剂，感冒已愈，自汗减少，方已获效，不再更张，原方再进 5 剂。药尽后自汗已止，大便正常，神情转佳。嘱常服补中益气丸，每次 3g，1 日 2 次。月余后，儿体已日益健壮矣。

王某案为风温逆传心包，属热证、闭证。方用清营汤去黄连、玄参，加人中黄、潞党参，一为去其苦寒之性，加强解毒之功；一为扶持正气，以防由闭转脱，是治小儿实证者不可不慎也。

刘某案为肺气虚弱，卫外不固之感冒，虽有表邪，但不宜过散，过散则表愈虚，虚人尤易外感。同时亦不宜过补，过补则邪气留，反致纠缠不解。临床用玉屏风散、甘草，取其以补为主，补中有散，加姜枣调和营卫。同是扶正祛邪之法，此治小儿本虚者，尤不可不忖度者也。本方有肺脾同补之意，后服补中益气丸着重补脾（稍佐补肾药亦可）。盖"肺为五脏之天，脾为百骸之母"，乾坤同补，坎离从生，于小儿稚阴稚阳之体尤有裨益。

补肾以固其本

小儿哮喘之因于风、痰者易治，因于脾肾虚者难医。向有"急则治肺，缓则治脾肾"之说。言其缓治者，示人以法，亦示人以难治之意也。临床对因虚而致之哮喘，虽属急性发作，但并无表证，不必从肺论治。因此类患儿多属先天不足，肾气（阳）虚弱。"肾为气之根""吸入肾与肝"。肾虚则元气不足，或摄纳无权，必致影响气之出入。其中兼有脾虚症状者，亦与肾虚有关。故对此类患儿多主张以温

肾为主，扶脾为辅。此"沃枝叶不如培其根本"之意也。

王某 男，6岁。

2年前，常在季节转换或气候变化时发生哮喘。近来又急性发作。

检查：儿体孱弱，面灰不泽，眼睑轻度浮肿，精神委顿，入寐即寤，手足欠温，哮齁之声达于户外，吸气时喉中如水鸡声，干咳无痰，纳食不馨，大便多溏，舌胖嫩，苔薄白，脉沉细。

肾虚不纳。急宜补肾固本，勿拘"急则治肺"之说而因循误事。

紫河车9g 坎炁9g 煅龙骨9g 五味子6g 甘草炙,6g 制黄精6g 鹿角霜3g 野山参3g 制附片1.5g 肉桂1.5g

共研极细末，每次6g，一日3次，开水调服，3日服完。

二诊：药后哮喘显著减轻，精神转振，寐时安适，纳有增加，咳嗽较疏，略有齁声。

守方月余，日渐平复。

经随访年余，未见复发，且儿体已日趋健壮矣。

本例病本在于先天不足，肾虚不纳。临证紧紧抓住补肾纳气治本，运用紫河车、坎炁、鹿角霜等血肉有情之品温补元阳，加人参、草、黄精等大补元气，少伍桂、附以鼓舞阳气，五味子、龙骨以收摄肾气还纳命门。此方虽补，但补而不骤，温而不烈，无滋腻燥热之弊。小儿稚阳未充，用此类药物又有扶阳助长之功。

（孙浩　整理）

秦廉泉

宣肺蠲痰，化瘀通腑

秦廉泉（1897~1976），江苏省泰兴名中医

邪犯肺卫

此证患者常表现为恶寒发热，有汗或无汗，流鼻涕，咳嗽气喘，喉间有水鸡声，舌苔薄白微腻或微黄，脉多浮滑等。临证经验：此乃感受外邪，使肺失宣降，痰阻气道使然。盖小儿形气未充，肌肤柔弱，卫外功能较差，最易为六淫之邪侵袭。肺主气，司呼吸，外合皮毛，具有宣发之性。倘若肺感寒热之邪，其气则郁闭不得宣发，从而可导致哮喘发作。以宣肺解表祛邪为主。然须根据感受风寒、风热邪气的不同性质，而分别主以温宣与清宣两法。风寒喘恶寒而无汗，舌苔白腻，宜用温宣法；风热喘发热而有汗，舌苔黄腻，宜用清宣法。再佐以化痰之品，则每可收肺宣痰化而喘自平之效。

邪犯肺卫证基本方

生麻黄 3g　杏仁 6g　前胡 5g　法半夏 6g　陈皮 3g　旋覆花包，5g　苏子 5g　芥子 5g　甘草 2g

偏于风寒表实者加桂枝 5g；偏于风热者加桑叶 6g，牛蒡 6g，象

贝 10g，去麻黄；若见发热烦躁，舌红苔黄者加生石膏（先煎）15g，地龙 6g，黄芩 5g，生麻黄改用炙麻黄，去苏子、白芥子、半夏；喘促渐平但仍咳嗽者去苏子、白芥子、旋覆花、莱菔子，加茯苓 10g，冬花 6g，紫菀 6g，以善其后。

蔡某 男，10 个月。

病起 2 天。始则畏寒发热，无汗，鼻流清涕，继则咳嗽气喘，喉间哮鸣，舌苔薄白微腻。风寒外束，肺气失宣。治宜疏邪宣肺化痰。方用邪犯肺卫基本方加减。

生麻黄 1g　薄荷 2g　法半夏 3g　前胡 3g　桔梗 2g　苏叶 2g　杏仁 3g　陈皮 2g　旋覆花包，3g　生甘草 1.5g　生姜 1 片

二诊：服 2 剂后寒热已罢，哮喘亦平，惟仍咳嗽。原方去苏叶、薄荷、生姜，加茯苓 6g，冬花 6g，紫菀 6g，连服 2 剂而愈。

此例患儿之喘，即为风寒外束，肺气不得宣通致气痰相搏使然，故以基本方去"三子"加苏叶、薄荷、生姜等品，着重辛散疏宣，服药 2 剂即邪去表和，肺宣痰化而喘止。

痰浊阻肺

此证患者大多表现为气逆喘急，痰涎上壅如潮，脉沉滑，舌苔厚腻之症。此证的特点是：哮喘发作时无外感寒热之象，故与外感诱发者不难区别。其治当以蠲除痰浊为主要法则。

如除上述之共性症状外，若伴见有潮热、腹胀、便结者，其喘即由肠胃积滞，腑气不通，肺失肃降，痰浊阻遏气道而成。究其病因，多为饮食不节所诱发。是以小儿脾气不足，肠胃嫩弱，乳食稍有不慎即可停滞。素有哮喘之患儿，虽多因感受外邪而发，然由饮食不节、过食肥甘而致哮喘发作者亦复不少。因饮食停滞，不仅易积热蒸痰，

而且还易致腑气不通。肺与大肠相表里，肺气之肃降，有赖于腑气之通畅，倘大肠积滞不通，则可影响肺气之肃降，由是乎痰壅便结，相互影响而致喘促不宁。治时当宗脏腑相关之理论，宣其肺气，通其腑气，哮喘方得以缓解。

若喘时并见有明显面色青滞，口唇紫绀，舌质紫暗之象者，谓此喘非为痰之作祟一端，还每与络脉瘀痹有关，治时若不注意到这一特点，则往往难于奏效。盖痰乃津液所化，随气升降，无处不到。若痰浊滞经，可使血运不畅，形成瘀血，反之血瘀阻络，又使津液难行，聚为痰浊，故痰浊与血瘀互为因果，从而致胶膈凝聚，此其一也。其二，肺主一身之气，为气血交汇之所，百脉运行需靠气之推动。今痰阻肺络，肺气闭塞，则不能贯心脉而行血，从而致络脉瘀痹乃形成"痰夹瘀血，遂成窠巢"的病理表现。因此对这类哮喘的治疗，当须重视活血化瘀之品的运用，是以"瘀化痰才易化"故也。

痰浊阻肺证基本方

胆星 3g　枳壳 6g　葶苈子 6g　苏子 5g　芥子 5g　莱菔子 3g　法半夏 5g　陈皮 3g　茯苓 10g　杏仁 6g　甘草 2g

腹部胀满，大便干结，午后热甚者加生大黄（后下）6g，生石膏（先煎）12g，瓜蒌仁 10g，去胆星、半夏、甘草；憋气难以平卧，面青唇绀，舌质紫暗或边有瘀点者加桃仁 5g，红花 5g，郁金 5g，去苏子、芥子、莱菔子。如痰涎壅盛，急症者先服控涎丹 0.5~1g，或猴枣散 1/4~1/2 瓶，以救其急。

陈某　男，5 岁。

罹患哮喘 3 年余。此次发作已有 3 天，乃因饮食不节，复感外邪而起。症见咳嗽气逆，喘急痰鸣，声如拽锯，呕吐黏痰，腹部胀满，午后热盛，大便 2 日未解，小便黄少，舌红苔黄腻。

痰热阻肺，热结胃腑。治宜通腑降逆，泻肺平喘。方用痰浊阻肺证基本方。

生大黄后入，6g　生石膏先煎，12g　杏仁6g　瓜蒌仁10g　葶苈子6g　苏子6g　莱菔子6g　旋覆花包，6g　麻黄炙，6g　枳壳6g　焦山楂10g　生甘草1.5g

2剂药后频转矢气，旋解黏液大便2次，腹胀已消，喘促顿平。继以调理法治疗3天，气息平和而病愈。

运用通腑法治疗哮喘，乃是宗《内经》"实则泻之""病在上取之下"之旨，藉肺与大肠相表里之枢机，通过泻下而使肺实、肺壅之证得以改善，从而缓解哮喘的一种治法，验之临床，对其痰气壅盛之实喘，确具卓效。但小儿脏腑娇嫩，故必须中病即止，以不损正气为要。

范某　男，3岁。

去年始得哮喘病，每遇着凉而喘必作，四季皆可发生。

此次发作已有4天，曾在当地诊治，服中西药物效皆不显，故而来诊。症见咳嗽喘促，喉中哮鸣，憋气难以平卧，喘甚时面色青滞，口唇紫绀，饮食、二便尚可，舌质紫暗，苔白腻而润。

风寒痰浊内伏，气滞血瘀，痰瘀交阻。痰瘀同治，喘庶可平。方用痰浊阻肺证基本方。

苏子5g　白芥子5g　莱菔子5g　地龙5g　郁金5g　桃仁5g　红花5g　杏仁5g　陈皮3g　旋覆花包，5g　麻黄炙，3g　桂枝2g　甘草2g

服2剂后喘促痰鸣之象明显减轻，紫绀亦消，继以原方加减调治周余，哮喘告平。

二陈汤等方，重在温化痰饮以治，岂料皆未获效。来诊时根据面青唇绀，舌紫暗之症，乃责病机为"痰夹瘀血"而用痰瘀同治之法，服用2剂诸症即趋改善。

虚实错杂

此证患儿每可见面色㿠白，或萎黄，肌肉松软，眼神不充，咳嗽气喘，动则尤甚，喉间哮鸣，舌淡苔腻，脉细无力等表现。此候既有外邪客肺、痰涎壅肺的标实证，又有肺脾肾不足的本虚证。此证最多见于先天不足或素体虚弱之患儿，因此对这类患儿的治疗，不能胶柱于所谓"未发以扶正气为主，既发以攻邪气为急"的原则，而当须依其证候，运用攻补兼施的方法，一面宣肺化痰、降气定喘以治其实，一面健脾益肾、敛纳并施以治其虚，此外还须辨清寒热及阴阳偏颇而随证加减用药，才能使喘得以平复。

虚实错杂证基本方

山萸肉 10g　熟地 10g　胡桃肉 10g　黄芪 10g　五味子 6g　法半夏 6g　陈皮 3g　茯苓 6g　麻黄炙, 6g　杏仁 6g　甘草 2g　紫河车另冲, 2g

偏阳虚者加附片 5g，补骨脂 6g，短气不足以息者，再加红参 3g；偏阴虚者加沙参 10g，麦冬 5g；唇绀舌质紫暗者加桃仁 5g，红花 5g；发热者加银花 10g，连翘 10g；热盛便秘者加生大黄 5g；热痰加瓜蒌 10g，川贝 6g，地龙 6g；寒痰加胆星 3g，芥子 5g。

王某　女，10 岁。

哮喘反复发作 8 年，加重 1 周。

检查：咳嗽、哮喘兼作，动则喘甚，有时不能平卧，痰多色白，面白神倦，眼神不灵，胸闷气促，纳食不馨，二便正常，苔白舌淡而润，脉沉细。肺脾肾素禀不足，久病正虚。健脾益肾为要，佐以肃肺化痰可也。方用虚实错杂证基本方。

山萸肉 10g　熟地 6g　胡桃 10g　黄芪 10g　麻黄炙, 6g　杏仁 6g　苏子 6g　法半夏 6g　五味子 6g　茯苓 6g　陈皮 3g　甘草 2g

5 剂。另紫河车粉 20g，每服 2g，每日 2 次。

药后哮喘显著减轻，精神大振，纳食增加。

嘱原方继服 10 日，隔日 1 剂，以巩固疗效。

此例患儿体禀素弱，加之患病日久，其正气溃散，精气内伤可想而知，故喘虽属急性发作，也属真虚假实，肺肾失其常度。因此，治予培补摄纳以益其下，再佐宣肺化痰之品疏泄其上，如斯则痰涎自少而喘自平。如被其喘急痰鸣之假象所迷惑，滥用祛痰定喘之品，势必正气更溃，而致病生它变。

肖正安

夙根诱因析病详明，发时涤痰根治培元

肖正安（1928~　），成都中医药大学教授

小儿哮喘是儿科最常见的一种疾病，约占幼童慢性疾病的25%。小儿肾气不足，故以2~5岁发病者最多，6岁时随着肾气始盛，而有部分患儿可以自愈。如不愈者，至14~16岁时，随着天癸已至，肾气充盛亦可望自愈。如再不愈者，或可遗患终身。自愈年龄既非绝对，故以及早根治为要。若待其自愈，往往贻误治疗时机，而致根深蒂固，留连难解。因而任其自愈，并非上策。

古医以为"小儿鸡胸"是由气寒内闭而成哮喘，哮喘而致鸡胸。其实并非先有哮喘而形成鸡胸，而是先由发育不良，继患哮喘，由哮喘而促进鸡胸的发展。肾气不足、发育不良是鸡胸之本，哮喘是鸡胸之标，故善治鸡胸者必先清其标，后治其本，否则标病不愈，本病亦难疗。

哮喘之作，莫不有痰。然哮喘之痰，不是原因，而是结果，亦即张景岳所谓哮喘之夙根，而引起哮喘复发的只是诱因。这一问题，并非一般学者都能明确。

酿成哮喘三原因

酿成哮喘的原因有三。一是邪失表散，风痰不化。多由感冒咳嗽，失治、误治所致。失治者失于及时治疗。误治者，施用镇咳、收涩过早。风痰不化，日久结成顽痰，哮喘夙根乃成。二是表邪未罢，过食酸咸。由外感咳嗽，饮食咸酸太过，以致咸渍肺窍，酸敛肺气，痰浊不化，日久亦成哮喘夙根。三是水入口鼻，肺气受呛。是由失足落水，或沐浴洗澡，或饭乳呛肺；水蓄于肺为痰，日久即成哮喘夙根。

哮喘复发三诱因

夙根既成，一遇诱因，哮喘即发。引起哮喘复发的诱因亦有三。一是感受外邪（风寒、风热、湿热）而致肺气失宣，引动伏痰；二是饥食不当，即由食入禽、肉、蛋类，以及水族动物肉食，此类食物，均具补养之性，善滞肺气，壅阻肺窍，肺气被遏，痰无所泄，夙痰发动，即哮喘复发；三是吸入异物，肺为高清之脏，一物不容，何况素有夙痰，如粉尘、煤烟等吸入肺窍，刺激肺管，引动伏痰，即哮喘复发。

哮喘治疗分两端

哮喘之治，分临时控制和根治两端。

一、临时控制法

临时控制当依据发病诱因，进行审因求治。

  小儿哮喘，首先以风热证为多见，如诊得流涕，唇色红、苔薄白等便是。以辛凉宣肺，祛痰降逆法治之，用麻杏石甘汤加减。运用本方之效与不效，全在麻黄、石膏二味的轻重配伍。一般石膏四倍于麻黄，如5g麻黄，当配20g石膏。表重热轻则相对重用麻黄，表轻热重则相对重用石膏；鼻流清涕加苏叶；流浊涕加薄荷；痰多舌苔白厚加半夏；舌苔白薄加京半夏、瓜蒌；苔少津乏，有痰，加麦冬、海浮石或海蛤粉；哮甚加苏子；喘甚加葶苈；咽喉赤肿加牛蒡、射干；大便秘结、舌苔黄，是属痰火，改用仲阳葶苈丸（防己、杏仁、黑丑、葶苈子）。

  其次是湿热哮喘，如诊得唇红、舌红、舌苔黄厚腻者便是。本证当用清热渗湿，化痰降逆，用《千金》苇茎汤加黄芩、滑石、杏仁、陈皮、半夏。如鼻流浊涕加淡豆豉；咽喉赤肿加射干；喘甚加葶苈子；哮甚痰多，重用冬瓜仁，加苏子、胆星。

  再次是痰湿哮喘，如诊得唇舌正红，舌苔厚而略腻者便是。本证当用化痰去湿，用六安煎合三子养亲汤。

  如喘甚加桑皮、冬花；痰甚气逆加瓜蒌、前胡。

  凡诊得干哕、唇燥、少苔或无苔便是肺燥阴虚。当以润肺清燥化痰法治之，用清燥救肺汤。如痰多者去阿胶，加瓜蒌、贝母，或加青黛、蛤粉。

  另有肺热夹痰，即定喘汤证，此证必是唇红舌红，舌苔白，无流涕喷嚏之类方可用之。因哮喘宜宣宜降，白果具有收敛作用，故痰多兼有表证者不宜。

  如因误食禽类、水族动物肉食而诱发者，当用麻黄细辛以开滞涩之肺窍，石膏以清壅肺之热痰，杏仁、苏子以降上逆之肺气。

二、根治法

  控制哮喘易而根治哮喘难。本病是由久病而致肺、脾、肾三脏之虚，根治本病，亦当从此三脏着手，应用肺、脾、肾三脏同治之法，以景岳金水六君煎加减。哮喘缓解，某脏偏虚之证不明显，故只用一方统治，不必细加辨别。本方以法夏、陈皮、茯苓、当归、熟地、甘草为主，再加沙参、白术、女贞子、菟丝子、补骨脂、胡桃肉、土茯苓、龙骨。共为细末，压片，每片 0.3g，每日早晚各服 1 次，每次按年龄大小，每岁 1 片，1 月为 1 个疗程，共服 3 个月，可望根治。本方亦可作煎剂，每 2 日服 1 剂。

实践证明，感冒是诱发哮喘的重要因素，能否根治与饮食宜忌和预防感冒具有密切关系。哮喘患儿的饮食中牛、羊乳与本病的诱发因素无关；凡禽类、水族动物的肉及禽蛋，均在禁例。因而根治本病的关键在于"两个坚持，一个加强"：第一坚持服药 3 个月，第二坚持忌口（禁忌食物）；加强护理，预防感冒。

王士福

根治哮喘，三程疗法

王士福（1920~　　），天津中医药大学教授

小儿患哮喘年久不愈复发者，多因患儿为过敏体质和免疫功能低下。中医名为"先天不足"或"后天失调"。为根治，必须发病时用中药治愈，症状完全消失后，还要继续服中药调理3~6个月，使后天脾胃健旺；体重增加后，再调理先天之本之肝肾，方能根治。

第一疗程，即发病时治疗小儿上感合并支气管哮喘。用余自拟之基本方。

金蓝黄紫龙葶定喘汤

金银花60g　板蓝根60g　麻黄20g　紫菀30g　地龙90g　葶苈子30g　白芥子30g　苏子30g　贝母30g　枇杷叶30g

加减法：喘甚地龙加至120g，加款冬花30g；哮鸣音甚者加射干30g；痰多加远志30g；稀薄痰加细辛30g，干姜10g（细辛余不敢多用！必须讲清：现药肆之细辛是用"杜衡"代之，非辽细辛也，有人用30g也无副作用，如遇真细辛，过3g可麻痹呼吸中枢致死。古人云："细辛不可过钱。"言之有据，为医者不可不知）；痰黄稠者加瓜蒌30g，海浮石30g；咳重者加马兜铃30g，前胡30g，白前30g；久咳不止加元胡索60g立止，因元胡其有效成分为生物碱，具有西药"可待因"之功效，但久服不成瘾；鼻有炎症加辛夷30g，苍耳子20g（此

药多用有毒，慎之！）。服法：上药为细末，每次用3g，开水冲服，日3次。

待症状完全消失后可转入第二疗程：以上之基本方中加厚朴30g，枳实30g，黄连15g，神曲120g。

按：神曲较西药酵母制剂消化吸收为佳，其药理亦相同，是用六味助消化健胃行气中草药加面粉发酵而成。

服法：上药为细末，每次用3g，开水冲服，日3次。同时告知患儿家长三餐要注意营养合理搭配，服一月后患儿体重增加，此乃加健脾养胃药以恢复患儿后天之本也。

待患儿经三个月治疗、调养，症状不但完全消失，而且体重增加后，可转入第三疗程：第一疗程原方减量一半，第二疗程方去神曲再加首乌120g，五味子60g，山萸肉90g，枸杞子90g，共为细末。服法：每次3g，开水冲服，日3次。

李浚川

平喘本不难，根治是关键

李浚川（1926~　），武汉市职工医学院教授

李浚川教授从事教学、临床50余载，经验丰富，善从脾胃调治小儿杂病，尤对小儿哮喘的根治，匠心独具，疗效显著，现将李师临证治疗特点，介绍如下，以飨读者。

治病溯源，搜风疏邪

小儿哮喘是一种反复发作、缠绵难愈的常见疾病。众所周知，小儿生长发育未臻成熟，肺脏柔弱，藩篱疏松，易为外邪所侵，使肺气失宣，升降失司，临床主要表现为咳嗽喘息，胸闷痰多，喉中痰鸣，鼻塞多嚏，呼吸急促，昼轻夜重，甚则不能平卧，平时易于感冒，舌苔白滑或厚腻，脉浮数或浮滑，指纹浮现等症状。李师认为：小儿哮喘是因多种致敏原刺激所产生，是吸入生物活性物质，气道发生痉挛、水肿、黏性分泌物增多的过敏性炎症反应；肺气受阻，呼吸不畅，此与中医宿痰胶固，深伏肺俞，一触即发，肺失宣肃，升降不利如出一辙。在治疗上，李师认为：治喘并不难，根治是关键。所谓根治就是巧用虫类药物调节患儿机体免疫反应，提高免疫功能，从而使哮喘不再发生，故搜风疏邪、解痉抗过敏为第一要务，治病始终紧紧

扣住清肺豁痰这一环节，方谓得其法，溯其源。

冯某 女，8岁。1998年2月5日初诊。

患儿从2岁开始患哮喘，反复发作，曾经李师用药治疗后，病愈未复发。查前因接触油漆而诱发夙根。经某医院静注葡萄糖、青霉素、氨茶碱5天，症状未见明显减轻。

检查：咳嗽喘气，口唇紫红，痰多胸闷，五心烦热，食欲不振，大便干结，2日1行，舌质红，苔黄，脉数。胸透提示"双肺纹理增粗"，白细胞9.8×10^9/L。清肺豁痰，解痉平喘。

沙参15g　麦冬15g　五味子6g　银花12g　麻黄6g　桑皮10g　紫菀10g　地龙10g　全虫2g　僵蚕2g　川贝10g　杏仁6g　甘草6g

服药3剂，喘息显减。连服7剂，哮喘得平。

培土生金，重在运脾

"脾为生痰之源，肺为贮痰之器"，是前人精辟论述的实践结晶，脾胃功能正常与否可直接影响肺金的病理变化。当脾失健运，水液停聚生痰，痰浊阻肺，肺失宣肃，则见咳喘痰多，胸闷气促，神疲肢软，面色萎黄，大便溏薄。正如李东垣说："肺金受邪，由脾胃虚弱不能生肺，乃所生受病也。"李师认为：培土生金，重在运脾，是阻止哮喘发作的关键环节，采用扶正、搜风疏邪法则，使小儿正气得以恢复，痰浊不生。

刘某 男，3岁。1997年10月9日初诊。

其母代诉，患儿从半岁开始经常咳喘，甚时喘息急促，平时易患感冒。

面色㿠白，喉中痰鸣，咳嗽气促，形体消瘦，食欲不振，汗出恶风，毛发憔悴，大便溏薄，舌淡苔薄脉浮细。

肺脾气虚。健脾益肺，佐以清肺豁痰。方用：

黄芪 10g　沙参 15g　麦冬 15g　五味子 6g　白术 10g　山药 15g　麻黄 6g　川贝 10g　桑皮 10g　板蓝根 12g　地龙 10g　僵蚕 2g　甘草 10g。3剂，每日 1 剂，水煎服。

二诊：药后食欲倍增，汗出减少，喉中痰鸣消失，食欲尚可，大便每日 1 次已成形。

三诊：继以上药熬膏内服，以巩固疗效。随访未见复发。

组方用药，斟酌变通

李师治疗哮喘遵古不泥古，能发前人之未发。用生脉散（沙参换人参）加麻杏石甘汤（虎杖换石膏）加地龙、僵蚕、全虫等组方。生脉散养血生津，能抑制虫类药物之燥性，麻杏石甘汤清肺平喘，虫类药性灵动迅速，为植物药所不能及。正如唐容川《本草问答》："动物之攻利，尤甚于植物，以其动物之本性能行而又具有攻性。"这类药物虽有毒性，但其性迅猛刚烈，长于搜风剔邪，解痉攻克邪毒。三者配伍能改善肺及气道的血液循环，解除支气管痉挛，调节免疫反应，增强肺功能，提高机体免疫功能，并可通过多个环节发挥抗过敏作用，从而控制哮喘复发，消除呼吸道炎症，降低气道反应性。李师临床用药有如下特点：

1. 合理配伍

虫类药性多猛悍，易化燥伤阴。小儿有"阴常不足"的生理特点，组方时应配伍沙参、麦冬以养阴，剂量宜大，一般为 10~15g，以制约虫类药物之燥性，起协调作用；五味子配地龙、僵蚕能增强抗过敏作用，祛风解痉，通络解毒，止咳平喘；麻黄配虫类药物，能消除支气管平滑肌黏膜肿胀，改善气道，加强搜风疏邪、宣畅肺气的功效；甘草镇咳平喘，具有抗炎、抗变态反应之功效，与虫类药物配伍，能缓和、减轻虫类药物的毒副作用，但剂量宜大，一般用 10~15g。此外，李师还告诫我们说："治病要谨防乖处藏奸"。所谓藏奸就是隐藏体内不易显见的湿热。因为，湿热蕴藏不除，是哮喘反复发作的主要原因，故在组方用药时还应注意加入一二味清除湿热之品。但李师用祛湿之品时不用苍术，而是用银花、虎杖、板蓝根，其用药之意在除"奸"，以除夙根。

2. 注意药性

用药如用兵，注意药物轻、重、缓、急正是余师用药特色。一般来说，哮喘发作稀疏，病程较短可选用蝉蜕 6g，地龙 10g，僵蚕 2g 等药性较缓之品；病程长，症状较重，缠绵难愈，宜选用全虫 2g，蜈蚣 2 条，蕲蛇 6g 等药性猛悍之品。此时，还应注意中病即止，以防伤耗元气。

3. 权衡剂量、剂型

虫类药物剂量宜小，组方时应严格控制药味，一张处方 1~3 味虫类药为宜，视病情之轻重缓急，时间长短，依次选用，方可取得较好的效果。

李师运用虫类药物治疗小儿哮喘的经验表明，止咳平喘并不难，关键应重视根治，采用搜风疏邪，培土生金的方法，扶助正气，调节免疫功能，提高自身抗病能力，为根治哮喘开辟一条新的用药途径。

（李飞　整理）

马莲湘

哮喘效方与肺炎痰喘汤

马莲湘（1907~1992），浙江中医药大学主任医师

哮喘两效方，发作缓解分

小儿哮喘与其他呼吸道疾病的关键区别系宿痰内伏，因外邪触动伏痰而发，故发作时多以邪实为主，当祛邪以治其标，缓解时多以正虚为主，当扶正以固其本。根据 50 余年经验，总结出 2 首效方。

一、哮喘效方

哮喘 1 号　发作时服。

炙麻黄 6g　杏仁炒，6g　莱菔子炒，3g　葶苈子炒，6g　五味子 3g　瓜蒌皮 6g　佛耳草 9g　竹沥 6g　半夏 6g　化橘红 5g　苦参 6g　地龙（3~5 岁量，下同）6g

功用：宣肺涤痰，降逆平喘。

方义：小儿哮喘发作时往往形成外邪，与痰食互结，寒热错杂，升降失司的复杂证候。故本方以麻黄、杏仁宣肺平喘为主药；辅以苏子降气行痰，莱菔子消食化痰，葶苈子泻肺达痰，三者皆治痰之要药，又能于治痰中各逞其能；特别是麻黄与葶苈子相伍，一温一寒，

一宣一降，互制相协而益效；五味子酸涩收敛，与麻黄辛温发散相佐，一开一合，平喘力彰；并配以瓜蒌皮、佛耳草、竹沥、半夏清宣化痰；择加地龙泄降肺气，活血解痉，使气顺血和而喘自平；小儿哮喘多与体质过敏密切相关，故方中酌加苦参以抗过敏。

哮喘2号 缓解时服。

党参 6g　白术炒, 6g　茯苓 9g　陈皮 5g　五味子 3g　生黄芪 6g 山萸肉 6g　姜半夏 6g　佛耳草 9g　紫河车粉分吞, 3g　防风 3g

功用：补肺益肾，健脾化痰。

方义：肺脾肾不足为哮喘之本，尤以肾气为根。本方以紫河车粉、五味子、萸肉益肾纳气为主药；肺主气，外合皮毛，肺气不足，卫外失固，感邪而易引发哮喘，故以黄芪、白术、防风之玉屏风散补益肺气以增强卫外之功，脾主运化，为生痰之源，脾气不足，痰随去随生，故以参、苓、陈、夏合佛耳草健脾助运以杜其痰源，诸药合用，肺脾肾全健，扶正以固其本也。

二、运用法度

（1）反复发作、久延不已的哮喘患儿，特别在春秋季节转换，气候骤变时发作频繁，有时发作期和缓解期难以截然区分，临床往往呈现虚实夹杂、寒热交错的复杂证候，只是轻重缓急有别，特别是哮喘初平之时，伏痰尚未尽去，虚实夹杂更为明显，故当标本兼施，扶正与达邪并用，视证候之寒热虚实，将以上两方参合加减用之。

（2）麻黄宣肺平喘功效卓著，哮喘为肺气被外邪顽痰所郁闭，非麻黄不足以宣肺开其闭，无论寒证、热证均可配伍应用。风寒表邪重者用生麻黄；表寒里寒配北细辛、姜半夏；表寒里热配炒淡芩、天竺黄；风热表邪用清水麻黄配连翘；无表邪但喘者用蜜炙麻黄。

（3）葶苈子辛苦寒，长于降泄，是降气平喘的有效药物，古人以为乃大泻肺气的峻猛之品，不能轻易运用，或宜少量配大枣用之，临床审慎可大胆使用，剂量一般 6~9g，不配大枣，亦从未发生任何不良反应，实践证明麻黄配葶苈子宣肺平喘疗效益彰。

（4）五味子酸敛收涩，哮喘发作期能否使用？此时既有外邪和宿邪之标实，又有肾气不足之本虚，只不过标实表现显著，本虚隐而不现，配以五味子（常用量 3~6g）不仅能制麻黄辛温之性，使其散邪而不耗气，且能收敛肺气，助肾纳气，用之有益无弊。

（5）本病与肾虚至关密切，而肾虚证候临床往往易被忽视。凡哮喘而见形体瘦弱，面色㿠白，目眶发黯，头发稀疏，囟门应合未合，齿迟行迟，自汗盗汗，鸡胸龟背，肢冷遗尿等均为肾虚之候。补肾之法应当用之，肾为先天之本，五脏六腑之根，补肾可以改善各脏腑之功能，增强体质。特别是缓解之时，坚持服用补肾之品，可以巩固疗效，减少发作，争取体质根本改善，庶可望其渐愈。故对哮喘反复发作患儿，每于冬令适量服用紫河车粉，或坎炁粉，或新鲜胎盘均有助于次年哮喘缓解或不发。若见舌苔花剥，提示偏于肾气阴不足，可服七味都气丸，每天 2 次，每次 6g，连服 1~3 个月。

倪某 男，9 岁。1982 年 12 月 3 日初诊。

患支气管哮喘史已 5 年余。每遇气候变化则感邪而作，用抗生素、激素、氨茶碱等可以暂时缓解，也曾注射丙种球蛋白及核酪等，未能控制发作。近年来病情加剧，常在后半夜突然喘促不能平卧而急诊。此次发作已 1 周，青霉素、强的松、氨茶碱等仍在应用中。

检查：不发热，面色㿠白，目眶灰黯，咳嗽喘促，痰少质稠不易咯出，喉中痰鸣有哮声。听诊：两肺满布哮鸣音及干啰音，自汗盗汗，四肢欠温，胃纳不佳，常有遗尿，大便偏干，唇红，舌质偏淡，苔白厚腻带燥，脉细弱而滑。

治法：拟宣肺涤痰，降逆平喘，祛邪为先。

方用：哮喘 1 号。

炙麻黄 6g　杏仁 6g　苏子炒, 6g　莱菔子炒, 6g　葶苈子炒, 6g
五味子 4g　瓜蒌皮 6g　枳壳 4g　竹沥 6g　半夏 6g　佛耳草 9g　广地龙 6g
苦参 6g

二诊：3 剂后白天咳嗽气喘已缓，夜间亦能平卧，但哮鸣音仍较多，后半夜及晨起咳嗽较甚，嘱停西药，继以上方加减服用 14 剂。

三诊：哮喘已息，胃纳欠振，晨起痰多咳嗽，舌苔白腻，两肺哮鸣音及干啰音已消失。治拟扶正为主，哮喘 2 号方连续服用 13 剂后加服紫河车粉 3g，每天 2 次，每次 1.5g。

四诊：共服半月，证候日趋好转而停药。

1984 年 11 月 12 日因腮腺炎来诊，说自上次治疗后近 2 年来哮喘未作，有几次感冒吃些药马上就好了，去年冬天有 1 次发热咳嗽 1 星期也未发哮喘，平素胃纳旺盛，精力充沛，夜间已未遗尿。

肺炎痰喘汤，开闭治肺炎

小儿肺炎之病机以邪犯肺卫，引起肺气闭郁为主，肺司呼吸，主宣降，一旦肺闭，则出现咳逆、气促、鼻煽、痰鸣等症状，这是肺炎和一般感冒咳嗽、支气管炎在病机和症状上的不同。因此辨证时必须牢牢抓住"肺闭"这一病机，治疗上处处顾及"开闭"这一措施。在临床中以自拟肺炎痰喘汤为基本方治疗小儿肺炎。

肺炎痰喘汤

生麻黄 1.5g　生石膏先煎, 15g　银花 9g　连翘 9g　杏仁 9g　生甘草 3g　葶苈子炒, 6g　天竺黄 6g　瓜蒌皮 6g　元参 6g

运用时掌握麻黄用量为石膏的 1/10，因为温病不宜过汗伤津，取小量麻黄开肺平喘，石膏量重，辛寒大于辛温，仍不失为辛凉宣肺之剂。外邪闭肺，炼液为痰，痰是肺炎的主要病理产物，痰阻气道，使肺闭加剧，故在宣肺开闭的同时必须及时祛痰，用葶苈子、天竺黄清肺豁痰。外邪祛，痰热除，肺闭即开。因而麻黄、石膏与葶苈子、天竺黄之配伍，一宣一降，促使肺气通畅为本方组成的关键所在，其他均为增强此功能而配合用之，诸如银花、连翘轻清入肺经以宣解肺卫之邪热，瓜蒌皮、元参清润化痰以利咽开肺。全方合用，旨在清宣开闭，豁痰平喘。

小儿肺炎多由外邪引起，外邪虽有风寒、风热之异，但小儿稚阴稚阳之体，疾病传变迅速，外感之寒邪常常迅即化热，故风寒见证常在病之初起出现，且为时短暂。临床所见肺炎以风温闭肺或痰热蕴肺为多。若见风寒未解，痰热内盛的寒包热郁型肺炎，可于本方去银花、连翘，加桂枝 3g，淡豆豉 6g，生麻黄 3g，以增强辛温表散之力。

肺炎痰喘汤临床运用中尚要辨别痰重还是热重。痰重者主要表现为咳嗽剧烈，痰多而鸣，甚则痰声如锯，气促鼻煽，胸高气急，舌质红苔厚腻或黄腻，于本方中加服猴枣散 1.5g，分 2 次吞服，清热涤痰以开闭。热重者主要表现为高热稽留，汗出热不退，面赤唇红，烦渴引饮，躁扰不宁，大便秘结，舌红起刺，苔黄燥或糙，拟于本方中加万氏牛黄清心丸研吞，每天 2 次，每次 1 粒。此丸清热解毒之力较强，不必待热入心包再用，但见一二主症则可及时投之，以避免肺炎变证之发生。若服药后见腹泻，不必急用止泻剂，此为肺热下泄大肠，痰热下泄，可使病情缓解，停药后腹泻自止。若便秘不通及时加入生大黄、枳实通腑泄热。热退后咳喘未平，肺部啰音不净者以生麻黄 6g 易炙麻黄，去银翘，加炒苏子 6g，炒莱菔子 6g，广地龙 6g，以肃肺化痰平喘。

本方服法：2 周岁以下及病轻者日服 1 剂，2 岁以上及病重者每日

2剂。每剂加水煎2遍，去渣，将药液混合在一起约80~100ml，每隔4小时服20~25ml。

（盛丽先　整理）

丁光迪

小儿咳喘效方百花膏与止哮豆

丁光迪（1918~2003），南京中医药大学教授，著名中医学家

小儿咳喘，临床多见，有些病例，又较难治，丁氏祖辈为小儿医，常言其治病特点，小儿恶药，故用药要注意轻灵、清淡、效验，量小而易被接受，才能建功，不能硬搬成人一套。兹介绍祖传验方二则。

百花膏　小儿咳嗽，时常发作，咽中气塞，咳甚喘急，痰不多，咯不出，春寒秋凉发作较多。

凤凰衣微炒, 30 个　麻黄 30g　款冬花 50g　百合 50g

上药先浸一宿，文火煎熬 2 遍，滤出澄清，加入炼蜜 60g，鲜生姜汁 1 匙，收成清膏，约 500g，分作 1 周服。每日 2~3 次，每次 1 羹匙，开水调服。

如为感冒引起旧疾，咳喘骤然发作者，改用汤剂，取上药 1/10量，加荆芥、甘草各 3g，生姜 1 片煎服。不用蜜姜汁。

如兼咽炎者，加鲜青果（或藏青果）3g 劈破，4 粒。白莱菔汁 1杯冲服。

此方宣肺止咳，顺气平喘。小儿咳喘（痰多者名喘嗽，但非哮喘）最难治疗。它与一般咳嗽证候不同，每每是先作咳而后喘，骤然发病，来势凶猛，但治疗得法，痰爽气通，咳喘又能迅速好转。方中

麻黄、冬花宣肺理气，止咳平喘；凤凰衣能治"久咳气结"，反复发作者；姜蜜辛通润降，宣和肺气，清利咽喉。合而用之，平淡清灵，每能奏效。

注意事项：小儿咳喘反复发作，每能成为顽固之疾，影响发育，但此病慎用补药，补之则痰气更阻，发病更剧。

目前小儿食肥腻、甜食、冷饮较多，对咳喘病很不利，所以，除药物治疗外，改变饮食习惯亦很重要。

陈某　男，9岁，南京游府西街。1984年10月初诊。

咳喘病已2年，发作多在春秋季节，暴凉劳累即病，发过又如常人，但易感冒，余尚可。嘱用百花膏，首服即见效。父母爱护，常为准备，微感不适即服，以后很少反复；并为转相介绍，服之亦多效。

止哮豆　主治哮喘，无论寒热久暂都可用，尤其是麻疹或其他急性感染后所致者。平时喉中哮吼作声，哮喘发作不能平卧，痰少咳不多。

腊月猪胆不落水 3~5个　水洗黄豆拣去浮末适量

将猪胆吊起，防止胆汁溢出。将黄大豆（计好粒数）纳入猪胆中，约装至六七成，使豆没入胆汁中，将胆囊口扎紧，悬挂于背阴通风处，待百日后取出，吹干（不能见阳光，否则要发臭）。将瓦置炭火上，炙豆焦存性，摊在地上（垫一层纸）出火气一宿，然后研成粉末，装入玻璃瓶中待用。每日1~2次，每次约10粒豆之量，3岁以上小儿加倍。用粥浆或温水调服。连服1~3个冬春，最效的仅需服1个冬春，一般服2个冬春，其哮自平。

此方清热补脾，肃肺止哮。祖辈相传屡验不爽。小儿哮喘，大都由于热病后遗，肝胆留有郁热，乘土侮金，使满降之气不行，反而上逆，又土不生金，肺气更弱，所以反复发作，为哮为喘，缠绵不已。方中猪胆汁能凉肝脾，去郁热；黄大豆宽中下气，补脾生金。并且采用食治方法，使儿童易于接受。这是不治喘而喘自平的方法。

注意事项：此药应当预制，干燥保存，不能曝晒，更不能稍受湿气，防止变腐发臭。如其粉末结成块，并有臭气，是药已变质，不能服用。

药中不能加糖或盐，以免有些盐哮糖哮的患儿不适。

服药要坚持，按冬春季节服用；药量不必增减，始终按年龄规定量即可，并不必配合汤药，尚未发现加汤药效果更佳者。

刘某某 男，10岁。

幼时因家中无人照料，母亲每下地劳动，即带到田埂上玩耍，如此一段时间，冒风受寒，因而成病。先咳嗽，后转为哮喘，连绵八九年，越发越重，哮喘无分春夏秋冬，中西药均少效。予服止哮豆，第一个冬春即大见好转，再服一个冬春痊愈，发育良好。

（丁国华　整理）

跋

余有幸受教于经方家洪哲明先生，耳提面命，启迪良多。并常向陈玉峰、马志诸先生请益，始悟及古今临床家经验乃中医学术之精粹，舍此实难登堂入室。

自1979年滥竽编辑之职，一直致力于老中医经验之研究整理。以编纂出版《吉林省名老中医经验选编》为开端，继之编纂出版《当代名医临证精华》丛书，并对整理方法进行总结，撰写出版了《老中医经验整理方法的探讨》一书。1999年编纂出版《古今名医临证金鉴》，寝馈于斯，孜孜以求，已30余年矣……登门请益，开我茅塞；鱼素往复，亦如亲炙，展阅名师佳构：一花一世界，千叶千如来；真知灼见，振聋发聩；灵机妙绪，启人心扉……确不乏枕中之秘，囊底之珍，快何如之！

《古今名医临证金鉴》出版后为诸多中医前辈所嘉许垂青，得到了临床界朋友们的肯定和关爱，一些朋友说：真的是与丛书相伴，步入临床的，对于提高临床功力，功莫大焉！其中的不少人已成为医坛翘楚，中流砥柱，得到他们的高度评价，于心甚慰！

《古今名医临证金鉴》出版已16年了，一直无暇修订。且古代医家经验之选辑，乃仓促之举，疏欠砥砺，故作重订以臻于完善，方不负同道之厚望。这次修订，由原来22卷重订至36卷，妇、儿、外、五官科等卷，重订均以病名为卷，新增之内容，以古代、近代医家经验为主。囿于篇幅之限，现代医家经验增补尚少。

蒙国内名宿鼎力支持，惠赐大作，直令丛书琳琅满目，美不胜收。重订之际，一些老先生已仙逝，音容宛在，手泽犹存，不尽萦思，心香一瓣，遥祭诸老。

感谢老先生的高足们，探蠡得珠，筚路蓝缕，传承衣钵，弘扬法乳，诸君奠基，于丛书篇成厥功伟矣！

著名中医学家国医大师朱良春先生为丛书作序，奖掖有加，惓惓于中医事业之振兴，意切情殷，余五内俱感！

《古今名医临证金鉴》丛书是1998年应余之挚友吴少祯先生之嘱编纂完成的，八年前少祯社长即要求我尽快修订，出版家之高屋建瓴，选题谋划，构架设计，功不可没。中国医药科技出版社范志霞主任，主持丛书之编辑加工，核正疏漏，指摘瑕疵，并鼓励我把自己对中医学术发展的一些思考，写成长序，于兹谨致谢忱！

我的夫人徐杰编审，抄校核勘，工作繁巨，感谢她帮助我完成重订工作！

尝见一联"徐灵胎目尽五千年，叶天士学经十七师"，与杜甫诗句"别裁伪体亲风雅，转益多师是汝师"异曲同工，指导中医治学切中肯綮。

文章千古事，得失寸心知。相信《重订古今名医临证金鉴》不会辜负朋友们的厚望。

单书健
二〇一六年孟夏于不悔书屋